常 见 病 药 食 宜 忌 丛 书

·总主编 孟昭泉 孟靓靓·

糖尿病及其并发症药食宜忌

主　编　孟昭泉　李　峰

副主编　尤文君　宋丽娟　陈永芳　路　芳

　　　　陈夫银　毕　颖

编　委　(以姓氏笔画为序)

　　　　王　琨　王海霞　尤文君　毕　颖

　　　　刘　梅　米亚南　李　峰　宋丽娟

　　　　张成书　陈夫银　陈永芳　孟现伟

　　　　孟昭泉　孟靓靓　黄书莹　路　芳

中国中医药出版社

·北 京·

图书在版编目（CIP）数据

糖尿病及其并发症药食宜忌/孟昭泉，李峰主编.—北京：中国中医药出版社，2016.10
（常见病药食宜忌丛书）
ISBN 978 - 7 - 5132 - 3565 - 5

Ⅰ.①糖…　Ⅱ.①孟…　②李…　Ⅲ.①糖尿病 - 药物 - 禁忌　②糖尿病 - 忌口
Ⅳ.①R587.1②R155

中国版本图书馆 CIP 数据核字（2016）第 191738 号

中 国 中 医 药 出 版 社 出 版
北京市朝阳区北三环东路 28 号易亨大厦 16 层
邮政编码　100013
传真　010 64405750
北京市泰锐印刷有限责任公司印刷
各地新华书店经销
*
开本 787×1092　1/16　印张 15　字数 329 千字
2016 年 10 月第 1 版　2016 年 10 月第 1 次印刷
书　号　ISBN 978 - 7 - 5132 - 3565 - 5
*
定价　38.00 元
网址　www.cptcm.com

《常见病药食宜忌丛书》

编 委 会

总主编 孟昭泉 孟靓靓

编 委 （以姓氏笔画为序）

卜令标	于 静	山 峰	马 冉	马 丽
马庆霞	马金娈	王 琨	王冬梅	王宇飞
尤文君	方延宁	卢启秀	田 力	冯冉冉
冯明臣	毕 颖	朱 君	乔 森	刘云海
刘国慧	刘厚林	刘奕平	闫西鹏	米亚南
孙 田	孙忠亮	孙谊新	李 丽	李 波
李 峰	李 霞	李文强	杨文红	杨际平
杨宝发	杨慎启	宋丽娟	宋晓伟	张 申
张 会	张 昊	张 波	张文秀	张世卿
张成书	张庆哲	张珊珊	张晓芬	陈夫银
陈永芳	陈晓莉	苑修太	郑 晨	孟会会
孟庆平	孟现伟	胡丽霞	相瑞艳	钟妍妍
班莹莹	贾常金	顾克斌	徐晓萌	徐凌波
高 鹏	高淑红	郭洪敏	常文莉	董 伟
路 芳	谭 敏	魏艳秋		

前　言

　　随着社会经济的发展和人民生活水平的提高，人们对自身保健的意识愈来愈强。一日三餐提倡膳食平衡，不仅要吃得饱，而且要吃得好，吃得科学，同时更注重饮食搭配方法。当患病以后，更要了解中西药物及食物之间的宜忌等知识。

　　食物或药物宜忌是指食物与食物之间、各种药物之间、药物与食物之间存在着相互拮抗、相互制约的关系。如果搭配不当，可引起不良反应，甚至中毒反应。这种反应大多呈慢性过程，在人体的消化吸收和代谢过程中，降低药物或营养物质的生物利用率，导致营养缺乏，代谢失常而患病。食物或药物宜忌的研究属于正常人体营养学及药理学范畴。其目的在于深入探讨食物或药物之间的各种制约关系，以便于人们在安排膳食中趋利避害。提倡合理配餐，科学膳食，避免食物或药物相克，防止食物或药物中毒，提高食物营养素或药物在人体的生物利用率，对确保身体健康有着极其重要的意义。

　　当患了某种疾病之后，饮食和用药需要注意什么；哪些食物或药物吃了不利于疾病的治疗，甚至加重病情；哪些食物吃了不利于患者所服药物疗效的发挥，甚至降低药效或发生不良反应；哪些药物不能同时服用，需间隔用药……这些都是患者及家属十分关心的问题。

　　因此，我们组织长期从事临床工作的专家，查阅海量文献，针对临床上患者及家属经常问到的问题，编写了《常见病药食宜忌丛书》，旨在帮助患者及家属解惑，指导药物与食物合理应用，以促进疾病康复。

　　患者自身情况各异，疾病往往兼夹出现且有其个体性，各种药食宜忌并非绝对，还需结合临床医生的建议，制定更为个性化方案，以利于疾病向愈。另外，中外专家对药食宜忌的相关研究从未停止，还会有更新的报道出现，我们将及时收录。基于上述原因，本丛书虽经反复推敲，但仍感未臻完善，其中的争议亦在所难免。愿各位读者、同道批评指正，以期共同提高。

　　本丛书在编写过程中，得到了有关专业技术人员的积极配合与大力支持，在此一并表示感谢。

《常见病药食宜忌丛书》编委会

2016 年 7 月

编写说明

糖尿病（diabetes mellitus，DM）是一种由遗传基因决定的与感染、肥胖等环境因素促发有关，临床以高血糖、高血脂、高黏倾向为主要标志的全身慢性代谢性疾病，常易并发多种急、慢性合并症。

DM 是一种古老的疾病，据说始于罗马帝国时期的 Aulus Cornelius（前 30—50 年）。他是西方第一个对糖尿病症状进行过描述记载的人。随后 Aretaeus（30—90 年），作为西方记录糖尿病症状的第二人，最先将此病以希腊文命名为 diabetes（尿病、多尿）。1674 年，英国医生 Thomas Willis（1612—1675 年）才发现糖尿病患者的尿甜如蜜。其后 William Cullen（1709—1790 年）在 diabetes 一字后面又加了一个形容词 mellitus，拉丁语中的 mellitus 则表示蜂蜜（甜的意思），故名糖尿病。从此以后，本病即命名为 diabetes mellitus（糖尿病），且一直沿用至今。

糖尿病属中医"消渴病"范畴。消渴之名，首见于公元前 400 年我国现存最早的医书《黄帝内经》曰："此肥美之所发也，此人必数食甘美而多肥也，肥者令人内热，甘者令人中满，故其气上溢，转为消渴。"根据病机及症状的不同，《黄帝内经》还有"消瘅""鬲消""肺消""消中""风消""食亦""消"等名称的记载。《黄帝内经》对消渴的认识，是后世消渴理论发展的渊源，至今对消渴的研究仍具有一定的指导意义。

目前糖尿病正肆虐全球，已经成为世界各国的主要卫生保健问题。美国每年用于糖尿病患者的医疗费用约 1000 亿美元。据国际糖尿病研究所（IDI）2003 年的报告，全世界现有糖尿病患者（已经诊断）约 1.94 亿，到 2025 年将突破 3.33 亿。在过去的半个世纪，世界上多数国家（包括我国）都经历了社会经济改革，人民生活和卫生状况得到改善，人们的生活模式发生了变化，大多数传染性疾病得到了控制，但一些慢性非传染性疾病如心血管疾病和糖尿病等患病率逐年上升。一项国际研究预测，21 世纪糖尿病将在中国、印度和非洲的一些发展中国家流行，这是我们进入新世纪面临的挑战。

糖尿病是常见病、多发病，其患病人数正随着人民生活水平的提高、人口老龄化、生活方式的改变，以及诊断技术的进步而迅速增加。1980 年我国糖尿病协作组根据当时我国的诊断标准对全国 14 个省、市 30 万人口进行了调查，结果发现，其患病率为 0.67%，40 岁以上患病率升高为 2.53%。1994 年根据 WHO 标准，该协作组对全国 19 省、市年龄在 25~64 岁的 213515 人进行了调查，结果显示，糖尿病患病率为 2.51%，糖耐量减低（IGT）患病率为 3.20%。1996 年又根据 1985 年 WHO 标准，采用自然人群、分层整群抽样方法，对全国 11 个省、市 20~75 岁的 42751 人进行了流行病学调查，结果发现，糖尿病患病率为 3.21%，IGT 患病率为 4.76%。糖尿病已成为发达国家继心血管病和肿瘤之后的第三大非传染性疾病，成为严重威胁人类健康的世界性公共卫生问题。为此，卫生部（现国家卫生和计划生育委员会）于 1995 年制定了《1996~2000 年国家糖尿病防治纲要》，以指导全国的糖尿病防治工作。其将糖尿病列为影响我国人民健康的重要慢性非传染性疾病之一，且纳入社区慢性非传染性糖尿病综合防治规划，并在全国建立了 2000 个社区综合防治示范点，开展对慢性非传染性疾病"以社区为基础，以健康教育、健康促进为主要手段的综合防治工作"。2003 年，为了使糖尿病防治规范化，提高我国糖尿病防治工作的整体水平，中华医学会糖尿病学分会受卫生部疾病控制司委托，组织编写了《中国糖尿病防治指南》。

糖尿病具有发病率高、并发症多、目前还不能根治等特点。其中，缺血型心脏病是糖尿病患者死亡的最主要原因，占糖尿病患者死亡的 60%~80%；脑血管疾病可引起约 10% 的死亡，其死亡率是非糖尿病患者的两倍；糖尿病肾病一般占死亡总数的 10%~30%。发病年龄越小，糖尿病肾病导致的死亡比例越高。调查发现，1/2 的 1 型糖尿病患者和 2/3 的 2 型糖尿病患者至少有一种糖尿病慢性并发症。尽管如此，但只要很好地控制，糖尿病并发症的发病率及其对健康和生命的威胁就会大大降低。因此，应及早发现糖尿病及其并发症，有效治疗糖尿病及其并发症，以逆转或完全避免糖尿病并发症的出现。

近 20 年来，中西医结合诊治糖尿病技术得到了快速发展。我们也在长期的临床工作中采用中西医结合、寓康复于急救全过程的方法治疗糖尿病及并发症，取得了花钱少、见效快、存活后致残少、生活质量高的效果，并积累了丰富的临床诊治经验。我们采取进社区义诊、咨询的方式，向广大居民宣讲糖尿病及并发症的临床特点及表现，普及预防知识，使其掌握糖尿病及并发症的防治方法，并协助社区医生及基层医院的相关医生采取必需的检查方法和正确的治疗措施等，实践证实，社会效益和经济效益良好。为了扩大影响，广泛宣传，我们特组织一批内分泌（糖尿病）专家，根据糖尿病及并发症的临床特征及诊治特点，参考国内外最新资料，编写了《糖尿病及其并发症药食宜忌》一书。

本书简要介绍糖尿病基础知识，详细介绍糖尿病的日常生活调理宜忌、运动宜忌、饮食宜忌、药物（中西药）治疗宜忌，以及并发症的病因或诊断要点，及饮食、药物宜忌与预防。内容全面，通俗易懂，科学实用，是糖尿病患者及其家属的必备读物，也可供从事糖尿病临床工作和基层医务人员阅读参考。

由于水平所限，若有不足之处，敬请专家、同仁及广大读者赐教，以便再版时修订提高。

孟昭泉

2016 年 7 月

目　录

第一章 糖尿病

第一节 基础知识

糖尿病（diabetes mellitus，DM）是一种由遗传基因决定的与感染、肥胖等环境因素促发有关，临床以高血糖、高血脂、高黏倾向为主要标志的全身慢性代谢性疾病。其基本病理生理为绝对或相对性胰岛素分泌不足引起的代谢紊乱。临床以多饮、多食、多尿、消瘦为主要特征，常易并发多种急、慢性合并症。

DM 是一种古老的疾病，据说始于罗马帝国时期的 Aulus Cornelius（前 30—50 年），他是西方第一个对糖尿病的症状进行描述的人。随后 Aretaeus（30—90 年），作为西方记录糖尿病症状的第二人，最先将此病以希腊文命名为 diabetes（尿病、多尿）。1674年，英国医生 Thomas Willis（1612—1675 年）才发现了糖尿病患者的尿"甜如蜜"，其后 William Cullen（1709—1790 年）在"diabetes"一字后面又加了一个形容词 mellitus，拉丁语中的 mellitus 则表示蜂蜜，故名"糖尿病"。从此以后，本病即命名为"diabetes mellitus"（糖尿病）而一直沿用至今。

糖尿病属中医"消渴病"范畴。消渴之名，首见于公元前 400 年我国现存世最早的医书《黄帝内经》。《素问·奇病论》云："此肥美之所发也，此人必数食甘美而多肥也，肥者令人内热，甘都令人中满，故其气上溢，转为消渴。"根据病机及症状的不同，《黄帝内经》还有"消瘅""鬲消""肺消""消中""风消""食亦""消"等名称的记载。《黄帝内经》对消渴的认识，是后世消渴理论发展的根基，至今对消渴的研究仍具有一定的指导意义。

目前糖尿病正肆虐全球，已经成为各国的主要卫生保健问题，美国每年用于糖尿病的医疗费用约 1000 亿美元。椐国际糖尿病研究所（IDI）2003 年报告，全世界现有糖尿病患者（已诊断）约 1.94 亿，到 2025 年将突破 3.33 亿。在过去的半个世纪，世界上多数国家都经历了社会经济改革，人们的生活和卫生状况得到了改善，生活模式发生了变化，大多数传染性疾病得到了控制，而与此同时，一些慢性非传染性疾病如心血管疾病和糖尿病等的患病率却逐年上升。一项国际研究预测，21 世纪糖尿病将在中国、印度和非洲的一些发展中国家流行，这是新世纪面临的挑战。

糖尿病是常见病、多发病，其患病人数正随着人民生活水平的提高、人口老化、生活方式的改变以及诊断技术的进步而迅速增加。1980 年我国糖尿病协作组调查研究组根据当时我国的诊断标准对 14 个省、市 30 万人口进行了调查，结果发现糖尿病患病率为 0.67%，40 岁以上人口患病率升高为 2.53%。1994 年根据 WHO 标准对全国 19

省市年龄在 25～64 岁的 213 515 人进行调查，发现糖尿病患病率为 2.51%，糖耐量减低（IGT）患病率为 3.20%。1996 年又按 1985 年 WHO 标准，采用自然人群、分层整群抽样方法，对全国 11 省市 20～75 岁 42 751 人进行了流行病学调查，结果发现糖尿病患病率为 3.21%，IGT 患病率为 4.76%。糖尿病已成为发达国家中继心血管病和肿瘤之后的第三大非传染病，是严重威胁人类健康的世界性公共卫生问题。为此卫生部（现卫生和计划生育委员会）于 1995 年制定了《1996～2000 年国家糖尿病防治纲要》以指导全国的糖尿病防治工作。特将糖尿病列为影响我国人民健康的重要慢性非传染性疾病之一，而纳入社区慢性非传染性糖尿病综合防治规划，并已在全国建立了 2000 个社区综合防治示范点，开展对慢性非传染性疾病"以社区为基础，以健康教育、健康促进为主要手段的综合防治工作"。2003 年，为了使糖尿病防治规范化，提高我国糖尿病防治工作的整体水平，中华医学会糖尿病学会分会组织编写了《中国糖尿病防治指南》。

糖尿病具有发病率高、并发症多、目前还不能根治等特点。某些并发症一旦形成，现代医学是无法使其逆转的（如糖尿病肾病中的蛋白尿），而中医学对一些合并症的防治以及改善胰岛素和受体结合的敏感性等都有显著疗效。为此，积极防治糖尿病，延缓糖尿病各种并发症的产生，能显著提升糖尿病患者的生活质量。

一、糖尿病的分类和分期

1980 年以来国际上通用 WHO 提出的分类标准。1997 年鉴于 10 多年来的研究进展，以美国糖尿病协会（ADA）为代表提出了关于修改糖尿病诊断和分类标准的建议。其要点是：①取消胰岛素依赖型糖尿病（IDDM）和非胰岛素依赖型糖尿病（NID－DM）的医学术语；②保留 1、2 型糖尿病的名称，用阿拉伯数字，不用罗马数字；③保留妊娠期糖尿病（GDM）；④糖耐量减低（IGT）不作为一个亚型，而是糖尿病发展过程中的一个阶段；⑤取消营养不良相关糖尿病。

（一）分类

新的分类法建议将糖尿病主要分成四大类型，即 1 型糖尿病、2 型糖尿病、其他特殊类型糖尿病和妊娠期糖尿病（表 1－1）。

表 1－1　糖尿病的病因学分类（1997ADA 建议）

1. 1 型糖尿病（β 细胞破坏，常引起胰岛素绝对不足）

（1）免疫介导　　　　　（2）特发性

2. 2 型糖尿病（其不同程度可从显著的胰岛素抵抗伴相对胰岛素不足，到显著的胰岛素分泌不足伴胰岛素抵抗）

3. 其他特殊类型糖尿病

（1）β 细胞功能遗传性缺陷

① 12 号染色体，HNF－1α（MODY$_3$）　　② 7 号染色体，葡萄糖激酶（MODY$_2$）

③ 20 号染色体，HNF－4α（MODY₁）　　　④ 线粒体 DNA

⑤ 其他

（2）胰岛素作用遗传性缺陷

① A 型胰岛素抵抗　　　② 妖精貌综合征　　　③ Rabson－Mendenball 综合征

④脂肪萎缩型糖尿病　　　⑤ 其他

（3）胰腺外分泌疾病

① 胰腺炎　　　② 创伤/胰腺切除术　　　③肿瘤　　　④囊性纤维化病

⑤ 血色病　　　⑥ 纤维钙化性胰腺病　　　⑦ 其他

（4）内分泌病

① 肢端肥大症　　　② 库欣综合征　　　③ 胰升糖素瘤

④ 嗜铬细胞瘤　　　④ 甲状腺功能亢进症　　　⑥ 生长抑素瘤

⑦ 醛固酮瘤　　　⑧ 其他

（5）药物或化学品所致糖尿病

① vacor（吡甲硝苯脲，一种毒鼠药）　　　② 羟乙磺酸戊氧苯咪

③ 烟酸　　　④ 糖皮质激素　　　⑤ 甲状腺激素

⑥ 二氮嗪　　　⑦ β 受体激动剂　　　⑧ 噻嗪类利尿剂

⑨ 苯妥英钠　　　⑩ 干扰素 α　　　⑪ 其他

（6）感染

① 先天性风疹　　　② 巨细胞病毒　　　③其他

（7）不常见的免疫介导糖尿病

① 僵人（stiffman）综合征　　　② 抗胰岛素受体抗体　　　③ 其他

（8）其他可能与糖尿病相关的遗传性综合征

① Down 综合征　　　② Klinefelter 综合征　　　③ Turner 综合征

④ Wolfram 综合征　　　⑤ Friedreich 共济失调　　　⑥ Huntington 舞蹈病

⑦ Laurence－Moon－Biedel 综合征　⑧ 强直性肌营养不良症

⑨ 卟啉病　　　⑩ Prader－Willi 综合征　　　⑪ 其他

4. 妊娠期糖尿病（GDM）

---

1. 1 型糖尿病

这一类型的患者有胰岛 β 细胞破坏，引起胰岛素绝对缺乏，呈酮症酸中毒倾向。本型不包括那些由于非自身免疫的特异性原因引起的 β 细胞破坏或衰竭（如囊性纤维化病）。有两种亚型。

（1）免疫介导糖尿病：包含以前所称 IDDM、I 型或青少年发病糖尿病。本型是由于胰腺 β 细胞发生细胞介导的自身免疫反应性损伤而引起。自身免疫反应的标志有：①胰岛细胞自身抗体（ICA）；②胰岛素自身抗体（LAA）；③谷氨酸脱羧酶自身抗体（GAD₆₅）；④酪氨酸磷酸酶自身抗体 LA－2 和 LA－2β。有 85% ~90% 的病例在发现高血糖时，有一种或几种自身抗体阳性。这种类型的糖尿病与 HLA（人类白细胞组织相容性抗原）有很强的关联，与 DQA 和 DQB 基因有连锁，并且受 DR 基因影响。在这些

DR/DQ 等位基因中，有些是导致疾病的因素，有些则对发病有保护作用。这种类型，β 细胞破坏的程度和速度在不同个体差异很大，在某些病例破坏迅速（主要是婴儿和儿童），而另一些患者则较为缓慢（主要是成年人）。在一些患者，特别是儿童及青少年，可能以酮症酸中毒作为疾病的首发表现。而其他一些患者仅有轻度的空腹高血糖，但在感染或其他应激情况下迅速恶化，发展为严重高血糖，甚者发生酮症酸中毒。在另一些患者（多为成年人）则可保留残存的 β 细胞功能，并足以在多年内不发生酮症酸中毒。许多此型 1 型糖尿病患者最终需依赖胰岛素治疗才能生存。发展至疾病后期，呈现胰岛素严重分泌不足，血浆 C 肽水平很低甚至不可测得。此型 1 型糖尿病多发生于青少年，但可发生于任何年龄，甚至 80～90 岁高龄。β 细胞的自身免疫性损伤有多基因遗传易感性，并与环境因素有关，但目前还知之甚少。虽然此型患者很少肥胖，但肥胖的存在并不能排除本病的可能性。此型患者容易伴发其他类型免疫病，如 Craves 病、桥本甲状腺炎、Addison 病、白癜风、恶性贫血。

（2）特发性糖尿病：这一类型的患者具有 1 型糖尿病的表现而无明显的病因学发现，呈现不同程度的胰岛素缺乏，频发酮症酸中毒，但始终没有自身免疫反应的证据，此型患者很少，主要来自非洲或亚洲某些种族。遗传性强，与 HLA 无关联。

2. 2 型糖尿病

2 型糖尿病包含以前称为 NIDDM、Ⅱ型或成年发病糖尿病，指那些有胰岛素抵抗和胰岛素分泌缺陷的患者。在疾病的初期或甚至终生，这些患者不需要依赖胰岛素治疗。引起这种类型的病因可能有许多。随着科学技术的发展，可在某些患者身上发现其特殊的发病学过程，检出和确认某些遗传学缺陷而确定某些亚型。因此，有可能在将来，2 型糖尿病患者的比例会减少。虽然这一类型的特异病因学未完全明了，但这些患者不发生胰岛 β 细胞的自身免疫性损伤，也没有表 1-1 所列举的明确病因。本型多数患者为肥胖者，因肥胖本身可引起不同程度的胰岛素抵抗。有些患者虽然按传统的体重标准衡量不能定为肥胖，但可能存在着脂肪分布异常，例如腹部或内脏脂肪分布增加。本型患者很少自发性发生酮症酸中毒，但在应激情况下如感染等，可诱发酮症酸中毒。由于高血糖发展缓慢，许多患者早期因无典型症状，未能引起足够注意，多年未能诊断为糖尿病，却有发生大血管病变和微血管病变的危险性。此型患者血浆胰岛素水平可正常或升高，较高的血糖会引起更高的血浆胰岛素水平。因此，此型患者的胰岛素分泌是有缺陷的，并且不能代偿胰岛素抵抗。通过减轻体重和（或）药物治疗可改善胰岛素抵抗，但很少能回复到正常。发生这一类型糖尿病的危险性随着年龄、肥胖以及缺乏体力活动而增长。在以往有妊娠期糖尿病的妇女及有高血压和血脂紊乱的患者中，更容易发生。在不同的人种/种族之间，其患病率有很大差异。2 型糖尿病的遗传易感性较 1 型强，且更为复杂，其机制目前尚未完全清楚。

3. 其他特殊类型的糖尿病

这一类型按病因及发病机制分为 8 种亚型，包括 WHO 1985 年分类标准中所有继发性糖尿病，同时也包括已经明确病因的类型。

目前，已知一些类型的糖尿病与 β 细胞功能中的单基因缺陷相关联。有代表性的是青年人中的成年发病型糖尿病（简称 MODY）。MODY 的特点是：①诊断糖尿病时年龄 <25 岁；②至少 5 年内不需要胰岛素治疗；③无酮症倾向；④空腹血清 C 肽 ≥ 0.3nmol/L，葡萄糖刺激后≥0.6 nmol/L；⑤有 3 代或 3 代以上常染色体显性遗传史。现在已经证实，在 MODY 患者不同染色体的基因位点上出现异常，最常见的一种与第 12 号染色体的肝细胞核转录因子（HNF）－1α 基因发生突变有关（MODY$_3$）；MODY$_2$ 是第 7 号染色体上的葡萄糖酶基因；MODY$_1$ 是第 20 号染色体上的 GNF－4α 基因；MODY$_4$ 是胰岛素启动子因子－1 基因（简称 IPF－1）。另一种因 β 细胞遗传性缺陷引起的是线粒体 tRNALeu（UUR）基因突变糖尿病，由于突变发生在线粒体 tRNA 亮氨酸基因中的 3243 位点上，导致了 A 到 G 的转换。其临床特点为：①母系遗传，即家族内女性患者的子女均可能得病，而男性患者的子女均不得病；②神经性耳聋；③呈不典型 2 型糖尿病，发病早，β 细胞功能逐渐减退，自身抗体阴性；④可伴有其他神经、肌肉方面的表现。随着科学技术的进步，将来还可能确认更多与糖尿病相关的基因。

遗传因素也可引起胰岛素作用异常而导致糖尿病，与胰岛素受体突变有关的代谢异常，有高胰岛素血症、轻度高血糖到严重的糖尿病等。

胰腺外分泌疾病、一系列内分泌疾病、药物或化学物质引起者实际上为继发性糖尿病。

4. 妊娠期糖尿病（GDM）

在确定妊娠后，若发现有各种程度的葡萄糖耐量减低（IGT）或明显的糖尿病，不论是否需用胰岛素或仅用饮食治疗，也不论分娩后这一情况是否持续，均可认为是 GDM。GDM 患者中可能存在其他类型糖尿病病因，只是在妊娠期间显现出来，因此，在妊娠结束后 6 周或以上，应复查并按血糖水平再分类为：①糖尿病；②空腹血糖过高（未达糖尿病，简称 IFG）；③糖耐量减低（IGT）；④正常血糖者。IFG 又称为非糖尿病性空腹高血糖，与 IGT 均属于血糖调节异常，是正常血糖代谢与糖尿病之间的中间状态，是发生糖尿病和心血管疾病的危险因素。GDM 的临床重要性在于有效处理高危妊娠，从而降低许多与之有关的围生期疾病的患病率和病死率。大部分 GDM 妇女分娩后血糖恢复正常，但仍有些妇女有在产后 5~10 年发生糖尿病的高度危险性。

1998 年 WHO 糖尿病咨询委员会在临时性报告中将糖尿病及其他高血糖类型的分类与临床分期和病因学分型相结合。临床分期体现在糖尿病的自然进程中，是不论其病因如何，都会经历的几个阶段，患者可从不同方向从一个阶段向另一个阶段转变。糖尿病患者或正在发展为糖尿病的患者可根据其临床特征归入不同的阶段。

随着对糖尿病病因的不断深入了解，又发展了糖尿病病因学的分型。病因学分型可在糖尿病自然进程中的任何阶段进行，甚至在血糖正常时即可出现反映导致糖尿病的病因，例如若在正常血糖的个体出现胰岛细胞抗体，提示这一个体可能存在 1 型糖尿病的自身免疫过程。但至今未发现提示 2 型糖尿病的标志物。

（二）分期

糖尿病分期可帮助理解糖尿病的发展过程（表1－2），并争取使患者在早期特别是临床发生糖尿病之前获得有效干预治疗，尽量逆转病情或阻止病情的进一步发展。2 型糖尿病应尽量控制在不需要用胰岛素治疗阶段，因为良好的治疗既可阻止病情发展，又可有力防止慢性并发症的发生。

表 1 – 2　糖尿病的临床分期

	正常血糖		高血糖症		
	糖耐量正常（A）	IGT 和（或）IFG（B）	不需要胰岛素治疗（C）	需要胰岛素治疗（D）	必须用胰岛素治疗（E）
T1DM	←————————————————————————————→				
T2DM	←——————————————————————————⸱⸱⸱→				
其他特殊类型糖尿病	←————————————————————————————→				
妊娠糖尿病	←————————————————————————————→				

注：在一般情况下，——→或←——所示范围为可逆性，而⸱⸱⸱⸱⸱⸱→一般为不可逆性；IGT：葡萄糖耐量低减（impaired glu – cose tolerance）；IFG：空腹血糖受损（impaired fasting glucose）；T1DM：1 型糖尿病；T2DM：2 型糖尿病

二、糖尿病的病因与发病机制

（一）1 型糖尿病（T1DM）

1 型糖尿病患者胰岛素 β 细胞绝大部分被破坏，任何刺激胰岛素分泌的因素均不能促使 β 细胞合成与分泌胰岛素，胰岛素绝对缺乏，血浆胰高糖素升高。患者血糖水平显著高于正常，易发生酮症。外源胰岛素治疗是必需的。T1DM 的病因由两部分构成：遗传因素和环境因素，两者所占比例可不相同。T1DM 又分为急性起病和缓慢起病 2 种类型，前者包括免疫介导的经典 T1DM 和非免疫介导的特发 T1DM，后者主要指成人隐匿性自身免疫糖尿病（LADA），不同的类型病因有所不同。

1. 遗传因素

（1）糖尿病家族性：各国的调查均表明，1 型糖尿病患者的亲属发生糖尿病的机会显著高于一般人群，1 型糖尿病具有一定的遗传性。1 型糖尿病的遗传学研究显示，1 型糖尿病是多基因、多因素共同作用的结果。迄今发现与 1 型糖尿病发病有关的基因位点共 17 个（包括 GCK 及 DXS1068），分布在不同的染色体上。

HLA 是人体主要组织相容性抗原系统，是一个高度复杂的等位基因的复合遗传系统。基因定位于第六号染色体短臂，其等位基因为共显性。HLA – A、B、C 为Ⅰ类抗原，HA – DR、DQ、DP 为Ⅱ类抗原，HLA – TNFα、TNFS、补体 C4 及 21 – 羟化酶为Ⅲ类抗原。HLA 与自身免疫性疾病的关系已是众所周知的。HLA 的异常表达与 1 型糖尿病的易感性及胰岛 β 细胞损伤有密切关系。

（2）易感基因：通过基因组筛选，已发现数个 T1DM 的易感基因。根据易感基因的强弱、效应主次，将 T1DM1 基因（或称 IDDM1，即 HLA 基因，定位于 6_p21）定为 T1DM 的主效基因。认定与 T1DM 的易患性相关，与 T1DM 的保护性相关的部分基因。

（3）自身免疫反应的遗传背景：目前认为，T1DM 是一种由 T 淋巴细胞介导的，

以免疫性胰岛炎和选择性胰岛 β 细胞损伤为特征的自身免疫性疾病。T 细胞的中枢或周围耐受紊乱可能与自身免疫型糖尿病有关，胰岛素可能作为自身抗原触发自身免疫反应。

HLA 可能与某一有关基因相关联。环境因素在具有遗传易患性的人群中可能促进或抑制其自身免疫反应的作用。环境因素中的病毒感染、特殊化学物质以及可能的牛奶蛋白、生活方式及精神应激等与 T1DM 发病的关系较密切。与 T1DM 发病有关的病毒有风疹病毒、巨细胞病毒、柯萨奇 B_4 病毒、腮腺炎病毒、腺病毒以及脑炎病毒、心肌炎病毒等。

2. 病毒感染与胰岛 β 细胞自身免疫性损伤

在环境和免疫因素中，病毒感染最为重要。很多病毒（柯萨奇病毒、腮腺炎病毒、脑炎病毒、心肌炎病毒、反转录病毒、风疹病毒、巨细胞病毒和 EB 病毒等）都可引起 T1DM。

（1）病毒感染：病毒感染致使胰岛 β 细胞损伤的方式可能有以下 3 种。

1）病毒进入胰岛 β 细胞，迅速、大量破坏胰岛 β 细胞，使并无糖尿病史的患者突发高血糖及酮症酸中毒，甚至死亡。

2）病毒进入胰岛 β 细胞，长期滞留，使细胞生长速度减慢，细胞寿命缩短，β 细胞数量逐渐减少，若干年后出现糖尿病。

3）具有糖尿病易感性的个体发生病毒感染，反复损害胰岛 β 细胞，病毒抗原在 β 细胞表面表达，引发自身免疫应答，β 细胞遭受自身免疫破坏。

病毒感染是少年儿童发生 1 型糖尿病的重要环境因素。但是，并非每次病毒感染都会损坏胰岛 β 细胞。在众多的病毒感染患者中，发生糖尿病的毕竟是少数。

（2）化学物质摄入：对胰岛 β 细胞有毒性作用的化学制剂和药物被人或动物摄入后，可引起糖耐量减低或糖尿病，如四氧嘧啶、链脲佐菌素、戊双咪及灭鼠剂 vacor（N－3－吡啶甲基 N－n－P－硝基苯尿素）等。

（3）自身免疫：1 型糖尿病是一种自身免疫性疾病。

1）患者血清中存在胰岛细胞抗体（ICA）、胰岛素自身抗体（LAA）、谷氨酸脱羧酶抗体（GADA）及其他自身免疫抗体。值得注意的是 IA－2（ICA）抗体。IA－2 是染色体 2q35 编码的自身抗原，由 979 个氨基酸组成的膜内蛋白，为酪氨酸磷酸酶同类物，广泛存在于神经内分泌细胞中，主要在胰岛 β 细胞和垂体前叶细胞中表达，非神经内分泌组织中未曾发现。1 型糖尿病患者血清中可发现 IA－2 抗体。

2）1 型糖尿病患者的淋巴细胞上，HLA－Ⅱ类特异抗原 DR3、DR4 频率显著增高。

3）常与其他自身免疫性内分泌疾病，如甲状腺功能亢进、桥－本甲状腺炎及艾迪生病等同时存在。

4）常有自身免疫性疾病的家族史，如类风湿关节炎、胶原病、恶性贫血及重症肌无力等家族史。

5）对死亡的新诊断的 1 型糖尿病尸检，可发现胰岛中大量淋巴细胞浸润的"胰岛炎"。

6）50%~60%新诊断的1型糖尿病患者外周血细胞中，具有杀伤力的T淋巴细胞CDS数量显著增加。

7）1型糖尿病单卵双胞之间的胰腺移植。经过15年观察，未发现糖耐量异常的同胞向患者提供部分胰腺，移植后数月，胰岛内大量淋巴细胞浸润，β细胞被破坏，患者仍需接受外源胰岛素治疗。

8）新诊断的1型糖尿病患者接受免疫抑制治疗，可短时期改善病情，降低血糖。

3. 牛奶中的免疫原性物质

Porch和Johnson等报道，缺乏母乳喂养、食入过多牛奶与T1DM的发病率增高有关。Karjalainen等发现新发T1DM（142例）儿童血清中抗牛血清清蛋白（BSA）抗体增高。具有免疫原性的BSA抗体，只对具有HLA - DR或DQ特异性抗原易感基因的患者敏感，引发胰岛β细胞抗原抗体反应，致β细胞受损而引发T1DM。但迄今为止，牛奶蛋白作为T1DM的始发因素仍存在争论。

4. β细胞凋亡

细胞凋亡在正常组织细胞死亡和一系列疾病中均起作用。β细胞凋亡在自发或诱发的T1DM发病中起着一定的作用，且可以用来解释临床显性糖尿病前有很长的糖尿病前期阶段。一般认为，细胞凋亡不产生免疫反应，但新近的资料提示β细胞凋亡与T1DM在免疫方面有一定关系：①凋亡细胞表面存在自身反应性抗原；②可活化树突细胞，引发组织特异性细胞毒T细胞的产生；③诱导自身抗体的生成。这说明，在特定条件下，生理性细胞凋亡也可诱发免疫反应。

5. 其他因素

糖尿病母亲分娩的婴儿发生糖尿病的概率为正常婴儿的2~3倍，此可能与体内的花生四烯酸、肌醇（内消旋型）和前列腺素代谢失常有关。这些代谢紊乱使进入胎儿体内的葡萄糖增多，产生氧自由基，导致胎儿胰岛的发育障碍。烟熏食品中含亚硝酸胺可能与T1DM的发生有关。应激可促使对抗胰岛素的激素，如生长激素、泌乳素、胰高血糖素、儿茶酚胺等，均可间接影响免疫调节功能和炎症反应，从而引起自身免疫病的发生。

（二）2型糖尿病

2型糖尿病是一种遗传和环境因素共同作用而形成的多基因遗传性复杂疾病，有明显的遗传易患性，并受到多种环境因素的影响，其发生的核心问题是胰岛素，胰岛素的主要功能是促进脂肪分解、抑制肝糖输出以及增加肌肉组织对葡萄糖的摄取。当患者出现糖尿病的时候，一方面有β细胞功能紊乱，另一方面患者还可能存在不同程度的胰岛素抵抗，这两者都会不同程度地影响胰岛素的功能。两方面的缺陷在不同的个体表现轻重不一，因而，2型糖尿病个体之间存在明显的异质性。

1. 遗传因素

2型糖尿病有明显的遗传倾向，表现在：①家系调查发现，2型糖尿病患者38%的兄妹和1/3的后代有糖尿病或糖耐量异常。②孪生子患病一致率研究发现，2型糖尿病双胞胎中58%有糖尿病，追踪10年其余大部分人也发生糖尿病。同卵双生的双胞胎中，2型糖尿病的发病率可达70%~80%。③糖尿病患病率存在明显的种族和地域差异，2型糖尿病的患病率约为10%。在年龄大于60岁的纯种Nauru人中，2型糖尿病的患病率约为83%，在混血儿中则约为17%。

2. 环境因素

2型糖尿病是一种遗传因素加环境因素引起的疾病，常见的环境因素有肥胖、不合理膳食和热量摄入以及体力活动不足等。

（1）肥胖：在2型糖尿病中，肥胖被认为是重要的环境因素。具有2型糖尿病遗传易患性的个体中，肥胖有使2型糖尿病呈现的作用。而且，肥胖的2型糖尿病患者体重减轻后，糖尿病的临床症状可减轻，甚至糖耐量也可恢复正常。

根据实际体重及身高来判断肥胖：BMI = 体重（kg）/［身高（m）^{2}］。BMI正常值：男性20~25，女性19~24，或者使用Quetelet公式：身高 − 100 = 应有体重（kg）超过上述数值为肥胖。

正常人体脂肪含量相对而言稳定，男性体脂占体重10%~20%，女性体脂占体重20%~30%。体脂分布状态以腰围与臀围的比例表示，正常男性0.8~1.0，女性0.7~0.85。若该比值增高，则意味着脂肪在腹部堆积，呈中心型（苹果型）脂肪分布。

在肥胖中，中心型肥胖是促发2型糖尿病的一个重要因素。中心型肥胖即腹型肥胖，腹内脂肪与全身脂肪的比值升高，临床用腰、髋比值（WHR）估计。内脏脂肪蓄积引发胰岛素介导的葡萄糖清除率明显降低，促进胰岛素抵抗，导致脂代谢紊乱和高血压。体重除受遗传因素（如ob基因、PPARγ基因等）的控制外，还受环境因素的影响。食物摄入过量和缺少运动是导致肥胖的主要环境因素，特别是在有"节俭"基因型的个体。那些幼年时期生活在贫困地区的人们，在较富裕的生活环境中特别易发生肥胖和IGT。

（2）摄食过多：日常摄取高脂肪、高蛋白及低碳水化合物的膳食组织易增加体重，导致肥胖。人们每日应摄取的热量需按照其标准体重及劳动强度来定。摄取过高的热量，活动量又比较少，则以脂肪形式储存。

（3）Leptin与肥胖：下丘脑弓状神经元合成的神经肽Y（NPY）可增进食欲，过多地摄取食物。Obese基因在脂肪细胞编码合成的一种激素Leptin与下丘脑Leptin受体结合可抑制NPY基因的转录，从而抑制食欲，减少热量的摄取，提高身体的代谢率及减少脂肪的堆积，因之称其为"瘦素"。肥胖后脂肪细胞分泌Leptin继发增加，血浆Leptin浓度是非肥胖时的4倍。肥胖2型糖尿病血浆Leptin浓度较非糖尿病者低。

（4）体力活动不足：强体力劳动者发生2型糖尿病者远低于轻体力劳动或脑力劳动者。运动可改善胰岛素敏感性。运动可使胰岛素与其受体的结合增加，从而改善胰岛素抵抗和胰岛素作用的敏感性，而且适当的运动还有利于减轻体重，改善脂质代谢。

3. 胰岛素抵抗

早在1942年Himsworth首先报告在他观察的年老、无酮症的糖尿病人中，可分为对胰岛素敏感与不敏感两种类型。此后，临床研究相继有类似发现。胰岛素抵抗是指胰岛素分泌量在正常水平时，刺激靶细胞摄取和利用葡萄糖的生理效应显著减弱；或者是靶细胞摄取和利用葡萄糖的生理效应正常进行，需要超常量的胰岛素。胰岛素不能进入靶细胞而是与靶细胞膜上的特异受体结合后才能发挥其生理作用。肝细胞、脂肪细胞及肌肉细胞等细胞膜上存在丰富的胰岛素受体。靶细胞受体及受体后缺陷，造成胰岛素抵抗。为了使代谢紊乱得到控制，胰岛 β 细胞代偿性地增加分泌，出现高胰岛素血症；血液胰岛素浓度升高，通过降调节使受体数量减少，胰岛素抵抗更趋严重；胰岛 β 细胞功能逐渐衰退，血浆胰岛素水平开始下降；胰岛素抵抗在 2 型糖尿病的发病机制中占显要地位。

4. 胰岛功能受损

（1）遗传性因素：2 型糖尿病患者的直系亲属和双胞胎糖尿病患者的另一位无糖尿病同胞也存在胰岛素分泌功能降低。因此，认为胰岛素分泌功能的降低可能与遗传有关。

（2）高血糖损伤胰岛：在胰岛 β 细胞，糖的氧化代谢将产生氧自由基，在正常情况下，这些物质能被过氧化氢酶和超氧化歧化酶代谢。在高血糖状态下，β 细胞产生大量的氧自由基使 β 细胞的线粒体受损。

（3）脂毒性：近年来，研究发现脂毒性损伤胰岛功能。主要可能通过下列机制影响胰岛功能：①在糖尿病和肥胖患者，由于脂肪细胞的脂肪分解增加导致 FFA 浓度增加，在急性状态下，FFA 使胰岛素分泌增加，但在 24 小时后则抑制胰岛素的分泌。在糖存在时，β 细胞脂肪酸的氧化是受抑制而导致长链酰基辅酶 A 的积累，长链酰基辅酶 A 在正常胰岛素分泌中是必需的，但它本身又可通过开放 β 细胞的钾通道而降低胰岛素分泌。②脂肪酸能增加 UCP－2 的表达，其结果是导致 ATR 的形成减少，降低胰岛素的分泌。③脂肪酸和 TG 能诱导神经酰胺的合成或一氧化氮的产生而导致胰岛 β 细胞的凋亡。

（4）β 细胞耗竭：β 细胞的数量是决定胰岛素分泌量的关键因素。研究显示，长期慢性高血糖下调胰岛 β 细胞上葡萄糖激酶的表达，使葡萄糖激酶与线粒体的相互作用减少，诱导 β 细胞凋亡。不过，β 细胞数量减少 80% ～ 90% 时，才足以导致胰岛素缺乏和糖尿病。因此，在 2 型糖尿病中，除 β 细胞数目减少外，还存在其他因素损害胰岛素的分泌。

（5）淀粉样变：2 型糖尿病胰腺病理检验时，可发现胰岛的内分泌细胞与微血管之间有淀粉样变。这种淀粉样沉积侵入胰岛 β 细胞的浆膜以内，从而影响 β 细胞合成与分泌胰岛素。1987 年发现，由 37 个氨基酸组成，理论上的分子量为 3850 的多肽－胰岛淀粉样多肽（IAPP）或称胰淀素与胰岛淀粉样变有关，其中 20～29 残基与淀粉样变关系较肯定。胰淀素的前身是 89 个氨基酸的多肽，与降钙素基因相关肽同源。胰淀素在胰岛 β 细胞中与胰岛素共存于分泌颗粒中，并与胰岛素同时分泌到血循环。2 型糖尿病时可能胰淀素合成与分泌增加，胰淀素可能抑制胰岛素的糖原合成作用，并且在 β 细胞内外促使淀粉样变，损伤 β 细胞。胰岛淀粉样沉积物是由 IAPP 形成的不溶性纤维组成。胰岛淀粉样变性是 2 型糖尿病特征性病理改变。肥胖型 2 型糖尿病及 IGT 患者血浆 IAPP 升高，在糖尿病得到控制后，血浆 IAPP 降至正常。IAPP 致细胞受损的机制可能是淀粉样纤维在 β 细胞和毛细血管间沉积，且深深嵌入细胞膜，损害了细胞膜对葡萄糖的感知和胰岛素的分泌。IAPP 基因突变可使患 2 型糖尿病的风险增加。胰岛素降解酶可降解 IAPP。但转基因鼠的研究未发现胰腺和血浆中高浓度的 IAPP 后出现高胰岛素血症和高血糖。

胰高血糖素样肽 -1 由小肠合成和分泌，在维持胰岛 β 细胞的葡萄糖敏感性等方面起着重要作用，它通过与 β 细胞上特异性受体结合，调控细胞内 cAMP 及钙离子水平，最终起到了强化葡萄糖诱导的胰岛素分泌作用。2 型糖尿病患者，葡萄糖负荷后 GLP -1 的释放曲线低于正常人。

三、糖尿病的临床表现

（一）1 型糖尿病的临床表现

1 型糖尿病主要发生在儿童及青少年，成年人急性起病的 1 型糖尿病及缓发性 1 型糖尿病（隐匿性自身免疫性糖尿病，LADA）发病率较低。1 型糖尿病多数可由于感染、情绪激惹或饮食不当等诱因起病。通常有典型的多尿、多饮、多食和体重减轻的症状，简称"三多一少"症状。由于高血糖，发生渗透利尿，尿糖大量丢失。以 10 岁患儿为例，其总热量需 8.36kJ/d（2000cal/d），其中一半热量来自糖类，而尿糖含量为 5%，24 小时尿总量为 5L 的话，尿糖丢失 250g，即丢失热量 4.184kJ（1000cal），因此饮食中所得热量的一半将从尿中丢失，大量排尿及热量丢失，身体需要增加液体及食物以补偿水和热量不足，因此出现"三多一少"的症状。如果未及时诊治，则体内脂肪动员，产生酮体，极易发生酮症酸中毒。婴儿多尿、多饮不易被发觉，易发生脱水和酮症酸中毒。年幼儿童因夜尿增多可发生遗尿。少数患儿无多食症状，表现饮食正常或减低。部分患儿消瘦伴疲乏、精神萎靡。如果有多尿、多饮，又出现恶心、呕吐、厌食或腹痛、腹泻等症状可能并发糖尿病酮症酸中毒，如延迟诊断将危及生命。胃肠道症状表现为腹痛、恶心、呕吐、便秘。酮症酸中毒时可有呼吸困难，表现呼吸深长、呼气有酮味、伴脱水及水电解质紊乱，有高钾或低钾血症时可有心律失常。严重酸中毒时出现中枢神经抑制症状，表现嗜睡或昏迷。Eberhardt 等报道，1 型糖尿病起病时症状轻重与遗传基因相关，HLA - DR4 者症状较重，血糖很高，易发生酮症酸中毒及昏迷。62% 的 HLA - DR4 患者发病前有病毒感染史，可能是病毒感染导致胰岛β 细胞快速破坏而出现进行性的代谢异常。患者常有视力障碍。晚期患者可出现白内障、视网膜病变，甚至双目失明。还可以有蛋白尿、高血压等糖尿病肾病的表现，以后导致肾衰竭。

儿童 1 型糖尿病患者起病时的身高情况不一，一般 10 岁以前起病时的身高与同龄儿差别不大，可能与离起病时间不长有关。10 岁以后的患者，病程可能为时已久或已几年以上，则身高可受影响。病程较久，糖尿病控制不良者，可发生生长落后、身材矮小、智能发育迟缓、肝大，称为糖尿病侏儒。儿童患者一旦出现临床症状时，尿糖往往阳性，空腹血糖可达 7.0mmol/L 以上，随机血糖也常在 11.1mmol/L 以上，一般不需要做糖耐量试验就能确诊。糖化血红蛋白均增高。多数患者血胰岛素及 C 肽水平降低，少数患者在发病早期血 C 肽水平在正常范围，但随着病程延长而下降。新发病的 1 型糖尿病胰岛素细胞抗体（ICA）阳性率可达 85%，但下降也快。谷氨酸脱羧酶（GAD）抗体阳性，且持续时间较长。抗胰岛素抗体（IAA）也往往阳性。酮症酸中毒者血酮体增高，尿酮体阳性，血 pH < 7.20，HCO_3^- < 15mmol/L，血清钠、钾可能降低，血尿素氮可增高。

儿童患者经治疗 1~3 个月后有一临床缓解期，即蜜月期，此时胰岛素需要量减少。每天 RI 需要量 < 0.5U/kg 时称部分缓解，约 2/3 的患者可部分缓解，历时数周至年余。年幼儿很少部分缓解，随年龄的增长一直到青春期易见到部分缓解期。2%~3% 的患者可完全缓解，即不需要胰岛素也能维持血糖正常，历时 1 个月至 2 年不等，但在感染或环境因素影响下，缓解期立即消失，这些患者最终需用常规剂量的胰岛素治疗。

青少年糖尿病患者经缓解期后，进入第三阶段复发期，即胰岛素需要量逐渐增加。最后阶段为永久糖尿病期，此期胰岛 β 细胞完全破坏，无内源性的胰岛素合成和分泌，这一阶段已不可逆。青春期由于性激素、生长激素增多，对胰岛素有拮抗现象，胰岛素用量往往增大。青春期后胰岛素需要量有所减少。

发热、咳嗽等呼吸道感染或皮肤感染、阴道瘙痒和结核病可与糖尿病并存。

成人 LADA 的特点：①起病年龄 15 岁以上，发病 6 个月内无酮症发生；②发病时非肥胖；③胰岛 β 细胞自身抗体［GAD、ICA 和（或）胰岛素自身抗体］阳性；④具有 1 型糖尿病易感基因。

（二）2 型糖尿病的临床表现

2 型糖尿病是一种慢性进行性疾患，病程漫长，一般难以估计其起病时日。2 型糖尿病可以发生在任何年龄，但多见于中老年。发生在青少年者，多与遗传基因变异有关。与 1 型糖尿病相比，2 型糖尿病呈更强的家族聚集现象，糖尿病亲属中发生率较非糖尿病亲属高出 4~10 倍，单卵双生孪生子先后发生 2 型糖尿病的一致性达 90%。早期轻症 2 型糖尿病患者常无明显自觉症状，到症状出现或临床确诊时已是发病较长时间，甚至可达数年至十几年不等。也有一部分患者始终无症状，而在常规体格检查或因糖尿病慢性并发症就诊时才发现患有糖尿病。目前，根据 2 型糖尿病的自然病程，可将其分为 3 期：高血糖前期、高血糖期、慢性并发症期。

1. 高血糖前期

2 型糖尿病高血糖前期的患者多为中年以上，可有糖尿病家族史，多数体态肥胖，特别是中心性肥胖，自我感觉无异，往往因体格检查或因其他疾病就诊发现餐后尿糖阳性，饭后 2 小时血糖高峰要超过正常，但空腹尿糖阴性，空腹血糖正常或稍高，糖耐量曲线往往呈现糖耐量减低。胰岛素抵抗是 2 型糖尿病患者主要的发病机制之一，而且常常在糖尿病发病之前就已经存在，与其他一些代谢异常并存，统称为代谢综合征，包括胰岛素抵抗、高胰岛素血症、高血脂、糖代谢异常、原发性高血压。它们可导致的一系列相关疾病，称为 CHAOS 症候群：冠心病（C）、高血压（H）、高血脂（H）、2 型糖尿病（A）、肥胖（O）和脑卒中（S），目前认为，它们的发生有着共同的基础。不少患者可先发现患有高血压、动脉硬化、肥胖症及心血管病（如冠心病、高心病等）、高脂血症或高脂蛋白血症，或屡发化脓性皮肤感染及尿路感染等。根据血糖异常的程度，高血糖前期又分为两期。

（1）隐性糖耐量异常（PotAGT）期：患者多见于父母有糖尿病者，或尚未发现糖尿病的一个糖尿病患者的孪生者。糖耐量试验尚未发生减低，但葡萄糖或氨基酸刺激后血清胰岛素释放试验呈高峰降低而反应延迟。此期一般无症状，一般试验都呈阴性，临床不易诊断。但此期患者其发生生化代谢可能已开始失常，发生糖耐量减退阶段前数年可有高胰岛素血症，测定葡萄糖清除率提示胰岛素抵抗的存在。在遗传因素的基础上，环境因素的继续作用使其有可能发展为糖尿病。

（2）糖耐量降低（IGT）期：患者空腹血糖可增高，口服糖耐量试验异常，但达不到诊断糖尿病的标准，餐后尿糖有时可阳性。此时胰岛素抵抗现象更为严重，可伴有胰岛素分泌不足，虽常有高胰岛素血症，但餐后血糖高于正常。此期患者大多无明显症状，少数可出现轻度的口干、多饮、乏力等。IGT 被认为是糖尿病发展的一个过程，但并不意味着最终将发展为糖尿病，每 5 ~ 10 年约有 1/3 仍维持 IGT，每年发展为 2 型糖尿病者为 1% ~ 5%，累积患病率可高达 40%。值得重视的是，IGT 的存在明显增加大血管病变的发生率，而与糖尿病微血管病变的发生关系较少。IGT 只能作为机体代谢异常的表现之一，它也可能是药物、遗传综合征的很多其他疾病的结果，需要进行鉴别。

对于高血糖前期糖尿病，特别是 IGT 患者需要进行处理的看法已趋于一致，目前采用的干预手段主要有行为干预和药物干预两大类，初步的结果证实这些干预手段能减少 IGT 向高血糖期的转变。

2. 高血糖期

此期患者在早期时，大多数患者并无症状。随后糖尿病的"三多一少"症状轻重不等，且常伴有某些并发症和伴发症。有时症状非常轻微，但伴发症或并发症症状却非常严重，且有时可先于糖尿病症状出现，或以上主要症状出现而将糖尿病本身症状隐藏。如老年糖尿病患者常先有冠心病症候群（心绞痛、心肌梗死、心律失常、心力衰竭等），或脑血管意外症候群，但糖尿病症候群非常轻微，故临床上常被忽视或漏诊，以致在治疗过程中静脉应用葡萄糖液而诱发高渗性昏迷，使病情恶化。中年患者可先有尿路感染、外阴瘙痒、肺结核、皮肤疖痈，或某些外科情况如胆囊炎、胰腺炎等症状出现，也可因劳累、饮食不当（包括禁食、过食、饮酒等）和应激导致酮症酸中毒为首发症状。总之，此期症状可分为两部分：无并发症或伴发症者可有单纯典型糖尿病症状，有并发症者则两者兼有或以并发症或伴发症的症候群为主。从病情发展规律而论，症状从轻到重，如糖尿病未经妥善控制者可并发酮症酸中毒、高渗性昏迷等，又可从无并发症到有并发症。在此阶段中，空腹血糖升高而尿糖多呈阳性，但也可因肾糖阈增高而尿糖呈阴性。也可发现空腹血糖尚在正常或正常高限上下，而糖耐量明显减低，或餐后 2 小时血糖明显升高。如空腹及餐后血糖明显升高者，一般有下列典型症状。

（1）口渴、多饮、多尿：2 型糖尿病患者口渴、多饮、多尿症状多较轻，其中以喝水增多作为主诉较为多见，但增多程度不大，有相当部分患者此类症状不明显。多尿在老年人常被认为是前列腺病、尿路感染、尿失禁或服利尿药所引起而被忽视。当发生酮症酸中毒或高渗性昏迷时，虽有严重脱水，但因为患者常出现意识障碍，烦渴难以表露，多饮也不常见。

（2）多食：过多摄入热量，但又不能很好地为机体利用，在非肥胖的 2 型糖尿病患者，轻度增加体重（包括青少年的正常生长发育）都有加重糖耐量减退和升高空腹血糖的可能。所以，对进食明显增加的患者，血糖较难以控制，已控制者又会升高。虽然患者尿中排糖增加，但 2 型糖尿病多肥胖，机体可通过增加脂肪的分解来弥补糖的大量丢失和组织对葡萄糖利用的障碍。所以，多食症状并不明显。特别在老年患者，甚至可能出现食欲明显下降，导致严重的营养不良。部分患者因抗糖尿病或降糖药物过多，也会使患者增加进食以防治低血糖的产生。如果患者食欲是忽然降低，则应注意有否感染、发热、酸中毒或已有酮症等并发症。

（3）体重改变和疲乏：由于胰岛素分泌的绝对或相对减少和组织对胰岛素的敏感性降低，机体对葡萄糖的利用下降，代之以脂肪和蛋白质分解代偿性加强，以弥补能量的不足，其结果是体内脂肪等组织日见消耗，蛋白质合成不足，负氮平衡，机体遂逐渐消瘦。虽然 2 型糖尿病以肥胖多见，但长期和重症患者血糖控制不佳，大量尿糖排出，进食又无相应增多，可致消瘦。能量生成不足，组织失水和电解质，使患者感疲乏、虚弱无力，酮症时更严重。但有部分患者，特别是使用胰岛素和磺脲类降糖药者，在血糖得以控制、尿糖消失，而进食又增加的情况下，体重反而会增加。

（4）皮肤瘙痒：多见于女性阴部，由于尿糖刺激局部所致。有时并发白念珠菌等真菌性阴道炎，瘙痒更严重，常伴以白带分泌增加。失水后皮肤干燥亦可发生全身瘙痒，但较少见。

（5）低血糖：2 型糖尿病患者可在早期的较长一段时期内以反复低血糖为主要表现，常常导致误诊。这主要是由于胰岛素分泌时相对的异常。分泌高峰延迟，虽然患者空腹和餐后 2 小时血糖升高，但在餐后 4~5 小时反而可因为不适当的胰岛素分泌过多而再现低血糖症状。此时患者有饥饿感、全身无力、出冷汗、面色苍白、心跳，严重时可有行为改变，甚至昏迷。

（6）其他症状：有四肢酸痛、麻木、腰痛、性欲减退、阳痿不育、月经失调、便秘、视力障碍等。有时有顽固性腹泻，每日大便 2~6 次不等，呈稀糊状，一般属非炎症性而为功能性腹泻，可能与自主神经功能紊乱有关。有时有体位性低血压、大汗淋漓、大小便失禁等严重神经系统损害表现，许多症状由于并发症与伴发病所致。

糖尿病还有下述不典型症状：经常感到疲乏、劳累；视力下降、视物不清；皮肤瘙痒；手、足经常感到麻木或者刺痛；伤口愈合非常缓慢；经常或者反复发生感染，比如泌尿系感染、疖肿及霉菌感染；男性发生阳痿，女性发生阴道异常干燥；极易饥饿；恶心、呕吐。糖尿病的不典型症状往往在其他非糖尿病的情况下也可出现，因此糖尿病患者容易忽略而不从糖尿病上考虑，使患者不能及时发现自己患有糖尿病。2 型糖尿病常常是以这些不典型症状而开始的。有研究表明，在众多的 2 型糖尿病患者中，大部分患者在疾病早期并没有意识到自己已患有糖尿病，等到他们发现自己患有糖尿病时，其实他们已经患有糖尿病数年了。

2 型糖尿病患者胰岛素分泌减少的程度不如 1 型糖尿病，虽然导致高血糖，但对脂肪代谢的影响并不足以引起酮症和代谢性酸中毒。尽管有时应用胰岛素来改善症状和控制血糖，2 型糖尿病并不需要胰岛素来维持生命和预防酮症，但在感染、创伤等应激状态下也有发生酮症酸中毒和高渗性昏迷的可能。体征表现为早期轻症，大多无体征。患者多超重和肥胖，特别是呈中心性肥胖。久病者可有失水和营养障碍表现。伴有急性感染、酮症酸中毒、高渗性昏迷等急性并发症和心脑血管系统、神经系统、肾脏、眼部、肌肉、关节等慢性并发症时出现各种相应体征，可参考相关章节。糖尿病常引起皮肤化脓性感染，如疖、痈等；皮肤真菌感染，如足癣；尿路感染，如肾盂肾炎、膀胱炎、肾乳头坏死；女性糖尿病患者常并发真菌阴道炎、巴氏腺炎等。

（三）继发性糖尿病和特殊糖尿病的表现

1. 胰源性糖尿病

胰腺全切术后、慢性酒精中毒或胰腺炎等引起的胰腺病变可伴有糖尿病。临床表现和实验室检查类似 T1DM，但血中胰高血糖素和胰岛素均明显降低，在使用胰岛素或其他口服降糖药物时，由于拮抗胰岛素的胰高血糖素亦同时缺乏，极易发生低血糖症，但这些患者不易发生严重的酮症酸中毒。无急性并发症时，患者多有吸收不良、营养不良、慢性腹泻和消化不良等表现。

2. 内分泌疾病所致糖尿病

一般有原发病的表现（如肢端肥大症、Cushing 综合征、嗜铬细胞瘤等）突出，糖尿病的临床表现往往被原发病所掩盖。

3. 胰岛素抵抗综合征

临床表现依病因而异。PCOS 因有闭经、超重或肥胖等表现易被早期发现。由于抗胰岛素受体及自身免疫性胰岛素抗体所致者，血中可检出抗胰岛素或抗胰岛素受体抗体，患者亦不会发生酮症酸中毒或高渗性昏迷，每日胰岛素用量往往超过 200U，有时需数千单位胰岛素才能控制病情，如加用糖皮质激素，反而可减少胰岛素用量（一般糖尿病患者胰岛素用量需增加），部分患者可自然缓解。一些先天性胰岛素抵抗综合征有特殊的体型、皮肤及其他表现。

4. 妊娠糖尿病

妊娠糖尿病（gestational diabetes mellitus，GDM）是一类由妊娠诱发的暂时性糖尿病。妊娠期是糖尿病的高发时期。妊娠是一种生理性慢性应激过程。妊娠期机体发生一系列的代谢变化，主要是胎盘分泌的各种对抗胰岛素的激素（胎盘泌乳素、糖皮质激素、孕酮和雌激素等）的分泌量随孕周增加而增多。这些激素可拮抗胰岛素，对胰岛素的敏感性下降，分解葡萄糖的作用增强，至妊娠晚期，孕妇对胰岛素的敏感性可下降，表现为肌肉和脂肪摄入葡萄糖量减少、肝糖原分解增加、糖异生活跃，其结果是可致高胰岛素血症、高脂血症和高血糖。由于个体素质及内外环境因素的作用，有些妊娠妇女可发生糖尿病。

（四）糖尿病的并发症

1. 急性并发症

酮症酸中毒、高渗性昏迷、乳酸性酸中毒和低血糖症是糖尿病的主要急性并发症，可见于各类型的糖尿病和糖尿病的不同时期。如急性并发症治疗过晚、处理不力或病情危重，可导致死亡或致残。死亡的主要原因为高龄，水、电解质平衡紊乱，休克，严重感染，心肌梗死，肾衰竭，脑水肿或脑卒中。

2. 慢性并发症

糖尿病的慢性并发症很多，重要的慢性并发症主要有糖尿病肾病、糖尿病视网膜病变、糖尿病神经病变、糖尿病心脑血管病变和糖尿病足等。这些慢性并发症一旦形成，其病变很难逆转，治疗较为困难。未经治疗或治疗不当的糖尿病患者常在发病后的 5～10 年出现程度不等的微血管和大血管慢性并发症。致死的主要原因是心肾衰竭、心肌梗死和脑卒中，而重度的糖尿病视网膜病变、神经病变、心肌病变、脑病变和足病变是致残的主要原因。

总而言之，2 型糖尿病的起病和症状不如 1 型糖尿病典型，程度也较轻。当高危个体出现与糖尿病或并发症的相关症状时，即使是唯一症状，也应高度怀疑糖尿病的存在，应检测其血糖，必要时行糖耐量检查。

四、糖尿病的辅助检查

要对高血糖症、低血糖症或胰岛素抵抗等作出明确诊断，必须在广泛采集病史和详细体格检查的基础上，辅以必要的实验室检查或特殊检查。

（一）血清（血浆）葡萄糖测定

在通常情况下，血糖是指血清（或血浆）中的葡萄糖含量，以 mmol/L 或 mg/dL 计。

血标本可来源于毛细血管、静脉或动脉。血标本采集后即刻保藏于冰箱内，应立即或在 1 小时内送检，以免室温条件下血中葡萄糖分解（室温下，每小时约降低 7mg/dL；在 4℃时，每小时降低 2mg/dL）。

1. 正常空腹血糖

空腹血糖正常值为 3.9～6.1mmol/L，超过 60 岁者为 4.4～6.4mmol/L。

空腹血糖浓度反映胰岛 β 细胞分泌胰岛素的能力。

若分泌胰岛素的能力正常时，空腹血糖水平 >6.1mmol/L；分泌能力稍差时，空腹血糖可在 6.1～7.0mmol/L，若空腹血糖 >7.0mmol/L，表示胰岛素分泌能力较差。因此，空腹血糖 < 7.0mmol/L，但是 > 6.1mmol/L 时诊断为空腹高血糖症。但是 > 7.0mmol/L，即可诊断为糖尿病。

2. 餐后 2 小时血糖测定

早晨空腹（禁食 8 小时后）时进食 100g 面粉馒头或者口服 75g 葡萄糖，于第一口进食起计算时间，餐后 2 小时抽取静脉血测血糖，若血浆血糖≥200mg/dL（11.1mmol/L），即使空腹血糖正常，也可诊断为糖尿病。若结果 <140 mg/dL（7.8mmol/L），可以排除糖尿病。若结果 >140 mg/dL（7.8mmol/L），尚需进一步做 75g 口服葡萄糖耐量试验，才能作出诊断。

3. 其他原因引起的血糖增高

（1）生理性或暂时性血糖增高：饭后 1~2 小时、注射葡萄糖后、情绪紧张时肾上腺素分泌增加或注射肾上腺素后，可有暂时性血糖增高，但不应超过 10mmol/L。

（2）病理性高血糖：常见的情况有促使血糖升高的激素分泌增加，如腺垂体功能亢进、肾上腺皮质功能亢进、甲状腺功能亢进、嗜铬细胞瘤和胰岛 β 细胞瘤等，还有颅内出血、脑膜炎等。各种原因的脱水也可引起血糖轻度增高，如呕吐、腹泻、高热等。麻醉、窒息、肺炎等急性传染病，以及癫痫、子痫等疾病由于加速肝糖原分解，也可使血糖升高。

（3）引起血糖升高的药物：TRH、ACTH、GH、甲状腺激素、糖皮质激素、儿茶酚胺、可乐定、可的松、咖啡因、氯噻酮、二氯甲嗪、呋塞米、依他尼酸、噻嗪类利尿药、吲哚美辛（消炎痛）、胰高血糖素、生长抑素、异烟肼、口服避孕药、酚妥拉明、三环类抗抑郁药和苯妥英钠等。

4. 各种原因引起的血糖降低

（1）生理性或暂时性低血糖：常见于饥饿、剧烈运动、妊娠、哺乳和服用降糖药后。

（2）病理性低血糖

1）各种原因导致胰岛素分泌过多：如胰岛 β 细胞瘤。

2）升高血糖的激素分泌减少：如垂体功能减退、肾上腺功能减退和甲状腺功能减退。

3）血糖来源减少或肝糖原贮存不足：如长期营养不良、肝硬化、肝坏死、肝癌、急性黄色肝萎缩等。

4）组织对糖利用增加：如甲状腺切除术后、胸腺淋巴体进行性萎缩。

5）血糖丢失过多：如根皮苷引起的肾小管中毒性疾病。

（3）引起血糖下降的药物：主要有胰岛素、IGF-1、胰淀粉样肽（amylin，IAPP）、口服降糖药、α-葡萄糖苷酶抑制剂、乙醇、单胺氧化酶抑制剂、甲巯咪唑（他巴唑）、保泰松、对氨水杨酸类、丙磺舒、普萘洛尔和磺胺类药物等。

（二）口服葡萄糖耐量试验（OGTT）

OGTT 是检查人体血糖调节功能的一种方法，是诊断糖尿病和 IGT 的最主要方法。

遇有下列可疑者应进一步做 OGTT 检查，以确定诊断：①尿糖阳性，而空腹血糖正常；②餐后 2 小时血糖≥7.8mmol/L，但低于 11.1mmol/L；③有糖尿病的家族史，包括糖尿病孪生子；④女性患者妊娠过期，胎儿过大或有死产病史者；⑤有自发性低血糖反应者。

葡萄糖负荷量有 100g、75g、50g 及 40g/m² 等多种计算方法。儿童 1～1.5 岁为 2.5g/kg，1.5～3 岁 2.0g/kg 及 3～12 岁 1.75g/kg，最大量不超过 75g。

正常人服用葡萄糖后 60 分钟时血糖浓度达高峰，其峰值一般不超过 10mmol/L。90～120 分钟恢复到正常水平，4 次尿糖试验均为阴性。凡峰时延长，峰值过高或恢复正常水平迟缓均为糖耐量减低。正常上限值：空腹时 6.0mmol/L，60 分钟时 10mmol/L，120 分钟时 7.6mmol/L，180 分钟时 6.0mmol/L。

（三）静脉葡萄糖耐量试验

由于缺乏肠道的刺激因素，因此静脉葡萄糖耐量试验（IGTT）是不符合生理条件的，血糖波动时间很短，血糖水平变动很快。故 IGTT 仅用于有胃肠功能紊乱（如胃手术后、胃肠吻合术后、胃肠吸收过快或慢性腹泻影响吸收）而不宜行 OGTT 者。

葡萄糖的负荷量为 0.5g/kg，配成 50% 的溶液，在 2～4 小时，或分别于 3、5、10、20、30、45、60 和 90 分钟测血糖，后一种方法用 K 值代表每分钟血糖下降的百分数作为诊断标准。血糖值在半对数纸上绘图，血糖从最高值降至 50% 值的时间为 $t_{1/2}$（半衰期时间），以下列公式计算 K 值：$K = 100 (\ln 血糖 - \ln 血糖/2/t_{1/2}) = 100 (\ln 2/t_{1/2}) = 69.9/t_{1/2}$。K 值 >1.5 为正常，1.0～1.5 为可疑糖尿病，<1.0 可诊断为糖尿病。Porle 等提出 K 值 = $(0.693/t_{1/2} \times 100\%) \cdot \min^{-1}$，正常人平均 K 值为 1.72，如 K 值在 0.9～1.1 为临界性糖尿病，低于此值为临床糖尿病。K 值受胰岛素水平、肝糖输出率和周围组织糖利用率的影响，故少数正常人的 K 值也可降低。

正常人血糖高峰出现于注射完毕时，一般为 11.1～13.88mmol/L（200～250mg/dL），2 小时内降至正常范围。2 小时血糖仍 >7.8mmol/L 者为异常。

分析 IGTT 结果的注意事项同 OGTT。IGTT 需时短，能在 1 小时内完成试验，但采血次数多，不如 OGTT 方便。

（四）尿液检查

1. 尿液葡萄糖定性、定量试验

正常人尿液葡萄糖为阴性。定量：<2.8mmol/24h（<0.5g/24h），浓度为 0.1～0.8mmol/L（1～15mg/dL）。正常人每日从尿中排出葡萄糖为 32～93mg。出现糖尿一般表明每日尿中排出的糖超过了 150mg。最高尿糖浓度出现在餐后 2 小时。一般当血糖 >10mmol/L 时，因超过肾糖阈值，可出现尿糖，因此尿糖测定可间接反映血糖水平。

血糖反映的是取血时的血糖水平，而尿糖反映的是尿液在膀胱中蓄积的这段时间内的平均糖含量。糖尿病患者如果有自主神经病变，则导致新近形成的尿液与潴留尿液混合，使尿糖值失去反映留尿时段内血糖水平的能力。另外，阴性尿糖结果不能区分低血糖、正常血糖及轻度的高血糖（即血糖稍高于 10mmol/L）。因此，即使肾糖阈

正常及排除了上述干扰尿糖测定的一些因素和药物，用尿糖来准确评估血糖控制情况也是不真实的。

2. 尿酮体定性试验

正常人尿液酮体阴性。尿酮体测定对酮症酸中毒患者极为重要。当酮体产生增多时，尿中排出的酮体也增多，当酮血症患者经治疗后，血酮体恢复正常水平时，尿中酮体仍可为阳性。一般情况下，尿中酮体量为血酮体量的 5～8 倍。尿酮体试纸（urine kelone dip test，UKDT）能快速检测尿酮，现广泛使用，像血糖试纸条一样，应妥善保管，避免光晒和受潮。

（五）糖化血红蛋白测定

糖化血红蛋白（glycosylated hemoglobin，GHb）是血红蛋白 A 组分的某些特殊分子部位和葡萄糖经过缓慢而不可逆的非酶促反应结合而形成的，它反映 8～12 周前体内血糖的平均水平，并可能是造成糖尿病慢性并发症的一个重要致病因素。

本试验用于评价糖尿病的控制程度。当糖尿病控制不佳时，糖化血红蛋白可高出正常值。其合成速率与红细胞所测定前 1～3 个月平均血糖水平，用于了解糖尿病患者的血糖水平；还可作为药的监测指标之一，为临床提供糖尿病控制的程度。

（六）糖化红细胞膜蛋白测定

文献报道，用化学比色法测得 85 例非糖尿病患者的糖化红细胞膜蛋白为（67.03±3.02）μmol 果糖/L（均值±标准差），红细胞膜蛋白总量为（3.96±0.45）mg/mL。90 例糖尿病患者糖化红细胞膜蛋白为（75.35±8.82）μmol/L，红细胞膜蛋白总量为（4.31±0.66）mg/mL。

测定红细胞膜蛋白非酶促性糖化反应，对糖尿病并发症的发生与发展具有重要意义。

（七）糖化血清蛋白测定

糖化血清蛋白参考值为 1.8～2.2mmol/L。本试验可作为临床糖尿病患者的诊断和较长时间血糖控制水平的研究。糖尿病患者的阳性率可达 88%～90%，而且能反映病情的严重程度。

（八）血液乳酸测定

静脉全血乳酸为 0.6～1.8mmol/L，血浆乳酸约比全血高 7%，动脉血中乳酸是静脉血的 1/2～2/3，餐后乳酸水平比基础空腹值高 20%～50%。脑脊液乳酸水平与血乳酸水平相关，但接近血中浓度。0～16 岁儿童脑脊液乳酸水平为 1.1～2.8mmol/L，24 小时尿液排出乳酸为 5.5～22mmol/L。

不论何种原因引起血乳酸升高，只要血液中乳酸含量明显超过正常（≥5mmol/L）并伴碳酸氢盐（HCO_3^-）≤10mmol/L，动脉血 pH≤7.35，就可诊断为乳酸性酸中毒。

双胍类药物，尤其是苯乙双胍因能增强无氧糖酵解、抑制肝脏和肌肉对乳酸的摄取以及抑制糖异生而易诱发乳酸性酸中毒，尤其在遇有慢性心、肺、肾、肝疾病时。

因此，苯乙双胍（降糖灵）现已禁用。尽管二甲双胍使用者发生乳酸性酸中毒的情况并不多见，但在有缺血、缺氧以及有心、肺、肾、肝疾病时，发生的风险增加，因此，有必要监测血乳酸浓度的变化以利于及时防治乳酸性酸中毒。

（九）胰岛 β 细胞功能测定

胰岛 β 细胞的胰岛素分泌功能对糖尿病的诊断、分型、治疗和预后估计甚至预测糖尿病患病高危人群均有重要的参考价值。正常稳态下，胰岛素分泌率与血糖浓度之间呈平行关系。

1. 血浆胰岛素浓度测定

主要用于糖尿病的分型诊断，也可协助诊断胰岛素瘤。

空腹血浆胰岛素参考值为 5～25μU/mL（或以 mL/L 表示），餐后 <180μU/mL。

2. 血 C 肽测定

β 细胞分泌的胰岛素原可被相应的酶水解生成胰岛素和 C 肽。C 肽作为评价 β 细胞分泌胰岛素能力的指标比胰岛素更为可靠。

正常参考值：空腹 0.8～3.0μg/L（0.24～0.9pmol/L）。T1DM 空腹 C 肽常低于 0.4 pmol/L，餐后 C 肽低于 0.8 pmol/L。血 C 肽测定可用于鉴别低血糖症的病因。有研究认为，当外源性胰岛素输注时，血糖 <2.3mmol/L，而 C 肽 >0.7mmol/L 时，应考虑胰岛素瘤的存在。若低血糖病患者中若 C 肽水平 >0.4mmol/L，则高度提示为胰岛素瘤，C 肽值越高，诊断价值越大。C 肽测定不但可以查明是否体内的胰岛素过多（如胰岛素瘤）或有无注射胰岛素（如患者私自用药）；还可用于胰岛移植手术前后的检测。C 肽测定对于胰岛 β 细胞瘤所致的低血糖与其他器质性低血糖症的鉴别亦有重要意义。

3. 胰岛素释放试验

葡萄糖不仅可直接激发 β 细胞释放胰岛素，而且还可增强其他非葡萄糖物质的胰岛素释放作用。

试验方法同 OGTT，在采血测血糖同时测定胰岛素。正常人空腹 IRI 5～25μU/mL，糖刺激后胰岛素分泌增多，其高峰与血糖高峰一致，一般在服糖后 30～60 分钟，为基础值的 5～10 倍，180 分钟恢复到基础水平。

糖负荷后 30 分钟血 IRI 净增量（△IRI，μU/mL）与血糖净增量（△BS，mg/dL）的比值 [△IRI／△BS（30 分钟）] 称为胰岛素初期反应指数，在鉴别诊断上有重要意义。

△IRI／△BS（30 分钟）正常参考值：1.49±0.62（100g 葡萄糖，OGTT），0.83±0.47（50g 葡萄糖，OGTT）。T1DM 患者低于 0.5。

4. 胰高血糖素 - 胰岛素 - C 肽兴奋试验

兴奋试验阳性提示 β 细胞贮备功能良好，阴性者提示其缺乏 β 细胞分泌胰岛素。

五、糖尿病的诊断和鉴别诊断

糖尿病是一种以糖代谢紊乱为主要表现的代谢内分泌综合征，所以糖尿病的诊断应包含病因诊断、分期、并发症及合并症的诊断。

（一）诊断步骤

首先，按糖尿病诊断标准确立是糖尿病，还是 IGT 或 IFG，如为糖尿病应进一步区分是 1 型（包括 LADA、特发 1 型）、2 型、其他特殊类型或妊娠糖尿病。其次，要明确有无急、慢性并发症，如糖尿病酮症酸中毒、非酮症性高渗性昏迷、急性冠脉综合征、糖尿病性视网膜病变、肾脏病变及神经病变等。慢性并发症（如微血管病变）要明确分类及分期（如视网膜病变、肾脏病变等）。最后，要注明同时存在的合并症，如合并妊娠（生理性）、Graves 病（自身免疫性）或肝肾疾病（与治疗决策和预后等有关）等。

（二）早期诊断线索

糖尿病早期多无症状，有些患者的主诉也无特异性。早期确诊本病的关键是提高对糖尿病的警惕性和加强对高危人群的普查工作。在临床上，遇有下列情况时，要想到糖尿病可能：①家族一级亲属中有 T1DM 和 T2DM 患者；②食量增多而体重下降，或伴多饮和多尿；③原因不明的高血压或直立性低血压；④疲乏及虚弱；⑤反复发作性视力模糊；⑥顽固性阴道炎或外阴瘙痒；⑦遗尿；⑧重症胰腺疾病；⑨甲亢；⑩垂体瘤；⑪胰腺肿瘤；⑫肾上腺皮质及髓质疾病；⑬阳痿；⑭长期使用 GH、生长抑素、糖皮质激素者；⑮黑棘皮病；⑯高脂血症；⑰肥胖；⑱多囊卵巢综合征；⑲顽固性或反复发作性肺部、胆道、泌尿道等感染；⑳伤口不愈合或骨折不愈合；㉑不明原因的心衰、肾衰及脂肪肝；㉒影像学检查发现胰腺纤维钙化性病变；㉓血胰岛素升高；㉔曾经有 IGT 病史者；㉕曾有妊娠糖尿病病史者；㉖有巨大儿（出生体重≥4.0kg）分娩史的女性。

（三）早期诊断方法

1. 糖尿病普查

医疗和预防机构应在医疗保险公司及政府的支持下，定期开展糖尿病的普查工作。凡 40 岁以上者，每年均应接受一次常规体检，实验室检查必须包括空腹血糖和糖化血红蛋白项目。这样可使大部分 2 型糖尿病患者得到早期确诊。UKPDS 后续研究对强化治疗组和常规治疗组继续追踪发现，在常规治疗组即使再严格控制血糖，其血管并发症的发生率仍高于强化组，认为早期高血糖可使内皮细胞产生"记忆"，因此强调早期诊断、早期有效治疗。

2. OGTT

在门诊就诊的患者中，对糖尿病高危者要常规进行血糖、糖化血红蛋白检查；对可疑者应进一步行 OGTT 试验。如 OGTT 可疑，不能排除糖尿病，可用可的松 – OGTT 试验明确诊断。

3. 胰岛自身抗体检查

LADA 的早期诊断有时甚为困难，对可疑患者及高危人群可进行抗胰岛细胞抗体、GAD 抗体及其他自身抗体检查。必要时可进行 HLA 亚型鉴定及其他免疫学与分子生物学方面的检查。

（四）诊断标准

近 10 年来，由于对糖尿病的病因、分子生物学和免疫学研究获得了大量突破性的进展，1997 年经美国糖尿病协会（ADA）报告公布，提出了更新糖尿病分型和诊断标准的建议，并于 1998 年和 1999 年经世界卫生组织（WHO）咨询委员会认可。

1. 临床症状

具备多饮、多尿、多食、消瘦等典型"三多一少"症状者。

2. 实验室诊断标准

诊断标准：采用 WHO（1999）糖尿病诊断标准，2007 年《中国 2 型糖尿病防治指南》亦采用此标准，见表 1 – 3、表 1 – 4。

表 1 – 3　糖代谢分类

糖代谢分类	WHO（1999）	
	FBG（mmol/L）	2hPBG（mmol/L）
正常血糖（NGR）（mmol/L）	<6.1	<7.8
空腹血糖受损（IFG）	6.1 ~ <7.0	<7.8
糖耐量减低（IGT）	<6.1	7.8 ~ <11.1
糖尿病（DM）	≥7.0	≥11.1

表 1 – 4　新的糖尿病诊断标准

具有糖尿病症状（多尿、多饮及不能解释的体重下降）且随机血糖（餐后任何时间）血浆葡萄糖≥11.1mmol/L；

或者两次随机血糖（餐后任何时间）血浆葡萄糖≥11.1mmol/L；

或者两次空腹（禁热量摄入至少 8 小时）血浆葡萄糖（FPG）≥7.0mmol/L；

或者两次 OGTT（75g 无水葡萄糖溶于水中）2 小时的血浆（2hPG）≥11.1mmol/L；

或者 1 次 FPG≥7.0mmol/L 和 1 次 2hPG 或 1 次随机血糖≥11.1mmol/L

注：不推荐做第三次口服糖耐量试验（OGTT）。以 FPG 为标准来诊断，则：FPG <6.1mmol/L 为正常；FPG≥6.1mmol/L，但 <7.0mmol/L 为空腹血糖受损（IFG）；FPG≥7.0mmol/L 为糖尿病。以 OGTT 来诊断，则 2hPG <7.8mmol/L 为正常；2hPG≥7.8mmol/L，但 <11.1mmol/L 为 IGT；2hPG≥11.1mmol/L 为糖尿病

3. 可疑糖尿病条件

（1）有明显的多饮、多尿、多食、乏力、消瘦等典型糖尿病"三多一少"者。

（2）特别肥胖或消瘦，尤其肥胖者，常在餐后出现反应性低血糖，应高度可疑。

（3）持续皮肤瘙痒症，尤其女性外阴刺痒，排除滴虫和霉菌阴道炎者，应检测尿糖、血糖。

（4）皮肤经常出现化脓性疖、痈肿等感染者。

（5）肺结核进展迅速，进行抗结核治疗疗效不显著，应测定血糖。

（6）过早出现白内障，进展迅速，视力显著减退进。

（7）四肢出现麻木、疼痛等末梢神经病变，或反复尿道感染伴有神经源性膀胱者。

（8）既往无肾病病史，而出现水肿、尿蛋白以至尿毒症者。

（9）无其他原因出现下肢闭塞性脉管炎，或肢端溃疡坏死经久不愈合者。

（10）创伤或手术创口不愈合者。

（11）妊娠有自发性流产史、早产史、死胎史及有巨婴史者。

（12）有肾性糖尿者。

（13）有阳性糖尿病家族史。

有上述临床表现，应提高警惕，及时检测血糖、糖化血红蛋白或做葡萄糖耐量试验，以便及早发现糖尿病，及时进行治疗。

（五）鉴别诊断

1. 1 型糖尿病与 2 型糖尿病的鉴别

见表 1 - 5。

表 1 - 5　1 型糖尿病和 2 型糖尿病的鉴别要点

	T1DM	T2DM
遗传因素	相对较少	常有
HLA - DR3、HLA - DR4	常见	频率不增加
家族史	多无	多有
季节关系	多见于秋冬寒冷季节	无明显的季节性
易患病毒感染史	可有	常无
发病率	5% ~10%	80% ~90%
起病年龄	5 ~15 岁多见	通常在 30 ~40 岁以上
病程	较短	较长
体型	多消瘦或正常	多有超重或肥胖
起病时胰岛素水平	降低或不能测到，胰岛素释放呈低平曲线	增高或胰岛素分泌 1 相缺乏，2 相延迟
胰岛素抵抗	常无	常有
胰岛细胞自身抗体（GADAb 等）	常阳性	多呈阴性
酮症或酮症酸中毒倾向	强	弱
发病机制	β 细胞功能缺陷，胰岛素绝对缺乏为主	胰岛素抵抗为主，同时有 β 细胞功能缺陷
血糖波动	较大	相对较小
代谢综合征	多不伴有	常是代谢综合征的组分
治疗	依赖胰岛素而生存，但多对胰岛素敏感，不能使用胰岛素促分泌剂	不一定长期需要胰岛素治疗，生活方式的干预能收到很好的效果，可使用胰岛素促分泌剂

2. 儿童和青少年常见糖尿病特征

过去认为儿童和青少年糖尿病都是 T1DM，但随着儿童肥胖症的增加，儿童青少年 2 型糖尿病的发病率也明显增加，所以目前在儿童和青少年中发现糖尿病时，要注意有下列四种常见糖尿病类型的可能（表 1 - 6）。

表 1 - 6　儿童和青少年常见糖尿病的特征

	T1DM	2 型糖尿病	MODY	非经典 T1DM
流行病学	常见	逐渐增加	在高加索人≤5%	在非洲美国人≥10% 发育期
发病年龄	整个儿童期	发育期	发育期	急性严重
起病形式	急性严重	从隐蔽到严重	逐渐	常见
起病时有酮症	常见	≥破坏 1/3	少见	>75%
亲属有糖尿病	5% ~ 10%	75% ~90%	100%	不定
女：男	1：1	2：1	1：1	染色体
遗传性状	多基因	多基因	常染色体	不相关
HLA - DR3/4	相关	不相关	不相关	非洲美国人/亚洲人
种族	所有种族	所有种族	高加索人	降低
	降低、缺陷			正常
胰岛素分泌	控制状态下正常	不定	不定或降低	不定
胰岛素敏感性	终生	降低	正常	随人群变化
胰岛素依赖	无	间歇性	罕见	无
肥胖	无	>90%	不常见	无
黑棘皮病	存在	常见	无	
胰岛自身抗体	无	无		

3. 症状鉴别

多饮、多食、多尿为糖尿病的主要症候表现。而神经症和尿崩症也具有多饮、多尿的类似症状，但后两者的多饮、多尿并不伴有多食，一般健康状况良好，而且尿量虽多，比重却低，无尿糖出现。糖尿病患者则尿比重高，尿糖常呈阳性，故临床不难鉴别。

4. 尿糖鉴别

尿糖阳性不一定是葡萄糖尿，更不一定是糖尿病。

非葡萄糖尿：除葡萄糖外，戊糖尿及果糖尿偶见于进食大量水果后，为罕见的先天性。这就要利用各种化学和生化方法对尿糖的化学性质进行鉴定，如发酵法、葡萄糖氧化酶法、纸层析法及戊糖特殊反应和果糖特殊反应等，以确认尿糖性质。

非糖尿病性葡萄糖尿：同样是葡萄糖尿，也并非均为糖尿病，许多情况下，是不能这样诊断的。

（1）生理性糖尿：①食后糖尿：糖尿发生在饭后 0.5 ~ 1 小时，大量葡萄糖的吸收使血糖升高，超过肾糖阈而出现尿糖，而空腹血糖及糖耐量试验正常。②饥饿性糖尿：发生于长期饱食或久病食少时，忽进大量糖类食物，胰岛的分泌不能适应，血糖过高而出现糖尿及葡萄糖耐量减低，但经继续进食几日后可恢复正常。

（2）肾性糖尿：①先天性肾性糖尿：是一种先天性肾小管回吸收糖障碍的遗传性疾病，其肾小管的最大葡萄糖回收率低，肾糖阈低，在血糖正常时即可出现糖尿，一般不伴临床症状，无须治疗。②继发性肾性糖尿：可发生于肾病综合征、重金属中毒以及少数妊娠期妇女，其空腹血糖及糖耐量试验完全正常。

（3）神经性糖尿：发生于颅脑创伤、脑出血、脑震荡、脑膜炎全身麻醉及窒息时，可有暂时性血糖过高及糖尿。可能和应激状态下肾上腺皮质激素分泌活动有关。

（4）胰源性糖尿病：指继发于急慢性胰腺炎、胰腺癌瘤及胰腺切除后的糖尿病，其病史、症状、体征都比较明确，尿糖一般不严重。

5. 与其他疾病鉴别

（1）内分泌疾病

1）尿崩症：由于脑垂体后叶病变，使抗利尿激素分泌和释放减少，引起中枢性尿崩症和肾小管对抗利尿激素反应降低而引起肾性尿崩症。临床表现为：多饮、多尿、消瘦、烦渴、失水等症状，与糖尿病症状相似，但尿崩症血糖、尿糖正常，尿比重0.004，尿渗透压 $<280\text{mOsm/kg}$ 可与糖尿病相鉴别。

2）甲状腺功能亢进症（简称"甲亢"）：在甲亢患者，甲状腺合成和分泌甲状腺素增高，促使机体新陈代谢增加，临床表现为多食、多饮、消瘦等症状。甲状腺素促进肝糖原的分解，提高儿茶酚胺的敏感性，抑制胰岛素的分泌而使血糖升高，与糖尿病相似。但甲亢主要为甲状腺功能各项指标 T_3、T_4 等高于正常，并表现甲亢特有的症状和体征，可与糖尿病相鉴别。

3）垂体瘤：由于垂体分泌和释放生长激素过多，拮抗胰岛素，促进糖异生，继发垂体性糖尿病或葡萄糖耐量异常。而垂体瘤具有典型的肢端肥大症和巨人症，血浆中生长激素水平高于正常，以及垂体特有的症状等，可与糖尿病相鉴别。

4）库欣综合征：由于肾上腺皮质分泌肾上腺皮质激素过多，抑制胰岛素的分泌，与胰岛素相拮抗，促进糖异生，抑制己糖磷酸激酶，导致葡萄糖耐量降低，诱发糖尿病，引起血糖中等度升高，糖尿病症状轻。库欣综合征具有向心性肥胖，毳毛增多，出现脂肪垫、紫纹等特有的体征与症状，可与糖尿病相鉴别。

5）胰岛细胞瘤：由于胰岛细胞分泌胰高血糖素过多，拮抗胰岛素，促进糖异生和肝糖原分解，抑制胰岛 β 细胞分泌胰岛素，降低组织对葡萄糖的利用等，而引起血糖升高。而血浆中胰高血糖素水平异常升高，结合 X 线透视、B 超、CT 等检查结果可与糖尿病相鉴别。

6）胰岛 β 细胞瘤：由于生长激素抑制激素分泌过高，抑制胰岛素的分泌，与胰岛素相拮抗，促进糖异生而引起血糖升高，出现继发性糖尿病。在血液中，生长抑制激素水平显著高于正常标准，血糖呈中等度升高。同时通过 X 线、B 超、CT 等检查结果可与糖尿病相鉴别。

（2）肝脏病变：因肝脏病变使肝糖原贮备减少，糖原异生降低，胰岛素在肝内灭活能力减弱，肝炎病毒可累及胰岛 β 细胞而引起继发性糖尿病。但大多数是可逆的，随着肝功能的恢复，糖尿病综合征的症状也得到缓解以至消失。同时有肝炎病史和肝病的特有体征，均可与糖尿病相鉴别。

（3）胰腺疾病：因急慢性胰腺炎、胰腺肿瘤等损伤胰岛 β 细胞，分泌胰岛素减少，而出现继发性糖尿病。本病有其特殊的胰腺病变史，同时通过 X 线、CT 以及 B 超等检测结果可与糖尿病相鉴别。

（4）慢性肾病：慢性肾功能不全或尿毒症时，常伴有肾小管浓缩功能失常，可出现多饮、多尿，肾功不全引起电解质紊乱，细胞内缺钾影响胰岛素释放，而致血糖升高或葡萄糖耐量异常。肾小管重吸收功能障碍，可出现肾性尿糖。本病有肾病史及肾功能不全的各项指标，可与糖尿病相鉴别。

（5）肥胖症：体重超过标准体重的 10%～20% 为肥胖症。肥胖者基础胰岛素水平高，胰岛素对碳水化合物或含氨基酸食品需求增加，表现以餐后胰岛素浓度增高为特征。肥胖可引起胰岛素受体数目减少，对胰岛素敏感度降低，产生胰岛素抵抗，从而增加胰岛的负担，胰岛长期超负荷，可引起胰岛功能减弱，导致糖尿病。当经过严格控制饮食，加强运动，减轻体重，纠正高胰岛素血症，提高胰岛素敏感性，可得到恢复，以此与糖尿病相鉴别。

（6）急性应激状态：当感染、发热、外伤、手术、急性心肌梗死、急性脑血管病等应激情况下，体内肾上腺皮质激素等与胰岛素相拮抗的激素分泌增高，而引起一过性血糖升高或葡萄糖耐量异常。待病情稳定，应激因素消除，血糖可以恢复。如高血糖持续时间较久者，应考虑有无糖尿病。

（7）药物因素：长期大剂量服用肾上腺皮质激素、水杨酸类药、噻嗪类利尿剂等药物可引起血糖升高或葡萄糖降低，停药后，血糖可逐渐下降，恢复正常，可与糖尿病相鉴别。

第二节　日常生活宜忌

一、日常生活调理

糖尿病的治疗必须是长期、综合性的，要涉及生活方式的改变、心理障碍的调整和各种药物的合理应用，同时要调动患者及其家属（主要是照顾患者或与患者一起生活的人）积极参与，并与医务人员密切配合，方能取得满意的效果。

现代综合治疗糖尿病的措施有：教育、饮食控制、运动疗法、降糖药的使用、自我病情监测。糖尿病治疗要求达到的目标为：①代谢控制良好（血糖、血脂、糖化血红蛋白等）；②保持良好的心理状态、体能状况；③生活品质优良，不发生严重的急性并发症（酮症酸中毒、高渗综合征、乳酸性酸中毒）；④延缓慢性并发症的出现；⑤早期发现、早期治疗，将危险性降至最低程度；⑥治疗过程中减少低血糖发生，避免严重低血糖。

观察发现，50%～80% 的糖尿病患者缺乏糖尿病的基础知识。糖尿病的良好控制，与患者对疾病的认识水平相关，患者参与自我管理的能力，直接影响糖尿病的预后，糖尿病知识和实践经验的不断积累，将提供最经济、合理的治疗选择。所以，进行糖尿病教育和管理是非常有必要的。

糖尿病教育应贯穿于糖尿病诊治的整个过程。内容包括：①糖尿病基础知识教育；②糖尿病心理教育；③糖尿病饮食教育；④糖尿病运动治疗教育；⑤糖尿病药物治疗教育；⑥糖尿病自我监测及自我保健教育等。

（一）糖尿病基础知识教育

糖尿病基础知识教育的对象不仅仅是患者，而应该包括患者家属及专科医师、护士、营养师和基层非糖尿病专科医师。通过对糖尿病基础知识的学习，掌握糖尿病的病因、影响病情的因素和病情控制的方法，取得患者和家属的自觉配合，充分发挥患者的主观能动性，保证长期治疗方案的严格执行。

糖尿病基础知识教育的内容和方式应根据具体条件和患者的文化素质与经济背景等因地因人而异。但对任何一位糖尿病患者来说，都必须掌握最基本的防治知识。

1. 基本内容

Newcastle 糖尿病教育教材主要介绍了如下的内容：①2 型糖尿病的诊断标准、特点和流行病学。②胰岛素分泌与胰岛素抵抗的概念和发病机制。③代谢控制不良的后果，包括心理、精神、大血管病变（动脉硬化）和微血管病变（视网膜病变、肾脏病变、神经病变）以及冠心病、卒中等与 2 型糖尿病的关系。④胰岛素的使用方法和低血糖的防治以及胰岛素笔的应用知识。⑤口服降糖药的疗效和使用方法。⑥糖尿病饮食的配制和配制原则。⑦低血糖的自我防治等。

2. 基本目的

对糖尿病患者来说，通过教育，应达到下列目的：①认识自己所患糖尿病的类型及其并发症。②能正确掌握饮食治疗和自己调整食谱的基本技能。③认识糖尿病控制不良的严重后果及其糖尿病控制的重要性（可用 UKP – DS 或 DCCT 资料作为补充）。④能自己观察病情变化，自我监测血糖、尿糖，并能根据结果进行饮食和药物的必要调整。⑤能自己使用胰岛素，并能根据血糖和尿糖结果调整胰岛素用量。⑥能充分认识和预防低血糖症的发生，一旦发生能自己进行及时的处理。⑦提高糖尿病治疗和监测病情的顺从性，能主动与医务人员配合，病情变化时，能及时复诊，并按要求定期复查追踪，以达到良好控制病情的根本目的。⑧能对社会上不实和伪科学的宣传、广告有正确的判断力，提高向他人宣传教育的知识水平。

3. 糖尿病教育中的几个关键问题

应根据每一位患者的具体情况、糖尿病基础水平和文化背景区别对待，但一般应重点抓好下列几项教育宣传工作：①饮食治疗上，要让患者掌握食量增减的方法与原则，在离开医院后能自己根据工作、学习和生活环境的变化，随时调整热量摄入及其成分配比。②要让患者掌握胰岛素注射的技巧、部位变换以及低血糖的防治方法。③使用口服降糖药者，能自己观察药效和药物不良反应，适当调整用量；在失效时，能顺从医师的意愿，接受胰岛素治疗。④不乱寻医问药，以最低的费用达到最佳的治疗效果。

（二）糖尿病心理教育

病人在知道自己患有糖尿病时，心理行为表现多种多样。有些病人对本病认识不够，忽视其严重慢性并发症致残死的后果，因而不限制饮食，生活上无节制，不监测血糖和尿糖，待出现严重并发症时后悔莫及。与之相反，有的病人十分畏惧糖尿病，对治疗更丧失信心，不积极配合治疗。医生应掌握病人的这些心理状态，及时解释说明，同时让病人明白糖尿病的可防性和可治性，解除心理压力，帮助病人树立战胜疾病的信心，并积极配合治疗。在治疗过程中，要让病人避免心理紧张及精神刺激；要让病人和家属都认识到：只要很好地控制血糖，可以与正常人同样地生活和工作，生活质量可完全得到保障。

（三）糖尿病饮食及运动治疗教育

糖尿病饮食及运动治疗是治疗糖尿病的基本方法。向病人介绍饮食及运动的重要性，解除病人的思想顾虑，如误认为饮食控制会造成营养不良，或有些病人害怕血糖过高不敢进食的现象，指导病人正确的膳食搭配，既保证血糖的控制，又不降低病人的生活质量和工作能力。在饮食方面，要灵活掌握膳食种类的选择，进餐要定时定量，病情变化时，要及时更改膳食量。饮食治疗不要强调用公式呆板计算，在掌握治疗原则的基础上，应由营养师具体指导热量调整和膳食配制方法。体力活动要适度，积极参加力所能及的劳动和适当的体育锻炼，并根据病情调整运动方式和运动量。患者的运动量和锻炼方法必须与自己的工作和娱乐结合考虑，以选择最适合个体的方法和运动量，达到保持标准体重、增进心身健康和提高胰岛素敏感性的目的。运动和锻炼要坚持始终，力所能及。患有较重心脑血管病、神经病、糖尿病足、视力障碍等严重的并发症和各种急性并发症者为体力运动的禁忌证。轻型糖尿病病人，通过行之有效的饮食治疗和运动治疗即可获得满意的控制，无须服用药物。

（四）糖尿病自我监测及自我保健教育

糖尿病患者经过治疗后，临床上的"三多一少"症状很容易控制，有些 2 型糖尿病患者甚至无明显症状，仅在体检时发现血糖增高。因此血、尿糖监测是观察糖尿病病情很重要的手段，同时应定期检查眼底、血压、心电图、尿蛋白等，了解有无并发症的发生。

（五）糖尿病药物治疗教育

向病人介绍口服降糖药及胰岛素治疗适应证、不良反应和注意事项等。很多病人对用胰岛素治疗有恐惧心理，有些病人甚至错误地认为"用胰岛素治疗后会产生依赖性"。应让病人懂得，若 2 型糖尿病经包含控制和口服降糖药无效再不换用胰岛素治疗，等于是浪费钱财和生命，因为高血糖本身又可加重胰岛损害，加速病情发展，使并发症出现得早而迅速。

（六）糖尿病低血糖防治教育

低血糖的临床表现无特异性，但每一位糖尿病人均必然要经历低血糖症。轻者易被发现，重症时往往导致严重后果，甚至死亡。因此，糖尿病的教育必须包括低血糖防治方面的内容，让病人及其家属掌握早期识别和处理的方法，并尽量降低其发生率。

二、日常生活禁忌

（一）吸烟、酗酒

有资料表明，1 个每天吸 15～2 0 支香烟的人，患肺癌、口腔癌或喉癌致死的概率，要比不吸烟的人多 14 倍；患食管癌致死的概率比不吸烟的人多 4 倍；死于膀胱癌的概率要多 2 倍；死于心脏病的概率也要多 2 倍。吸烟是导致慢性支气管炎和肺气肿的主要原因，而慢性肺部疾病本身也增加了得肺炎及心脏病的危险，并且吸烟也增加了高血压的危险。长期吸烟者的肺癌发病率比不吸烟者高 10～20 倍，喉癌发病率高 6～10 倍，冠心病发病率高 2～3 倍。循环系统发病率高 3 倍，气管炎发病率高 2～8 倍。自觉养成不吸烟的习惯，不仅有益于健康，而且也是一种高尚公共卫生道德的体现。

现代科学证明了适量饮酒可扩张血管，促进血液循环，促进消化，具有安定作用，如在酒中放入适当的药材，还能起到祛风除湿、散寒止痛的功效。但对于过量饮酒的危害，更是值得重视。长期过量饮酒，甚至酗酒，可以导致体内多种营养素缺乏，如蛋白质、维生素、矿物质等并使食欲下降，摄入食物减少以及长期过量饮酒损伤肠黏膜，影响肠对营养素的吸收。连续过量饮酒能损伤肝细胞，干扰肝脏的正常代谢，进而可致酒精性肝炎及肝硬化。过量饮酒影响脂肪代谢，使血清中三酰甘油含量增高，发生三酰甘油血症的可能性增大。此外人群流行病学研究表明，长期过量饮酒会增加高血压、脑卒中的危险。糖尿病患者饮酒还须计算总能量，以免摄入能量过多。酒有暂时降压、降糖的作用，饮酒须预防低血压、低血糖。酒不能与药物同服，饮酒与服药须间隔 30 分钟以上。

（二）长时间看电视

许多糖尿病患者是已退休在家的中老年朋友，因此，有节制地收看电视，对他们是一种较好的娱乐方式，可以使生活丰富多彩，消除苦闷，忘却病魔缠绕，可谓有益于身心健康。

但是，长时间看电视就会对健康有不良影响。首先，会使血压升高，而且长时间无法恢复正常；另外，神经系统会过度疲劳以及出现视力减退、腰腿酸痛。糖尿病患者常常伴有神经系统损害和视力下降，因此，长时间看电视，可以使糖尿病病情恶化，甚至导致高血压、低血糖等慢性并发症。

因此，为了保证看电视不影响健康，保持病情稳定，减少危害，在看电视时必须注意：

1. 室内不宜太暗，最好有一个小台灯，从电视的侧面提供较弱的光亮，以减少电视荧光幕的光线对眼睛的过度刺激。

2. 看电视时，应与电视机保持适当的距离，选择合适的椅子，使身体较为舒适。

3. 每次看电视的时间不宜过长，一般不要超过 2 个小时，更不能因为看电视而影响休息。在节目的间隔中间，应转移视线或闭目片刻，感到疲乏时，可暂时休息几分钟，或是离开电视、散散步，以促进血液循环。

4. 应避免看那些使人悲观，过度紧张、兴奋、恐怖的剧目，以免对精神有不良的刺激。

有些糖尿病患者，因为性格内向，兼以心情郁闷，兴趣又比较狭窄，所以每天的生活比较单调，往往把电视节目当作一整天的娱乐，这些人应该多培养一些兴趣爱好，如养养花草或者到公园散散步，把心胸放得宽广一点，这样就可以避免将看电视当作唯一的消遣了。

（三）不卫生的习惯

糖尿病患者由于血糖高，体内水分丢失、营养吸收不好，常常会有免疫功能低下的情况，这就使身体容易被感染。感染之后，又反过来促进糖尿病的恶化，如果不注意个人卫生，就会陷入上述的恶性循环之中。因此，防止感染是保证糖尿病得到满意控制、避免恶化的重要课题。这就要求患者注意养成良好的卫生习惯：

1. 要勤洗澡、勤换衣，保持皮肤的清洁卫生。

2. 早晚饭后要刷牙，保持口腔卫生。

3. 少去空气污染严重、混浊的地方，避免呼吸道感染。

4. 养成饭前、便后洗手的好习惯。

5. 生吃瓜果时，要清洗洁净。

6. 注意室内空气流通，保持居家卫生。

总之，为了健康，以上的一些不良生活习惯，都应及早戒除。

（四）不和睦的家庭气氛

良好、和睦的家庭气氛，直接影响糖尿病患者的精神情绪。这其中包括两方面的因素，患者本身应该加强自身修养，进行自我心理调节，如果因为患病而心情烦躁，动不动就发火，甚至暴跳如雷，既会使病情恶化，也会使家庭气氛紧张，久而久之，家中成员、患者的亲人也会对患者敬而远之，这样反而造成了患者的孤独、苦闷、悲观的情绪。患者应该了解，家庭成员在精神、饮食、生活等方面的照顾和体贴是糖尿病病情得以控制的前提，如果不了解这一点，或认为这些是别人分内之事，那就会伤害家庭成员的感情。家庭成员也要充分理解患者的心情与苦衷，尽一切努力去同情、关心、谅解患者，不能因为要照顾患者的饮食起居，而产生厌恶情绪，更不能在患者面前讲一些刺激性的话，相反，应给予患者支持、鼓励，努力创造一个友爱、和睦的家庭环境，帮助患者解脱精神上的自卑、悲观情绪，让患者时刻感受到家庭成员的关心和爱护，患者如能生活在这样一个和乐融融的家庭中，病情一定会得到很好的控制。

（五）不洁的习惯与环境

糖尿病极易并发感染，糖尿病患者常见的感染有皮肤感染、尿道感染、肺结核、肺炎、败血症等，感染常使糖尿病难以控制，容易诱发酮症酸中毒。应注意以下几点：

1. 不宜吃的食物，应坚决禁止，以免病情恶化。

2. 饮食卫生十分重要，饮食不洁是肠炎腹泻的祸根，而腹泻又往往会导致糖尿病酮症酸中毒。家庭成员要督促患者，不能吃过期、变质的食物；吃生冷瓜果时，要清洗干净，更不能随意在一些街头饭馆不卫生的地方进食。

3. 注意皮肤清洁，勤洗澡、换衣，要穿柔软、舒适的衣裤。平时要养成良好的卫生习惯，保持患者个人和环境的卫生。

4. 皮肤上如果出现暗疮时，不要用手挤压。挤压后细菌容易进入小血管，甚至细菌被带入周身血液循环，引起败血症。正确的做法是，先用水将局部的皮肤清洗干净，然后用消炎的软膏涂抹在暗疮上。

5. 指甲和趾甲内，容易窝藏大量的细菌，应经常清洗，以免长指甲抓伤皮肤，引发感染。但要注意，剪指甲时不可以剪的过短，以防发炎。由于糖尿病患者常常视力不佳，所以，家庭成员应帮助患者修剪指、趾甲，以免剪破皮肤。

6. 糖尿病患者常常会有肢体感觉麻木的症状，他们对水的温度不敏感，因此，在患者准备洗澡水要先测量水的温度，水温不要超过60℃，以免烫伤皮肤。女性糖尿病患者，容易并发外阴瘙痒，不可用手去抓，而应每天清洗，以保持外阴清洁。另外，糖尿病患者不可以到公共浴池去洗澡，以免感染。

（五）便秘及不适宜运动

便秘时用力排便及不适宜的运动均可使糖尿病并发心脏病者症状加重，或诱发心肌梗死或脑出血。

（六）性生活过度

性生活过度是导致糖尿病的一个原因，所以在未得病时，就应该节制房事，尤其是要严禁酒后过度性生活。有些初患糖尿病的患者，性功能还没有受到太大影响，对性生活乐此不疲，丝毫不予节制，直至导致阳痿。所以，对于那些性功能尚属正常的糖尿病患者来说，性生活一定要有所节制。

三、常见饮食误区

1. 绝不外出就餐和参加聚会

有些糖尿病患者由于控制饮食的需要而不愿外出就餐或参加宴会，其实这样做是没有必要的。关键在于参加宴会时必须注意以下几点：

（1）准备工作：在外出就餐或参加宴会前应事先做一些安排，如带上所服用的降糖药，在就餐前规定的时间服用。

（2）菜肴选择：用餐时要尽量避免或少吃煎炸、糖渍、熏烤和肉糜拌的菜肴。因这些食品中含的脂肪和能量过高，可选择蒸、煮、拌、炖的菜肴；主食可选择米饭、馒头、汤面。应避免炒饭、油炸面、油炸馒头等；饮料应选择不含糖的矿泉水、开水或清茶，忌甜饮料。

（3）饮酒方面：只有在血糖控制良好的情况下。才能饮少量不含糖分的酒，如干红。注射胰岛素或服用降糖药的患者，空腹时不可饮酒，以免发生低血糖反应。切不可大量饮酒，以免将醉酒时的语言含糊和低血糖引起的意识不清相混淆。此外，酒中含有的乙醇可抑制糖代谢并升高血脂；白酒中还含微量的甲醇，可直接损害末梢神经，加重糖尿病患者的神经病变。所以糖尿病患者最好以水代酒。

（4）水果的选择：在宴会上或外出用餐时，尽量选用黄瓜、西红柿等水果。最好避免食用香蕉、甜橙、荔枝、水果罐头及蜜饯等。

2. 短期放松饮食要求，问题不大

每逢节假日，许多糖尿病患者存在血糖波动。究其原因，大都是借节日期间暴饮暴食所致。认为短期放松一下，对血糖影响不大，其实这种想法是非常错误的。在糖尿病的综合治疗方案中，饮食治疗是基础，也是最为重要的一项措施，需要长期坚持。节日期间千万不要放弃饮食治疗，否则可能导致血糖、尿糖的极大波动，破坏机体的平衡状态。要知道，暴饮暴食会导致急性并发症的发生，甚至会出现生命危险。要记住，因为一时失控，可能引来后患无穷，因此，即使在节日期间，也不能放松对饮食的控制。

3. 酒对糖尿病无害，甚至可以降低血糖

多数患者都知道吸烟会加重糖尿病并发症的进程，故能主动戒烟。但有不少患者认为饮酒对病情无影响，少量饮酒有益健康，甚至还会降低血糖。事实并非如此，饮酒不仅会对糖尿病控制及并发症的发生和发展带来不利影响。对于胰岛素治疗的患者，空腹饮酒还易出现低血糖。用磺脲类降糖药物的患者，饮酒可引起心慌、气短、面颊发红等症状。长期饮酒还会导致高三酰甘油血症及营养缺乏，并导致肝功能损害。另外，每克酒精可产生29.3kJ（7kcal）的能量，饮酒的糖尿病患者每日总能量常摄入过多，血糖波动不易控制。其原因除了酒精本身含能量外，饮酒往往使饮食疗法执行不佳。糖尿病患者因饮酒引起糖尿病性酮症酸中毒也并非罕见。因此，糖尿病患者最好不饮酒，如欲饮酒，建议少量饮用酒精浓度低的干红，并避免空腹饮酒。糖尿病病情控制不佳或合并肝胆疾病者，严禁饮酒。

4. 严格定时定量，不懂得按劳动量的多少来调整饮食的摄入

有些糖尿病患者明白了饮食的重要性后，就严格地按照书中所讲的科学方法制定饮食，定时定量，但是血糖仍有波动，甚至是有低血糖发生，因此而疑惑不解。究其原因，很多人对于饮食量定得过死，不知道要根据劳动量的多少调整饮食的摄入。

每个人不可能每一天的活动量都是一样的，因此饮食的量也要随着活动量的变化及时调整。外出游玩时更是如此，活动量一下子比平时多了几倍，每日能量要适当增加，使用胰岛素或促泌剂的患者甚至要减少药量，以免发生低血糖。

5. 药要按时吃，饭可以不按时吃

有些糖尿病患者虽严格控制饮食，但却不注意进餐的规律性，致使血糖波动大。常有一些糖尿病患者反映，自己很注意控制饮食，但血糖仍然波动很大。有时甚至出现低血糖。仔细观察发现，原来每天的就餐时间不一致。进餐时间的波动会导致血糖的波动。糖尿病患者在控制每日总能量的同时，还要注意定时、定量、定餐，饮食及生活要规律。这些是维持血糖平稳的基础。

6. 水果营养丰富，可以多吃

前面提到了很多人因为惧怕血糖升高不敢吃水果，与之相反，也有一部分人认为水果营养丰富，含有很多维生素和微量元素，如铬、锰等，对人体大有裨益，因此应该多吃。这种想法当然也是不对的。水果毕竟含糖量很高，特别是像枣、荔枝、榴梿等含糖量高的水果，多食后势必会引起血糖的升高。但是也没有必要因此就完全不吃水果，毕竟水果不仅口感好，而且还可以帮助补充维生素和微量元素。只要根据自己的血糖情况灵活掌握就可以了。

7. 糖要少吃，盐可以多吃

有些糖尿病患者觉得"糖是坚决要控制的，但是盐可以多吃"。有些患者"口很重"，觉得菜品只有在"咸中才能出滋味"，殊不知盐可以提供很高的钠离子，过度的钠离子进入机体后，可造成水钠潴留，血压升高。严格限盐对兼有高血压的患者来说更为重要。因此糖尿病患者要减少所有高钠食物，包括酱油及一切酱制品。正常人每日摄入盐量应在6g左右，而高血压患者每日应将盐限制在5g以下。但也不是说盐越少越好，要掌握个"度"，过多或过少都不好。

8. 只要控制食物的量和种类就可以了，不要讲究烹调方法

有些人会有这样的困惑，"我也不吃大鱼大肉了，只吃蔬菜，血糖怎么还是这么高"。仔细一问才知道，原来是做菜时放油很多，而且经常吃一些煎炸食品。许多糖尿病患者都很在意"吃什么"，但对菜的烹调方法却不那么讲究。其实后者也是饮食治疗中不容忽视的重要方面。在制作菜肴的过程中如果烹调方法不得当，在菜肴中加入了大量的油、淀粉、调味品，无形中就会增加菜的能量，不利于血糖控制。建议糖尿病患者做菜时尽量采取凉拌、清蒸、水煮等烹调方法，尽量避免煎炒、油炸及用淀粉挂糊。

9. 血糖控制满意就不控制饮食

不少糖尿病患者在使用药物或胰岛素将血糖控制达标后，就放松了对饮食的控制。这是很不明智的。对1型糖尿病和营养不良的糖尿病患者，应用胰岛素控制血糖后，可酌情增加饮食以改善患者的发育和代谢。但大部分2型糖尿病患者，则不能因为在注射胰岛素或服用药物改善血糖指标后，就放松饮食治疗。饮食治疗应贯穿糖尿病治疗的全过程。还有一些患者，以为食物吃多了，加大用药量，使食物和药物两相抵消，血糖自然就不会升高了。事实上，随意加大用药量，会加重胰腺负担，或者加大药物的不良反应。注射胰岛素的患者，长期加大胰岛素用量，也会引起体重增加，对身体无益。

10. 不吃或少吃早餐

有些患者由于多年养成的习惯，往往不吃早餐，午餐和晚餐吃得较多。不吃早餐，容易引起低血糖。过度饥饿，中午必然过饱，餐后血糖会过高，造成一日血糖波动过大。进餐不规律或不合理会导致病情恶化。正确的进餐应遵循"少量多餐，定时定量

定餐"的原则，除一日三餐外，可分别在两餐之间或睡前加餐。加餐方法，可从正餐中匀出 25g 主食作为加餐，或选用蔬菜或低糖水果作为加餐，老年人若睡前血糖 < 7mmol/L，需考虑加餐。

11. 即使再发生低血糖时，也坚决不能吃糖

有些患者已出现了较严重的低血糖反应，仍不敢吃糖，试图通过吃无糖饼干或馒头来纠正低血糖反应。这种做法的结果，往往使一些老年糖尿病患者的低血糖反应未被及时纠正而诱发了心肌梗死或低血糖昏迷等严重并发症，其教训是极为深刻的。为此要提醒中老年糖尿病患者或用胰岛素治疗的患者，身边应备有少量速溶的糖块，以便低血糖时进食。

12. 土豆、粉条是副食，可以随便吃

有些糖尿病患者发现自己已经严格控制了米饭、面条等主食，以及肉、蛋等副食的摄入量，可血糖还是居高不下。究其原因，原来他们经常食用土豆或粉条，以为这些菜不是主食，就可以随便吃。实际上，土豆、粉条等都是以淀粉等碳水化合物为主要成分的食物，过量食用必然会导致餐后血糖升高。因此，这些食物不论是当主食还是当菜来吃，都应该按照食品交换份的原则计算能量，食用较多时，应适当减少主食量。

13. 主食吃得越少，血糖控制得就越好

大多数糖尿病患者都知道，碳水化合物即主食吃多了会引起血糖升高，所以在日常饮食中严格限制米面等主食的摄入。一些人"矫枉过正"，认为主食吃得越少越好。这种观点并不正确。如果对主食控制过严，会使患者的生活质量下降，使患者处于半饥饿状态，同时也会造成营养失衡，使糖耐量减低，体内供能势必加速脂肪和蛋白质的分解，从而导致酮症，病情反而难以控制。

糖尿病饮食治疗不应单纯限制主食的摄入量，应该每餐以主食为主进行搭配。主食量是根据患者每日所需要的总能量计算的，而总能量是依据患者的身高、体重、劳动强度、病情等综合因素制订的，所以每个人的主食量是不等的。每日主食一般不宜少于 150~200g。另外，通常说的主食量是生重，而不是熟重，这也是一个误区。由于不了解生熟食品的交换，许多患者摄入达不到每日总能量的需求，反而使血糖控制不良。

14. 只需限制主食，副食可以不限量

许多人认为有糖尿病了，应当少吃米面之类的食物，可以多吃些鱼、肉、蛋等副食，既不会引起血糖升高，还可以补补身体。事情并非如此，主食（米、面等）固然是血糖的主要来源，但副食（鸡，鸭、鱼、肉、蛋等）所含的能量同样不可忽视。1g 碳水化合物产 16.75kJ（4kcal）能量；1g 蛋白质也产 16.75kJ（4kcal）能量，而 1g 脂肪要产 37.68kJ（9kcal）能量。副食中的蛋白质和脂肪进入人体后，有相当一部分可以通过糖异生作用转变成葡萄糖，因此，副食吃得太多，也会升高血糖。而且，高脂肪饮食会导致肥胖，加速动脉硬化，导致心脑血管并发症。有些患者尽管主食吃得很少，但血糖总控制不好，就是因为副食吃得太多。

15. 只吃素不吃荤

有些糖尿病患者认为饮食疗法就是只能吃素，不能吃荤。这样的想法是错误的。动物性食物的蛋白质含量高，是优质蛋白，含有的氨基酸比例适合人体。植物性蛋白质除豆类外都是不完全蛋白质，缺少赖氨酸，营养是不全面的。动物性食品中的营养素易被人体吸收，又是一些维生素的丰富来源，因此应适当进食动物性食品。但是，多吃荤少吃素同样不科学。吃荤多势必造成蛋白质摄入太高，随之带进的动物脂肪增多，不但使肾脏负担加重，也容易使总能量超标。正确的做法应该是平衡膳食，也就是在控制总能量的前提下，尽可能做到谷类、肉、蛋、奶、蔬菜及水果种类齐全，以便获得均衡营养。

16. 豆制品多多益善，甚至以豆制品代替主食

越来越多的研究显示，豆制品是有益人体的健康食品，既营养丰富，又不升高血糖。故有些糖尿病患者便餐餐都吃豆腐，并认为多多益善。这种做法是不可取的。豆类当中含有多种人体必需的氨基酸，适量地进食豆制品（豆浆、豆腐等），确实对健康有益。豆制品虽不含糖，但却可以转化为糖，只是转化速度较慢（约需 3 个小时），进食过量也会导致血糖升高。如果肾功能本来就已不好，再过多补充高蛋白，只会加重肾脏负担。特别是对于老年人和病程较长的糖尿病患者，若加大蛋白质食用量，会造成体内含氮废物过多，使肾功能进一步减退。肾脏长期高负荷运作，就可能"累"病。因此要适当限制，并以摄入优质蛋白（如鱼、虾、禽、瘦肉等）为主。此外，大豆中含嘌呤也较多，合并高尿酸血症或痛风的患者，也不宜食。

17. 蔬菜含膳食纤维，且能量低，可以不加限制

膳食纤维与人体健康的关系越来越受到重视，它有助于防癌，防便秘，并可降血脂，延缓血糖升高，被誉为人体"第七营养素"。一些糖尿病患者了解到膳食纤维的作用后，便短时间内大量增加膳食纤维的摄入量，结果矫枉过正。虽然同等数量的蔬菜比同等数量的谷类产生的能量少，但无限制地吃太多的蔬菜势必会增加能量的摄入，而达不到控制总能量的目的。而且大量补充纤维，可使胃肠道"不堪重负"。糖尿病患者胃排空往往延迟，甚至出现不同程度的胃轻瘫。大量吃纤维，可使胃排空延迟加重，造成腹胀、易饱、消化不良等。特别是老年糖尿病患者，进食大量韭菜、芹菜、黄豆、海藻、魔芋等含纤维食物，会出现上腹不适、嗳气、腹胀、食欲降低等症状，还可能影响下一餐的进食。此外，大量进食膳食纤维，也可阻碍部分常量和微量元素的吸收，使蛋白质的吸收更弱。长此以往，会出现蛋白质营养不良。有些糖尿病患者突然在短期内由低纤维膳食转变为高纤维膳食，消化道出现不耐受反应的同时，也使含能量的营养素不能被及时吸收而导致低血糖反应，注射胰岛素的糖尿病患者尤其应注意。增加膳食纤维要做到循序渐进，达到适量即可，并注意多喝水。国际糖尿病学界推荐，糖尿病患者每日膳食纤维以 40~60g 为宜。

18. 水果是甜的，不能吃

水果大都是甜的，含糖量高，很多患者对水果"敬而远之"，不敢问津，有些人甚至达到了"谈果色变"的程度。

水果的碳水化合物含量为6%～20%，其中葡萄糖和果糖能升糖，而果胶属于可溶性膳食纤维，具有延缓葡萄糖吸收、降低血糖的作用。另外，水果中有含铬、锰，可提高体内胰岛素活性。因此，在空腹血糖<7.0mmol/L，餐后血糖<9.0mmol/L，糖化血红蛋白<6.5%，并相对稳定的情况下是可以吃水果的，只是要注意以下几点：

（1）前提：当血糖控制比较理想，不经常出现高血糖或低血糖，就有享受水果的先决条件了。

（2）时间：一般在两次正餐中间（如上午10点或下午3点）或睡前1小时吃。一般不提倡在餐前或餐后吃水果。

（3）种类：各种水果的碳水化合物含量为6%～20%。应该选择含糖量相对较低及升高血糖速度较慢的水果。一般而言，西瓜、苹果、梨、橘子等含糖量较低，对糖尿病患者较适宜。而香蕉、红枣、荔枝、菠萝、葡萄等含糖量较高，不宜食用。

（4）数量：数量不可过多，要将其计入总量（一般而言100～150g水果相当于25g粮食），这样可使每日摄入的总能量不变。

19. 瓜子、花生、核桃等干果可以多吃

很多糖尿病患者有吃瓜子、花生、核桃等坚果的习惯，认为其不含糖，多吃点没关系。其实大多数零食均为含油脂量或能量较高的食品，除能使血脂升高外，一部分可通过异生作用转化为葡萄糖，使血糖也升高。100g瓜子、花生、核桃所产热量为2093～2512kJ（500～600kcal），相当于250g主食所产的能量，是一般糖尿病患者一日所需能量的1/4～1/3。所以，吃花生、瓜子要计算量，每次最好不要超过70g，而且要换算成能量从一天饮食总能量里扣除，并注意监测血糖。合并血脂异常的患者更应少吃。

20. 粗粮含糖少，含膳食纤维多，因此只吃粗粮不吃细粮

有些糖尿病患者认为粗粮含糖少、含膳食纤维多，能够降糖、降脂、通便，就只吃粗粮，不吃细粮，其实这是错误的。要知道食物中的碳水化合物主要来自大米、面粉、糯米等，也可来自玉米、荞麦、小米、燕麦等杂粮。作为四大主食的面粉、大米、小米及玉米，其含糖量非常接近，均在74%～76%。但由于小米和玉米富含膳食纤维，可以减缓肠道对葡萄糖的吸收，因此，摄入同等量的粗粮和细粮，餐后血糖升高的程度有一定差异。如进食100g玉米，其80%的碳水化合物转化成为血糖；而食用同等量的面粉，则90%变成血糖，即两者的"血糖生成指数"不同。此外，粗加工的面粉含糖量低（约60%），其"血糖生成指数"也低。因此，粗粮和细粮对血糖的影响才不同。

糖尿病患者主食应粗细搭配，丰富营养，这样才有利于降低血糖。而且要注意控制总量，无论粗粮细粮，均不可过量进食。

21. 粥能量低，可以随便喝

粥滋补脾胃，又容易消化，因此很多人爱喝。糖尿病患者中也有人有清晨喝粥的习惯。然而有研究表明，干饭和稀粥对糖尿病患者的餐后血糖有不同的影响。煮烂的稀粥很容易被肠道消化吸收，胃排空时间比较短，升血糖的速度较快。相比之下，干饭消化、吸收及排空较慢，餐后血糖升高的速度也慢。糖尿病患者早餐后、午餐前是一天中较难控制血糖的时段，如果能坚持早餐吃干饭，将有助于这段时间血糖的控制，进而有利于全天血糖的控制。所以，血糖控制不好的糖尿病患者应改变喝稀饭的习惯。

22. 只需控制动物油，植物油不用控制

许多人认为，多吃猪油、牛油等动物油有害健康，植物油是健康食品，多吃无妨。有些患者主副食控制得很好，但血糖仍不理想，仔细分析发现，原来每日食用油超标，致使每日摄入总能量过多。其实，无论动物油还是植物油都是脂肪，脂肪是高能量食物。如果不控制脂肪摄入量，就容易超过每日所规定的总能量，而影响血糖的控制。另外，长期过多摄入脂肪，也会使体重增加，导致体内胰岛素敏感性下降。因此要从饮食的一点一滴限制脂肪的摄入量，即使是植物油也应计算入量。

23. 糖尿病患者应少喝水，可以减少尿量

多饮、多尿是糖尿病患者的典型症状，有些糖尿病患者刻意限制饮水，以图减轻上述症状，这种做法并不可取。糖尿病患者每天从尿中排出的糖量取决于糖尿病的严重程度，而与饮水多少和尿量无关。对于糖尿病患者来说，血糖过高，必须增加尿量，把糖分随尿液排出体外。由于尿量增多，身体内水分大量丢失，从而刺激神经中枢引起口渴，促使患者大量饮水。也就是说，糖尿病患者喝水多，是由于血糖过高引起的症状，是身体的一种自我保护措施。糖尿病患者如果少喝水，就会造成血液浓缩，血液中其他含氮废物无法排出，导致血浆渗透压升高，在医学上称为"高渗"。因此，糖尿病患者常常有口干的症状。这好比果脯，把水果中的水分吸出来之后就成果脯了。故糖尿病患者不宜限水，否则，会导致患者脱水、血黏度增高，大大增加尿路感染的机会。

因此，糖尿病患者要多喝水，每天至少饮水 1500mL 以上。出汗越多，尿量越多，喝得应越多。宜饮白开水、淡茶水、矿泉水等。在运动前后更要注意补水。

24. 南瓜可降血糖

经常会有糖尿病患者问："多吃南瓜可以降血糖吧？"南瓜能防止糖尿病的说法起源于日本。日本北海道有个夕张村，村里人经常食用一种被称为"裸仁南瓜"的嫩南瓜，一次普查中发现，该村竟然一个糖尿病患者都没有，专家认为这可能与当地人常吃"裸仁南瓜"有关，于是在日本就兴起了南瓜热。但是，我国的南瓜与"裸仁南瓜"是不同的品种，两者不能等同。

我国产的南瓜在生长过程中，含糖量由低到高，老南瓜含碳水化合物高达 20%，每 100g 南瓜产生的能量约为 33.9kJ（8.1kcal）。所以，糖尿病患者可以选食含糖量低的嫩南瓜，避免多食老南瓜。

25. 无糖食品可以随便吃

现在市场上无糖糕点、无糖巧克力等无糖食品琳琅满目，很多糖尿病患者也因其"无糖"而放心购买食用。其实，"无糖"只是无蔗糖，"无糖"不是"无能量"。无糖食品是指不含食糖即不含蔗糖和淀粉糖（葡萄糖、麦芽糖、果糖）的甜食品，它含有食糖替代品如糖醇，包括木糖醇、山梨醇、麦芽糖醇、甘露醇等。这些无糖食品虽然

没有加入蔗糖,但食品本身含有淀粉成分,还是有能量的。在食用无糖食品时,这部分食物应计入主食的总能量,不能以为吃了可以不算数。例如,平时早餐吃50g馒头、250g牛奶、1个鸡蛋,如果食用50g无糖糕点,就应减掉这50g馒头,这样摄取的能量才不会超标。无糖的糕点、饼干、奶粉、麦片、八宝粥、药膳类等食品的主要成分为主食类或淀粉类,只不含蔗糖或加入含能量低的甜味剂,应算入主食。无糖食品能量及三大营养素与普通主食的比较见表1-7:

表1-7 无糖食品能量及三大营养素与普通主食的比较

食品	能量 (kJ / kcal)	蛋白质(g)	脂肪(g)	碳水化合物(g)
100g 无糖椒盐酥	1933 / 462	9	29	42
100g 无糖起酥	3033 / 724	11	51	56
100g 大米饭	490 / 117	2.6	0.3	26
100g 馒头	870 / 208	6.2	1.2	43.2

对于"无糖"食品,要正确认识,科学食用,让其在给人们带来口福的同时,不影响血糖。

26. 多吃饭多吃药,不吃饭不吃药

多吃饭会引起血糖的升高,而多吃药会增加药物的毒副作用。但在不能进食时,应当停用或减量降糖药,以免引起低血糖。为了不吃或少吃药从而不吃或少吃饭也是错误的,长期会引起营养不良,甚至继发其他疾病。

27. 注射胰岛素可以不控制饮食

胰岛素的使用必须在饮食固定的基础上进行调整,如果饮食不控制,血糖会更加不稳定,饮食治疗对使用胰岛素的患者来说,不但是需要的而且非常重要。胰岛素的用量、用法要在控制饮食的基础上来确定,并且在饮食固定的基础上依据血糖的水平进行调整。

28. 用尿糖试纸评估食物

有些患者为了监测所吃的食物尤其是甜味剂食品是否含糖,将食物溶液滴于尿糖试纸上,发现变色就非常恐惧,认为是高糖。其实只要是含糖包括(精制糖、多糖)的食物溶解后都会产生葡萄糖,而使试纸变色;无糖食品中只是没有蔗糖,其他形式的糖都会使试纸变色,但是它们不会使血糖上升太快或太高。这种做法只会徒增烦恼。

29. 山楂等流传的降糖食疗方法都可以降糖,无须限制

糖尿病饮食治疗的黄金法则告诉我们,所有饮食都要控制在总热量范围内。山楂对普通老年人有软化血管、抗凝的作用,但含有较高量的果糖,多吃可能影响血糖控制。食疗偏方中的食品如果热量过高或脂肪量过高,也会影响血糖。因此,应慎重选用。

30. 豆腐渣对糖尿病有效,应多吃

豆腐渣中,主要有食物纤维,其中的热量含量特别少,是糖尿病患者较为理想的

食物。吃了豆腐渣后，其他食物中所含的糖类，会吸附在纤维素上，使糖类的吸收缓慢，血糖也就不会升高得太快，即使患者的胰岛素稍有不足，也不致马上引起糖尿病。而且，豆腐渣还含有一种促进胰岛素发挥作用的物质，可以提高胰岛素处理血液中葡萄糖的能力。所以，糖尿病患者宜多吃豆腐渣。但是，如长期大量食用豆腐渣可影响微量元素的吸收，引起营养失调，不利于病情的康复。

31. 山药、藕、洋葱降糖，可任意吃

（1）山药：味甘，性淡平，入肺、脾及肾经。具有健脾补肺、固肾益精的作用，可用于治疗糖尿病及夜尿多等症。但是山药含有大量淀粉，多食可致血糖升高，且过食山药可以滞气，使便秘加重。

（2）藕：味甘，性寒；入心、肺、脾及胃经。从饮食调理的角度讲，藕有辅助治疗糖尿病的作用。糖尿病患者不宜食用含糖量高的食品，莲藕含糖量较高，糖尿病患者过食后会加重病情。

（3）洋葱：有降糖作用，但含糖量相对较高，大量食用洋葱可使血糖升高，加重糖尿病患者病情。

32. 糖尿病患者宜吃高粱米

（1）高粱米性温，味甘、涩。具有温中、固肠胃、止吐泻等功效。适宜痢疾、泄泻、带下、纳差乏力等患者食用。《本草纲目》载，高粱米"涩肠胃，止霍乱"，有收敛作用，既温中又涩肠，便秘患者食用，容易加重病情。

（2）糖尿病患者不宜食用：高粱米富含糖类，糖尿病患者过多食用，容易升高血糖，严重者可诱发糖尿病急性并发症，如糖尿病酮症酸中毒、糖尿病非酮症高渗性昏迷等。

第三节　运动宜忌

一、运动治疗

运动疗法是依据患者的功能情况和疾病特点，利用体育锻炼防治疾病，增强机体抵抗力，帮助患者战胜疾病，恢复健康的有效方法。在糖尿病的治疗中，运动疗法是一个重要组成部分，尤其对于老年患者、肥胖患者更为重要。

（一）运动治疗的目的

1. 增强体质

适当的、有规律的、持久的运动可增强机体的运动能力及体力，增强身体对内、外环境的适应能力，使体格健壮，抵抗力加强。

2. 有利于血糖控制

适当强度和时间的运动可以使肌肉组织和其他组织对胰岛素的敏感性增加，减轻糖尿病患者器官、组织对胰岛素的抵抗，增加糖的利用，改善糖代谢，使血糖水平下降。

3. 维持正常体重，降低血脂水平

长期有规律的运动可加速脂肪分解，减少脂肪堆积，使肌肉组织发达，全身肌肉/脂肪的比值增加，使体重控制在正常范围。

4. 增强心、肺功能

长期有规律的运动，可以使全身代谢旺盛，肺的通气、换气功能增加，肺活量也增加，肺泡与毛细血管接触面积加大；同时血液循环加速，改善心脏和血管舒缩功能，加强心肌收缩力及冠状动脉供血量，心搏出量也增加。对于伴有高血压的糖尿病患者来说，运动可使高血压改善，有利于高血压的控制。

5. 改善神经功能及精神状态

长期有规律的特别是使精神轻松愉快的运动，可解除精神紧张，减轻大脑负担，减轻焦虑，稳定情绪，增加自信心，改善及平衡神经系统功能；此外，由于适当运动使全身代谢增加，血流加速，大脑内血液循环改善，脑细胞功能提高，糖尿病患者的记忆力也得以提高。

6. 预防慢性并发症的发生与发展

由于合理的运动强度以及持久而有规律的运动，使高血糖、高血压、高血脂、肥胖、动脉硬化等症都得到改善，有利于防止糖尿病的大血管病变和微血管病变的发生和发展。运动治疗主要适用于空腹血糖在 16.7mmol/L 以下的轻中度 2 型糖尿病患者，特别是超重或肥胖者以及病情稳定的 T1DM 患者。

（二）运动治疗的疗效

一般认为，糖尿病运动治疗可收到下列疗效：①减轻体重，这主要适合于体重过重者，尤其是腹部肥胖者，因为减少腹部脂肪量后，可直接减少 2 型糖尿病和冠心病的发病率和病情严重性。常与饮食控制联合应用，可收到更好的效果。②减轻或消除IR 现象。运动 2 小时后，可见非胰岛素依赖性组织的葡萄糖摄入增加（可能由于增加GLUT4 表达所致）。2 型糖尿病患者和正常人一样，单次运动后，胰岛素的敏感性可明显增加，并维持达 16 小时之久。肌糖原消耗也有利于葡萄糖的摄取。③增加糖原合成酶的活性，同时增加糖的无氧酵解，有利于血糖的控制。运动还能增加对不饱和脂肪酸的摄取和氧化及脂蛋白酶活性，改善脂代谢，降低胆固醇。长期规律运动，可使高密度脂蛋白（HDL）升高，而降低 LDL－C。④体力活动增加血小板数量和血小板活性，可激活凝血机制，但更重要的是体力活动可促进凝血酶生成和纤溶酶活性，减少血小板聚集和血栓形成。⑤妊娠妇女，坚持必要的体力活动可防止妊娠糖尿病的发生。对糖尿病合并妊娠来说，适宜的活动可减轻糖尿病病情。⑥康复治疗（其中包括体力活动）有利于糖尿病视网膜病变的稳定和恢复。⑦经常进行体力活动可提高心肺功能以及骨骼肌力量和耐受性。⑧儿童和青壮年糖尿患者要多鼓励从事体力活动和运动，可减少胰岛素用量，促进生长发育。⑨运动可增加磺脲类口服降糖药的降糖作用。⑩应用胰岛素治疗者，餐后适当活动可促进胰岛素的吸收。⑪坚持体育锻炼可增加机体

对外界应激的耐受性。⑫运动还能改善机体各系统的生理功能，增强体质，提高工作效率和生活质量。

（三）运动治疗的方法

1. 运动治疗的原则

运动治疗的原则是要注意运动方案的个体化。根据患者的性别、年龄、体型、体力、生活习惯、劳动、运动习惯、运动经验、运动爱好等选择恰当的运动方式和运动量。运动时要注意安全，运动量应从小量开始，逐步增加，长期坚持。

2. 有氧运动和无氧运动

运动分有氧运动和无氧运动。有氧运动是需耗氧的运动，多为大肌肉群的运动。可起到增加葡萄糖利用，动员脂肪和改善心肺功能的作用，常见的运动方式有步行、慢跑、游泳、爬楼梯、骑自行车、打球、跳舞、打太极拳等。无氧运动是主要靠肌肉爆发力完成的，不消耗氧或耗氧不足，乳酸生成增加，可出现气促和肌肉酸痛，常见的运动方式有举重、百米赛跑、跳高和跳远等，但此种运动对糖尿病的代谢异常无明显益处。

运动的时机应以进餐 1 小时后为好。但可灵活掌握，空腹运动易发生低血糖，餐后运动影响消化吸收，且此时所需热量尚未被吸收。运动时间可从 10 分钟开始，逐步延长至 30 ~ 40 分钟，其中可穿插必要的间歇时间，但达到靶心率的累计时间一般以 20 ~ 30 分钟为宜。运动时间和运动强度共同决定运动量，两者可协调配合。运动频率也因人而异，有运动习惯者鼓励每天坚持运动，每天的安排以一日三餐后较好，也可集中在晚餐后一次进行。每周锻炼 3 ~ 4 次为最适宜。若运动间歇超过 3 ~ 4 日，则效果及累积作用将减弱。

3. 运动量

运动量是运动治疗的核心内容，包括运动强度、运动时间及频率。原则上对体重正常的人运动所消耗的热量应与其摄入的热量保持平衡，但对肥胖和超重的人则要求其运动消耗热量大于摄入热量，才可达到减轻体重的目的。强度决定效果，只有当运动强度达到肌肉 50% 最大摄氧量时才能改善代谢和心血管功能。强度过低只起安慰作用，但可改善主观感觉；强度过大，无氧代谢比重增加，治疗作用降低，且可引起心血管负荷过度或运动系统损伤，应予避免。运动强度常用运动致肌肉受到刺激的摄氧量相当于最大运动能力（最大氧摄取量，VO_{2max}）的百分率表示。因检查比较困难，所以常用不同年龄组的脉率表示这种强度（相对强度），将极限的强度定为 100%。

（1）计算法：VO_{2max}% 脉率 = 安静时脉率 +（运动中最大脉率 - 安静时脉率）× 强度。运动中最大脉率 = 210 - 年龄，如 57 岁的患者，安静时脉率为 75 次/分，其 60% 中等强度运动时脉率 = 75 +（210 - 57 - 72）× 60% = 122 次/分。

（2）简易法：能获得较好运动效果，又确保安全的心率，称为靶心率，即将运动中最高心率的 70% ~ 80% 作为靶心率。一般人，运动中最高心率（次/分）= 220 - 年龄（岁），故运动时理想的心率（次/分）应为 170 - 年龄（岁）。

4. 运动项目

要有利于全身肌肉运动，不受条件、时间、地点限制，符合个人爱好，可操作性强，便于长期坚持，能达到治疗目的。如散步、体操、舞蹈、乒乓球、自行车、上下楼梯、羽毛球、游泳等。运动项目可互相组合、交换，尽量不参与决定胜负的竞技性运动。

（1）游泳锻炼法

1）游泳对人体健康的好处：游泳不仅同许多体育项目一样，对多种慢性疾病有一定的治疗作用，而且还有其独特的治疗价值，其主要原因有以下几点：①游泳是在阳光、空气、冷水三浴兼并的良好的自然环境中进行的体育运动项目，从而集中了阳光浴、空气浴和冷水浴对人的所有疗效。②游泳锻炼是一种全身性的锻炼，因而它对疾病的治疗也是一种综合性、全身性的治疗。通过游泳锻炼，可增强人体神经系统的功能，改善血液循环，提高对营养物质的消化和吸收，从而能增强体质，增强对疾病的抵抗力，并获得良好的治疗效果。③游泳锻炼能增强人体各器官、系统的功能，慢性患者通过游泳锻炼，可增强发育不健全的器官、系统的功能，使已衰弱的器官、系统的功能得到恢复和增强，从而使疾病得到治疗。④游泳锻炼既可陶冶情操、磨炼意志，培养人同大自然搏斗的拼搏精神，又能使患者建立起战胜疾病的信心，克服对疾病畏惧、烦恼的消极心理，因而十分有利于健康的恢复和疾病的治疗。

2）游泳运动量的掌握：游泳锻炼，与人们从事的其他体育锻炼项目一样，只有科学地掌握运动量，才能使每次锻炼既达到锻炼的目的，又不致发生过度的疲劳和使身体产生不良反应。游泳锻炼时，应如何科学地掌握运动量呢？掌握游泳锻炼的运动量的方法有多种，但对普通游泳爱好者来说，最为简便的方法是根据游泳者脉搏变化的情况来衡量运动量的大小。我国正常人安静脉搏频率为每分钟 60～80 次。经常参加游泳锻炼的人，安静脉搏频率较为缓慢，为每分钟 50～60 次；锻炼有素的人，脉率还要低一些。对普通的游泳爱好者来说，每次游泳后，脉搏频率达到每分钟 120～140 次，此次锻炼的运动量则为大运动量；脉搏频率为每分钟 90～110 次，则为中运动量；游泳锻炼后，脉搏变化不大，其增加的次数在 10 次以内，则为小运动量。选择游泳锻炼的运动量时，要因人而异，量力而行。普通的游泳爱好者，即使是年轻力壮者，每周大运动量的锻炼，也不应超过 2 次；而中年人则以中等的运动量为宜，不要或少进行运动量过大的游泳锻炼；老年人最适宜小运动量和中等偏小的运动量的游泳锻炼。

（2）慢跑锻炼法：跑步是一项方便灵活的锻炼方法，老幼咸宜，已日益成为人们健身防病的手段之一。

1）跑步与健身：①锻炼心脏，保护心脏：坚持跑步可以增加机体的摄氧量，增强心肌舒缩力，增加冠状动脉血流量，防止冠状动脉硬化。②活血化瘀，改善循环：跑步时下肢大肌群交替收缩放松，有力地驱使静脉血回流，可以减少下肢静脉和盆腔淤血，预防静脉内血栓形成。大运动量的跑步锻炼，还能提高血液纤溶酶活性，防止血栓形成。③促进代谢，控制体重：控制体重是保持健康的一条重要原则，因为跑步能促进新陈代谢，消耗大量血糖，减少脂肪存积，故坚持跑步是治疗糖尿病和肥胖病的一个有效"药方"。④改善脂质代谢，预防动脉硬化：血清胆固醇脂质过高者，经跑步锻炼后，血脂可下降，从而有助于防治血管硬化和冠心病。⑤增强体质，延年益寿：生命在于运动，人越是锻炼，身体对外界的适应能力就越强。

2）跑步健身法：健身跑应该严格掌握运动量，决定运动量的因素有距离、速度、间歇时间、每天练习次数、每周练习天数等。开始练习跑步的体弱者可以进行短距离慢跑，从50m开始，逐渐增至100m、150m、200m。速度一般为100m/30s～100m/40s。①慢速长跑：是一种典型的健身跑，距离从1000m开始。适应后，每周或每2周增加1000m。②跑行锻炼：跑30秒，步行60秒，以减轻心脏负担，这样反复跑行20～30次，总时间30～45分钟。这种跑行锻炼适用于心肺功能较差者。跑的次数：短距离慢跑和跑行练习可每天1次；年龄稍大的可每隔2～3天跑1次，每次20～30分钟。跑时的脚步最好能配合自己的呼吸，可向前跑二三步吸气，再跑二三步呼气。跑步时，两臂以前后并稍向外舞动比较舒适，上半身稍向前倾，尽量放松全身肌肉，一般以脚尖着地为好。

3）注意事项：①掌握跑步的适应证和禁忌证。健康的中老年人为预防冠心病、高血压、高脂血症、控制体重，轻度糖尿病患者、体力中等或较弱者为增强体质、提高心肺功能，都可进行跑步锻炼。肝硬化、病情不稳定的肺结核、影响功能的关节炎、严重糖尿病、甲状腺功能亢进、严重贫血、有出血倾向的患者，心血管病如瓣膜疾病、心肌梗死、频发性心绞痛等均不宜跑步。②跑步应避免在饭后马上进行，或在非常冷、热、潮湿及大风的天气下进行。③跑步锻炼要循序渐进。从短距离慢速度开始，做到量力而跑，跑有余力，不要弄得过分疲劳或使心脏负担过重。④跑步最好在早晨进行，可先做操然后跑步，临睡前一般不宜跑步。

（3）散步锻炼法

1）普通散步法：用慢速（60～70步/分）或中速（80～90步/分）散步，每次30～60分钟，可用于一般保健。

2）快速步行法：每小时步行5000～7000m，每次锻炼30～60分钟，用于普通中老年人增强心力和减轻体重，最高心率应控制在120次/分以下。当感到情绪低落，对什么事情都提不起劲时，不妨快步走上十几分钟，就可能使心理恢复平衡。

3）定量步行法（又称医疗步行）：在30°斜坡的路上散步100m，以后渐增至在50°斜坡的路上散步2000m，或沿30°～50°斜坡的路上散步15分钟，接着在平地上散步15分钟。此法适用于糖尿病、心血管系统慢性病和肥胖症的患者。

4）摆臂散步法：步行时两臂用力向前后摆动，可增进肩部和胸廓的活动，适于呼吸系统慢性病的患者。

5）摩腹散步法：一边散步，一边按摩腹部，适于防治消化不良和胃肠道慢性疾病。

6）小雨中散步法：在雨中散步比在晴天散步更有益。雨水可净化被污染的空气，雨前阳光中及细雨初降时产生的大量负离子还具有安神舒气、降低血压的功能。在细雨中散步，还有助于消除阴雨天气引起的人体郁闷情绪，使人感到轻松愉快。毛毛细雨犹如天然的冷水浴，对颜面、头皮、肌肤进行按摩，令人神清志爽，愁烦俱除。

运动项目的运动强度见表 1 - 8。

表 1 - 8　不同运动项目的运动强度

	项　目
轻/中强度	在平地上快步行走、慢跑、修枝、植树、跳舞、拖地板、排球、擦窗、羽毛球、钓鱼、高尔夫球、平地骑车
中强度	骑车上坡、搬重物、较快跑步、游泳、足球、篮球
重/极重强度	劈柴、擦地板、搬重家具、花园锄地

二、应限制或禁止的运动

运动前应对糖尿病患者进行运动前评估。首先应估计实际生活中的活动量情况。由于各人所处的环境不同，活动量也不同，如果让患着带着计步器作为标准，活动量少者为 <2000 步/日，活动量中等为 2000 ~ 10 000 步/日，较大者为 >10 000 步/日。如果让每日活动量在 2000 步以下的糖尿病患者突然增加至 10 000 步/日是不合适的。同时应进行医学检查，了解慢性并发症及其严重程度等。对大多数糖尿病患者来说，运动应在专科医生的指导下进行，应根据患者的身体条件，如年龄、性别、病情、全身情况等差异来决定运动方式、强度、时间。

1. 对于适宜运动的患者应注意的事项

（1）活动量和活动持续时间，以循序渐进为宜，从较轻的活动量开始，适应后再逐渐增加运动量，延长运动时间。不可操之过急，以免发生意外，最好每日坚持，每周最少不得低于 3 天。

（2）运动形式应是耗氧式（轻度的抗阻力运动，如行走、骑车、慢跑、太极拳、上下楼、登山、游泳等），而不是等长式（如举重等）。

（3）采取的运动方式应结合患者的病情、体力情况、生活习惯和爱好，同时根据住房条件、周围环境，选择适合患者体力情况而又方便、能长期坚持的方式。

（4）运动应在餐后 1 小时左右进行，以免发生低血糖。外出运动时，要随身携带糖果，以备发生低血糖时食用。同时要携带疾病证明卡、救助卡，以便发生意外时能及时得到抢救。

（5）重视运动中和运动后的自我感觉。若出现呼吸困难、胸前区压迫感、心律失常、头痛、头昏、面色苍白、发绀等应立即停止运动。

（6）对未控制的糖尿病患者，要注意防止高血糖和酮症；有活动性增殖性视网膜病的糖尿病患者，为预防眼内出血，不应参加剧烈活动；有末梢神经炎的糖尿病患者足部感觉不敏感，应避免走路运动，同时应保护患者的神经末梢免受损伤。

（7）在运动期间，应定期检查血糖、血脂，以便了解疗效、调整药物剂量，因运动可使降糖药物的需要量减少，从而避免出现低血糖。

2. 运动禁忌

（1）糖尿病控制状态很差者，空腹血糖在 13.89mmol/L 以上且尿酮体阳性，或尿酮体虽阴性但空腹血糖在 16.67mmol/L 以上的患者。

（2）增殖性视网膜病变引起新鲜眼底出血的患者。

（3）糖尿病肾病到了氮质血症期以后的患者。

（4）患有严重末梢神经病变，或合并严重的自主神经病变的患者。

（5）心功能不全、严重心律失常、不稳定型心绞痛、近期发生心肌梗死的患者。

（6）新近发生血栓性疾病。

（7）出现下肢坏疽或有破溃、感染的患者。

（8）酮症或酮症酸中毒的患者。

（9）伴有其他急性感染的患者。

第四节　饮食宜忌

一、饮食宜进

饮食治疗是所有糖尿病治疗的基础，所有糖尿病患者都应采取合理的饮食治疗。

（一）饮食治疗

糖尿病饮食治疗的目的是：①通过平衡膳食，配合运动和药物治疗，将血糖控制在理想范围，达到全面的代谢控制；②满足一般生理和特殊生理状态需要，达到或维持成人的理想体重，保证充沛的精力，确保儿童、青少年正常的生长发育，满足妊娠、哺乳妇女代谢增加的需要；③有效地防治各种糖尿病急、慢性并发症的发生；④通过合理的膳食改善整体的健康状况。

（二）饮食原则

1. 控制每日摄入的总能量，以达到或维持理想体重

减少总能量的摄入可以通过减少每顿饭的总量和避免摄入过量脂肪和糖类物质而实现。在后面的章节会详细介绍每日摄入总量的计算方法。对于糖尿病患者来说，保持理想体重、防止肥胖是非常重要的，但减体重不宜过快，以 3~6 个月减掉原有体重的 5%~10% 为宜，减得过快对身体没有好处。

2. 提倡同类食物互换，调配丰富多彩的膳食

享受美食也是人生的一大乐趣，很多糖尿病患者什么都不敢吃，或者经常吃同样的食物，日久难免生厌，合理营养就更无从谈起了。其实完全没有必要，只要参照中国居民平衡膳食宝塔（图1-1），合理安排各种营养物质在膳食中所占的比例，完全可以把营养与美味结合起来，按照"同类互换，多种多样"的原则调配一日三餐。同类互换就是以粮换粮，以肉换肉，以菜换菜。例如大米可以与面粉或杂粮互换；馒头可以与相应量的面条、烙饼、面包等互换；瘦猪肉可与鸡、鸭、牛、羊肉互换；鱼可与虾、蟹等水产品互换。多种多样就是选用品种、形态、颜色、口感多样的食物和变换烹调方法。

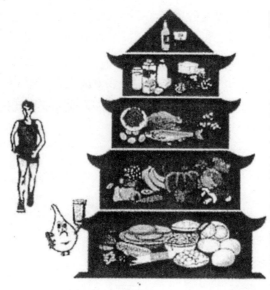

油25～30g
盐6g

奶类及奶制品300g
大豆类及坚果30～50g

畜禽肉类50～75g
鱼虾类50～100g
蛋类25～50g

蔬菜类300～500g
水果类200～400g

谷类、薯类及杂豆250～400g
水1200mL

图1－1　中国居民平衡膳食宝塔

平衡膳食宝塔共分五层，包含我们每天应吃的主要食物种类。宝塔各层的位置和面积不同，这在一定程度上反映出种类食物在膳食中的地位和应占的比重。谷类食物位居底层，每人每天应该吃300～500g；蔬菜和水果占据第二层，每天应吃400～500g和100～200g；鱼、禽、肉、蛋等动物性食物位于第三层，每天应该吃125～200g（鱼虾类50g，畜、禽肉50～100g，蛋类25～50g）；奶类和豆类食物合占第四层，每天应吃奶类及奶制品100g，豆类及豆制品50g。第五层塔尖是油脂类和盐，油每天不超过25g，盐每天少于6g。

3. 有效地利用食品交换份表，注意糖、脂肪、蛋白、纤维素合理选择

适当提高碳水化合物的摄入量，限制脂肪摄入，选择适量优质蛋白质。可放宽对主食类食物的限制，但是应减少或禁忌含单糖（如葡萄糖）和双糖（如蔗糖）的甜品的摄入。应减少胆固醇和饱和脂肪酸的摄入，避免食用肥肉及全脂、油炸食品。可选择鱼类等海产品、瘦肉、低脂奶制品等优质蛋白食品。

4. 补充膳食纤维、维生素和微量元素

多吃些粗粮、蔬菜等高纤维食品，不但有利于血糖和血脂的控制，而且还能保证大便的通畅。维生素是调节机体生理活动必不可少的元素，在感染、并发其他疾病等情况下，更要多补充些。新鲜蔬菜和水果、藻类及蘑菇中的膳食纤维、维生素和微量元素含量最多，每天都应适量使用。

5. 选用血糖生成指数（GI）偏低或中等的食物

食物的血糖生成指数（GI）是指某种食物能够引起人体血糖升高能力的指数。利用食物血糖生成指数合理安排膳食，对于调节和控制人体血糖大有好处。

对于糖尿病患者来说，每天有两餐低血糖生成指数食物或者每餐中有一半低血糖生成指数食物，也可达到控制血糖的效果。当血糖生成指数在 55 以下时，该食物为低GI 食物；血糖生成指数在 55 ~ 75 时，该食物为中等 GI 食物；血糖生成指数在 75 以上时，该食物为高 GI 食物。

影响 GI 的因素，主要有以下几方面：

（1）食物中碳水化合物的类型：如单糖是直接吸收的，GI 值就高于多糖。

（2）食物中其他成分含量的影响：食物中的其他成分如脂肪和蛋白质含量能延缓食物的吸收速率，从而降低 GI。但需注意的是，脂肪比例的增设可增加能量摄入，增加动脉粥样硬化的风险，蛋白质比例的增设则增加肾脏负担，因此应按比例进行限制。增加食物中膳食纤维的含量则不仅有利于降低 GI，还有改善肠道菌群等作用。

（3）食物的形状和特征。

（4）食物的加工烹饪方法：一般来说，加工越细的食物，越容易被吸收，升糖作用也越大。另外，烹调的方法也很重要，同样的原料烹调时间越长，食物的 GI 也越高。

6. 戒酒、限盐

饮酒可使应用磺脲类药物治疗的患者出现低血糖，因此建议糖尿病患者戒酒。提倡清淡饮食，尤其是合并高血压的患者，食盐应限制在每天6g 以内。

对那些已经习惯适量饮酒的无并发症的糖尿病患者，如果其血糖、血脂等代谢指标控制较佳者，不强调戒酒，但要注意适度饮酒，对合并胰腺炎、高脂血症、胃炎、频发低血糖、肾病、心脏病者应避免饮酒。对于可以饮酒的人，ADA 建议每日饮用量男子不超过 2 个饮用单位，女子不超过 1 个饮用单位。1 个饮用单位酒精含量约15g，相当于 360mL 啤酒或 118mL 葡萄酒。胰岛素治疗者，空腹饮用易引起低血糖，应注意避免。

2 型糖尿病患者长期饮酒既易发生低血糖，又可加重高血糖。长期饮酒可引起酒精性肝硬化、胰腺炎及多脏器损害。某些患者戒酒有一定难度，因此，下列情况可允许少量饮酒：①血糖控制良好；②无糖尿病慢性并发症；③肝、肾功能正常；④非肥胖者；⑤无急性并发症时；⑥活化型乙醛脱氢酶 – 2（ALDH – 2）基因表现型者。最高允许饮酒量为白酒 50mL、啤酒 200mL。少量饮酒对糖尿病似无明显不利影响。

7. 坚持少食多餐，定时、定量、定餐

良好的进餐习惯、合理的餐次安排是糖尿病饮食治疗中不可忽略的问题。这样做有助于血糖的平稳控制，减少餐后高血糖和夜间低血糖的发生率。

8. 根据活动量的大小，随时调整能量的摄入

除了基础饮食所需的能量外，还要考虑劳动和活动时的能量需求。儿童、青少年、老年人、孕妇、乳母、特殊职业者及有并发症的糖尿病患者，既要控制能量的摄入，还要注意摄入的营养要充足，以提供身体所需。

9. 养成良好的饮食习惯

改变不良的饮食习惯，能取得意想不到的效果。良好的饮食习惯包括少吃零食、

少荤多素、少细多粗、少油多清淡、少盐多醋、少烟多茶、少量多餐、少吃多动。多吃带叶、茎类菜；不吃油炸食物或油腻食品；吃含淀粉高的食物要交换主食，不要勾芡；在两餐之间吃水果；不喝瓶装饮料；喝汤去掉上面的油；吃鸡肉去掉鸡皮；多吃煮、蒸、拌的菜；不吃炸的菜，少吃炒的菜等。

（三）饮食治疗的内容

饮食治疗主要包括两方面的内容：①控制饮食中的总热量；②调整饮食结构，保证合理的营养。

1. 每日总热量的估计

根据标准体重及活动量计算每日所需总热量。标准体重（千克体重）的计算方法是：40 岁以下者为身高（cm）－105；年龄在 40 岁以上者为身高（cm）－100。成人每天每千克标准体重的总热量估计：休息状态下为 25～30kcal，轻体力劳动者为 30～35kcal，中度体力劳动者为 35～40kcal 以上，重体力劳动者为 40kcal 以上。

儿童因代谢旺盛，为保证其生长发育所需的热量应相应增加，一般与同龄健康儿童摄取的总热量相同，但要注意避免过食和肥胖。儿童患者多为 T1DM，在胰岛素治疗过程中易发生肥胖，儿童肥胖与以后发生的心血管疾病、高血压、血脂异常和血凝异常有密切关系。糖尿病合并妊娠时，为满足母体和胎儿营养的需求，保证胎儿的正常生长、发育，饮食的热量不宜过分限制，每日每千克体重摄取的热量应为 30～35kcal，或每日 2000 kcal 以上，蛋白质每日每千克体重 1.5～2.0g，脂肪每日约 50g，碳水化合物类不低于总热量的 50%，约 300～400g。要少食多餐（每日 5～6 餐）。防止出现低血糖和饥饿性酮症。妊娠期间，前 3 个月体重增加不应超过 1～2kg，以后每周体重的增加控制在 350g 左右。妊娠期还须注意补充适量的维生素、钙、铁和锌等。糖尿病合并妊娠的饮食治疗的目的是达到良好控制糖尿病病情，使血糖尽量恢复正常，这是确保胎儿和母亲安全的关键；提供充足的各种营养素，而不引起餐后高血糖和酮症至关重要。饮食治疗要与运动疗法结合进行，并随着妊娠的继续进行合理的调整。妊娠并非运动疗法的禁忌，但必须在医护人员的指导下进行，协助控制血糖。哺乳母亲热量供给也要增加 30% 左右。

老年人和伴有其他合并症的患者，应根据具体情况酌情进行饮食治疗。肥胖者（超过标准体重 20%）应严格控制总热量，以期体重下降至正常标准的 ±5% 左右；而低于标准体重 20% 的消瘦患者，或低于标准体重 10% 的体重不足患者，则应适当放宽总热量，达到增加体重的目的。

2. 合理分配营养成分比例

营养物质分配的原则是高碳水化合物类、高纤维素、低脂肪饮食。一般碳水化合物类供能占总热量的 50%～60%，蛋白质占 15%～20%（每日每千克体重 0.8～1.0g），脂肪占 20%～25%（每日每千克体重 0.6～1.0g）。

食物纤维又称植物性多糖，是不能被消化吸收的多糖类物质。糖尿病患者应注意在饮食中适当增加食物纤维的摄入量（每日 25～30g），也就是说在饮食中可适当选用粗杂粮，多食新鲜绿叶蔬菜和一定数量的水果、蘑菇。但对于消瘦型糖尿病患者，T1DM 患者和有腹泻症状的患者应酌情减少用量。

3. 食物的选择

（1）糖尿病患者适宜的五谷杂粮

1）粟米：俗称小米，具有益气、补脾、和胃、安眠的作用。粟米是糖尿病患者的很好的保健食品，尤其适宜于糖尿病伴有反胃、呕吐、泄泻或伤食腹胀之人食用；适宜于失眠或体虚低热者食用。与杏仁同食，令人吐泻。

2）玉米：又称苞米、苞谷，具有益肺宁心、健脾开胃、防癌、降低胆固醇、健脑的作用。适宜于糖尿病合并动脉硬化、高血压、高脂血症、冠心病等心血管疾病患者食用；适宜于中老年人和记忆力减退之人食用；适宜于习惯性便秘和维生素 A 缺乏之人食用。玉米诸病无忌。爆玉米花易助火伤阴，患有糖尿病、干燥综合征、更年期综合征属阴虚火旺之人忌食。

3）燕麦：燕麦具有补虚、止汗的作用。可作为一种普通的粮食作物，营养价值很高。燕麦对糖尿病具有辅助疗效，对老年人增强体力、延年益寿也大有裨益。尤其适宜于糖尿病伴有脂肪肝、水肿、便秘之人食用；适宜于体虚、自汗、盗汗者食用；适宜于动脉粥样硬化、高血压、冠心病患者食用。燕麦补虚，诸无所忌。

4）荞麦：又叫三角麦，具有健胃、消积、止汗的作用。荞麦适宜于糖尿病伴有食欲不振、饮食不香、肠胃积滞、慢性腹泻之人食用。凡体虚气弱之人不宜多食。荞麦忌与野鸡肉一同食用，癌症患者食之宜慎。

5）大豆：又称黄豆，具有健脾、补血、利水的作用。黄豆中还含有抑胰酶，对糖尿病患者有疗效。对于癌症患者，黄豆有着综合性的抗癌作用。黄豆适宜于糖尿病合并高血压、冠心病、动脉硬化、血脂异常者食用；适宜气血不足、营养不良、缺铁性贫血之人食用。黄豆较难消化，故每次不宜食之过多。胃脘胀痛及腹胀之人忌食。《本草纲目》云："多食壅气，生痰，动嗽，令人身重，发面黄疮疥。"

6）黑米：黑米性平味甘，具有滋阴益肾、补胃养肺、活血明目的作用。黑米适宜于老年糖尿病病患者食用。诸无所忌。

7）绿豆：绿豆具有消暑止渴、清热解毒、利水消肿的作用。绿豆适宜于糖尿病患者食用，对防治糖尿病并发心脑血管疾病具有一定作用；适宜高血压、水肿、红眼病者食用。《本草求真》云："服此性善解毒，故凡一切痈肿等症无不用此奏效。"绿豆性属寒凉，故平素胃虚寒易泻之人忌食。根据前人经验，绿豆反榧子，忌鲤鱼。《本草经疏》云："脾胃虚寒滑泻者忌之。"

8）高粱：高粱味甘性温，具有健脾益胃的作用。是糖尿病患者的良好主食。糖尿病合并怕冷、大便溏泻者宜食用高粱皮，高粱皮中的鞣酸可以影响糖的吸收，所以食用时最好不去皮。但高粱性温，鞣酸具有收敛止泻的作用，因此便秘者忌食之。

（2）糖尿病患者适宜的肉、蛋、奶类

1）鹌鹑肉：具有补五脏、益气血、壮筋骨之用。适宜于糖尿病（尤其是气虚型糖尿病）患者、肺结核患者、高血压食用。鹌鹑忌与猪肝及菌类食物一同食用。

2）兔肉：具有补中益气、止渴健脾、滋阴凉血的作用。适于中老年人养生保健，心脑血管及糖尿病、肥胖症患者食用。孕妇及阳虚之人以及脾胃虚寒、腹泻便溏者忌食。

3）猪肉：猪肉具有补虚、滋阴、养血、润燥的作用。适于糖尿病患者属阴虚不足，头晕、贫血、老人燥咳无痰，大便干结者食用。湿热偏重，痰湿偏盛，舌苔厚腻之人忌食猪肉；患有高血压、冠心病、高脂血症和肥胖者忌食肥猪肉；猪肉忌与乌梅、大黄、桔梗、黄连、首乌、苍耳、吴茱萸等中药及龟肉、羊肝等一同食用。《本草经集注》云："服药有巴豆，勿食猪肉。"

4）猪胰：猪胰具有润肺、补脾、润燥的作用。适于糖尿病患者食用。

5）鸡肉：鸡肉具有益五脏、补虚损、健脾强筋骨的作用。鸡肉温补脾胃，益气养血，特别是老母鸡的补益功效更高，许多久病瘦弱之人用来补身，尤其是畏风寒重、虚不受补者，老母鸡不但能补气补血，还可祛风。感冒发热、内火偏旺和痰湿偏重之人，肥胖症者和患有热毒疖肿之人忌食；高血压和血脂偏高者忌食。

6）鸡蛋：鸡蛋俗称鸡子，具有滋阴、润燥、养血、安胎的作用。患高热、腹泻、肝炎、胆囊炎、胆石症之人忌食。根据前人经验，鸡蛋忌与甲鱼一同食用。唐代孟诜云："鸡子动风气，不可多食。"

7）牛乳：牛乳即牛奶，具有补虚损、益肺胃、生津润燥的作用。尤其适于糖尿病伴有体质羸弱、气血不足、营养不良之人食用；适于老年人便秘者食用。唐代孙思邈有云："牛乳，老人煮食有益。"平素脾胃虚寒、腹胀便溏者忌食；素有痰湿积饮者忌食；牛乳忌与酸性果汁（如山楂汁、橘子汁）同食。

8）酸奶：酸奶具有生津止渴、补虚开胃、润肠通便、降血脂、抗癌的作用。适于糖尿病患者伴有身体虚弱、营养不良、肠燥便秘之人食用；适宜于高胆固醇血症、动脉硬化、冠心病、脂肪肝患者食用；适宜老、幼、病、妇、儿四季食用。此外，还适于皮肤干燥之人食用。酸奶补虚，诸无所忌。若有胃酸过多之人，则不宜多吃。

（3）糖尿病患者适宜的水产品

1）海参：海参具有补肾、滋阴、养血、益精的作用。海参适于糖尿病患者，尤其是伴有高血压、冠心病、动脉硬化、肾炎等患者食用；适于老年体弱者食用。急性肠炎、菌痢之人忌食；感冒、咳痰、气喘及大便溏薄者忌食。

2）泥鳅：泥鳅属于高蛋白、低脂肪的营养滋补佳品，被称为"水中人参"。具有补中虚、暖脾胃、祛湿、止虚汗、补钙的作用。泥鳅适于老年糖尿病患者及伴有心血管疾病之人食用。泥鳅味甘性平而补虚，诸无所忌。

3）鲫鱼：鲫鱼又名鲋鱼，具有健脾、益气、利水、通乳的功效。鲫鱼适于糖尿病患者因脾气虚弱所致的口渴、疲乏、消瘦、便溏之人食用。适于慢性肾炎水肿、肝硬化腹水、营养不良性水肿之人食用。感冒发热期间不宜多吃鲫鱼。根据前人经验，忌与大蒜、砂糖、芥菜、猪肝、鸡肉、野鸡肉、鹿肉以及中药麦冬、厚朴一同食用。

4）带鱼：带鱼又称海刀鱼，具有暖胃、泽肝、补气、养血、健美的作用。适于2型糖尿病合并高血压或合并高脂血症的患者食用。带鱼属动风发物，凡患有疥疮、湿疹等皮肤病或皮肤过敏者忌食；癌症患者及系统性红斑狼疮之人忌食；痈疖疔毒和淋巴结核、支气管哮喘者亦忌食之。

5）鲤鱼：鲤鱼具有滋补、健胃、利水、催乳的作用。鲤鱼适于气滞血瘀、气阴两伤的糖尿病患者食用。适于肾炎水肿肝硬化腹水、心脏性水肿、营养不良性水肿瘤、脚气水肿之人食用。鲤鱼为发物，鲤鱼两侧各有一条如同细线的筋，剖洗时应抽出去掉。忌与绿豆、狗肉一同食用。凡患有恶性肿瘤、红斑狼疮、痈疽疔疮、荨麻疹、皮肤湿疹等疾病之人忌食。

6）海带：海带又名昆布，具有化痰、软紧散结、清热、降血压的作用。海带适于糖尿病、高血压、高脂血症、冠心病和动脉硬化之人食用；适于甲状腺肿、便秘之人食用；适于老年慢性支气管炎、夜盲症患者食用。海带性寒，素有胃寒病者忌食。孕期妇女及哺乳期妇女忌过量服食，因海带含过多的碘，食后可能引起胎儿甲状腺发育障碍。

7）海藻：海藻具有软坚散结、消痰利水的作用。适于糖尿病伴有高血压、高脂血症、动脉硬化以及肥胖之人食用。适于甲状腺肿大、淋巴结核、睾丸肿痛之人食用；平素脾胃虚寒、慢性腹泻者忌食；服用甘草之时忌食。《本草经集注》云："海藻反甘草。"

8）鲩鱼（草鱼）：鲩鱼俗名草鱼，具有暖胃、补虚的作用。鲩鱼适于糖尿病体虚胃弱之人食用。根据前人经验，患有痈疽疔疮者忌食。李延飞云："鲩鱼肉多食，能发诸疮。"

9）鳝鱼：鳝鱼具有补虚损、强筋骨、祛风湿的作用。黄鳝鱼素对高血糖具有显著的类胰岛素降血糖的作用，是治疗糖尿病的有效药物。鳝鱼适于糖尿病及高血脂、冠心病、动脉硬化之人食用。适于身体虚弱、气血不足、营养不良之人食用；适于风湿痹痛、四肢酸疼之人食用。黄鳝动风，有瘙痒性皮肤病者忌食；有痼疾宿病者，如支气管哮喘、淋巴细结核、癌症、红斑狼疮等，应谨慎食用。

（4）糖尿病患者适宜的蔬菜

1）山药：山药又称薯蓣，具有健脾胃、补肺气、益肾精、滋养强壮的作用。山药治疗糖尿病有许多临床报道，糖尿病患者容易饥饿，经常吃山药既能充饥，又能治病，两全其美。山药尤其适于气阴两虚型糖尿病（其含淀粉较多，须将其计入总热量），症见口渴欲饮、便溏、神疲之人；适于肺肾不足所致的虚劳咳喘、遗精盗汗、夜尿频多之人食用。

2）苦瓜：苦瓜又叫凉瓜、癞瓜、锦荔瓜。苦瓜有较高的药用保健价值。有清热解毒、明目凉血、利尿解暑的作用。苦瓜非常适于糖尿病患者食用，尤其适合糖尿病合并高血压的患者食用。苦瓜性寒，脾胃虚寒之人忌食用。

3）南瓜：南瓜具有补中益气、降血脂、降血糖的作用。南瓜适于糖尿病、高血压、冠心病、高脂血症患者食用；适于肥胖和中老年便秘之人食用；适于同铅、汞密切接触的人食用；适于癌症患者和泌尿系结石患者食用。患有脚气、黄疸的患者以及气滞湿阻之病忌食；南瓜忌与羊肉同食。

4）韭菜：韭菜具有健胃暖中、温肾助阳、散瘀活血的功效。具有降血糖、降血脂、促进血液循环的作用，对防止糖尿病及其并发症如高脂血症、冠心病、高血压、肥胖症等有较好疗效。韭菜忌与蜂蜜、牛肉同食。隔夜韭菜不宜食用。

5）番茄：番茄俗名西红柿、洋柿子。具有生津止渴、健胃消食的作用。番茄适于糖尿病、高血压、肾脏病、心脏病、肝炎、癌症、眼底出血之人食用；适于维生素 C 缺乏症、烟酸缺乏症（糙皮病）、牙龈出血者食用；适于作为美容保健品常服。番茄性寒，素有胃寒者忌食生冷番茄。忌生食青番茄。

6）旱芹：又名芹菜、香芹，具有清热、平肝、利水、健胃、降血压、降血脂的作用。适于 2 型糖尿病伴有高血压、高脂血症、血管硬化及肥胖之人食用；适于平素肝火偏旺，经常头痛、头晕，面红耳赤之人食用；适于更年期综合征患者食用。芹菜健胃，诸无所忌。

7）萝卜：具有健胃、消食、化痰、止咳、顺气、利尿、清热、生津、解酒、抗癌的作用。适于糖尿病、高血脂、高血压、冠心病、肥胖之人食用。适于食积不消、胃满肚胀、嗳气吞酸、肠炎腹泻、急慢性痢疾以及便秘之人食用。一般来说，吃人参、西洋参、地黄、首乌之时忌吃萝卜。平素脾胃虚寒之人忌食生萝卜。

8）洋葱：洋葱具有降血脂、降血压、降血糖、抗癌的作用。适于糖尿病、高血压、高脂血症、动脉硬化及癌症患者食用；适于急慢性肠炎、痢疾之人食用；适于消化不良、饮食减少和胃酸不足之人食用。凡患有瘙痒性皮肤疾病之人忌食，患有急性眼疾充血红肿人忌食，忌多食。

9）菠菜：菠菜具有通肠胃、开胸膜、润肠燥、降血压、解酒毒、补血的用途。适于糖尿病、高血压患者食用；适于习惯性便秘及夜盲症之人食用。凡大便溏薄，脾胃虚弱者忌食；肾功能虚弱之人，不宜多食菠菜；菠菜中含草酸，与豆腐同煮，易与钙结合形成草酸钙而不易被吸收。

10）马铃薯：马铃薯俗称土豆，具有补气、健脾的作用还有降糖降脂、养颜美容的作用。适于糖尿病（因其含淀粉和糖类较多，因此糖尿病患者在食用时要适当减少主食）脾胃虚及高血压、动脉硬化、癌症患者食用；适于维生素 B_1 缺乏症、肾炎、习惯性便秘者食用。发芽的马铃薯，皮色变绿变紫有毒者忌食之。

11）冬瓜：冬瓜具有清热、消痰、利水、解毒、减肥的作用。对于糖尿病患者来说，冬瓜既能降脂，又能减肥，不失为首选佳肴。因此冬瓜适于糖尿病、肥胖、冠心病、动脉硬化、高血压患者食用；适于肾脏病水肿、妊娠水肿、肝硬化腹水、胀满之人食用；适于暑热天气烦闷、痰吼咳喘、泻痢、痈肿之人食用。平素脾肾阳虚、久病滑泄之人忌食。

12）黄瓜：黄瓜具有清热解暑、生津止渴、利尿的作用。适于糖尿病、高血压、高脂血症、肥胖、水肿之人食用。适于炎热酷暑季节或热性患者，身热口干烦渴者食用。平素脾胃虚寒，腹泻便溏之人忌食生冷黄瓜。

13）黑木耳：木耳具有滋养益胃、补气强身、补血止血的作用。适于月经过多以及眼底出血等患者食用；适于中老年人高血压、动脉硬化、癌症患者食用。黑木耳性平补益，诸无所忌。

14）豆腐：豆腐具有益气宽中、生津润燥、清热解毒、和脾胃、抗癌的作用。豆腐中的卵磷脂能使体内乙酰胆碱量增加，有预防老年性痴呆的作用。豆腐适于糖尿病、高血压、高胆固醇、肥胖者及动脉硬化之人食用。严重痛风患者和血尿酸很高的患者忌食豆腐，因豆腐中含嘌呤较多；平素脾胃虚寒，以常腹泻便溏之人忌食之。服用西药四环素时忌食豆腐。

15）香菇：香菇具有补气血、降血脂、抗癌的作用。适于糖尿病、高血压、高脂血症之人食用。

（5）糖尿病患者适宜的水果

1）罗汉果：罗汉果为卫生和计划生育委员会首批公布的药食两用名贵中药材，其所含罗汉果甜苷比蔗糖甜300倍，不产生能量，是饮料、糖果行业的名贵原料，是蔗糖的最佳替代品。适宜于糖尿病、高脂血症及肥胖者食用。罗汉果性凉，因风寒所致的咳嗽声哑者忌食。

2）猕猴桃：又名奇异果，具有清热、生津、抗癌的作用。猕猴桃适于糖尿病、高血压、冠心病患者食用；适于黄疸型肝炎、关节炎、尿路结石之人食用；适于食欲不振、消化不良之人食用。平素脾胃虚寒、泄泻便溏之人忌食。

3）柚子：柚子味甘酸、性寒，具有健脾、化痰止咳、解酒的作用。适于糖尿病、动脉硬化及肥胖之人食用；适于饮酒过量、宿醉未醒之人食用。凡气虚体弱之人忌多食；因其性寒，故脾虚便溏之人忌食。

4）山楂：山楂具有健脾开胃、消食化滞、活血化瘀的作用。适于糖尿病伴心血管疾病及肥胖者食用；凡伤食后引起的腹满饱胀，尤其是肉类食积不化、上腹疼痛者食之效佳。胃酸过多、消化性溃疡和龋齿者，及服用滋补药品期间忌食用。

5）苹果：苹果具有润肺、健胃、生津、止渴、止泻、消食、顺气、醒酒的作用。适于糖尿病、高血压、高血脂、高胆固醇和肥胖之人食用；适于慢性胃炎、消化不良、气滞不通者食用；适于饮酒之后食用，可起到解酒的效果。平素有胃寒病者忌食生冷苹果，糖尿病者应根据血糖情况决定是否食用及每次食用的量。

6）桃子：桃子具有养阴、生津、润燥活血的作用。适于大病之后，气血亏虚、面黄肌瘦、心悸气短者；尤其适合老年体虚、肠燥便秘者、身体瘦弱、阳虚肾亏者食用。糖尿病患者忌多食之。

7）橘子：橘子具有润肺、开胃、化痰、止咳、止渴、醒酒的作用。适于高血压、冠心病、脑血管病变的中老年人食用；适于低血钾者食用；适于急慢性支气管炎咳嗽有痰之人食用。适于不思饮食、消化不良之人食用；适于发热性疾病津伤口干口渴之人食用。对风寒咳嗽及痰饮之人切忌多食；患有胃溃疡、泌尿系结石之人忌食；橘子忌与牛奶同食，橘子不宜与萝卜同食；一次食用过多，会出现口角生疮、口腔黏膜溃烂、舌尖起泡、咽干喉痛等"上火"症状。

8）香蕉：香蕉具有清热、通便、解酒、降血压、抗癌的作用。适于高血压、冠心病、动脉硬化者食用；适于发热、口干烦渴、咽干喉痛者食用。适于大便干燥之人食用。有慢性肠炎、虚寒腹泻、经常大便溏薄之人忌食；急性和慢性肾炎者忌食；香蕉含糖较高，故糖尿病患者在血糖控制不理想的情况下忌食；空腹时不宜大量食香蕉；关节炎或肌肉疼痛者忌食；风寒感冒咳嗽者忌食。

9）樱桃：樱桃具有益气、健脾、和胃、祛风湿的作用。一般人群均可食用，消化不良者、风湿腰腿痛者、体质虚弱、面色无华者适宜。樱桃性湿热，热性病及虚热咳嗽者忌食；樱桃核仁含氰苷，水解后产生氢氰酸，药用时应小心中毒；有溃疡症状者、上火者慎食；樱桃含钾量较高，对于肾病患者有少尿和水肿症状的忌食。

10）草莓：草莓具有清暑解热、生津止渴、利尿止泻、利咽止咳的作用。适于糖尿病患者适量食用；适于夏季烦热口渴或腹泻如水之人及癌症患者食用。草莓作为夏季浆果，诸无所忌。

11）菠萝：菠萝又名凤梨，具有生津止渴、助消化的作用。适于糖尿病患者适量食用；适宜于伤暑、身热烦渴者食用。应先用盐水浸泡一下食用。菠萝含糖量较高，糖尿病者在血糖控制不理想的情况下忌食；对菠萝过敏者忌食。

12）西瓜：西瓜具有生津、止渴、除烦、解暑热、清肺胃、利小便的作用。适于高血压、急慢性肾炎或肾盂肾炎、黄疸性肝炎、胆囊炎以及水肿之人食用；适于盛夏酷暑、发热烦渴或急性病高热不退、口干多汗之时食用；适于醉酒烦渴及有口疮之人食用。平素有胃寒疼痛或经常腹泻便溏之人忌食；因西瓜中含有多量的果糖、葡萄糖、蔗糖，因此，糖尿病患者在血糖控制不理想的情况下忌食；炎热之际，冰西瓜其性寒，不宜多食。

13）李子：李子具有生津止渴、清肝除热、利水的作用。适于糖尿病伴有习惯性便秘患者食用；适于发热、口渴、肝病腹水者食用；适于教师、演员音哑或失音者食用。李子含高量的果酸，多食伤脾胃，过量食用易引起胃痛，溃疡病及急、慢性胃肠炎患者忌食；李子多食易生痰湿、伤脾胃，又损齿，故脾虚痰湿及小儿不宜食；IgA 肾病患者不能食用李子。

4. 糖尿病食谱的计算方法

糖尿病饮食治疗应以患者体重的改变（标准体重的维持）、健康状况、活动能力、发育状态等情况作为参考条件，必要时加以适当的调整，而不是单凭血糖和尿糖值的高低来作为饮食调节的指标。

（1）细算法：细算法是按患者的性别、年龄、身高、体重及劳动情况，计算每日所需总热量的碳水化合物，蛋白质及脂肪克数。

1）标准体重计算公式有以下几种：

A. 简便的计算：身高（cm）－105＝标准体重（kg）

B. 精细的计算：［身高（cm）－100］×0.9＝标准体重（kg）

C. 近年来国外采用的标准体重计算公式：

$$身高（cm）－100－\frac{身高（cm）－150}{4}＝男子标准体重（kg）$$

$$身高（cm）－100－\frac{身高（cm）－150}{2}＝女子标准体重（kg）$$

2）糖尿病患者的总热量计算：总热量中碳水化合物约占60%，蛋白质占15%～20%，脂肪占20%～25%。总热量按理想体重计算，每千克体重所需热卡为：

休息状态：83.7～104.6kJ（20～25kcal）×标准体重。

轻体力劳动：104.6～125.5kJ（25～30kcal）×标准体重。

中等体力劳动：125.5－146.4kJ（30～35kcal）×标准体重。

重体力劳动：167.4～188.3kJ（40～45kcal）×标准体重。

总热量在开始计算时可低些。为了达到标准体重，应该限制总热量以减肥。除了标准体重所需热量外，儿童还要加上生长发育所需的热量；妊娠期糖尿病患者每日需用增加627.6～1464.4kJ（150～350kcal）的热量；哺乳期应增加3347.2kJ（800kcal）热量，并在副食中适当增加蛋白质及脂肪。

3）儿童糖尿病患者在生长发育期间所需热量

儿童与成人糖尿病患者不同，其每千克体重所需热量如下：

5岁以下：每日每千克体重需292.9kJ（70kcal）。

10岁以下：每日每千克体重需251kJ（60kcal）。

15岁以下：每日每千克体重需209.2kJ（5kcal）。

4）计算举例

男性糖尿病患者，身高1.70m，体重80kg，中等体力劳动者。

A. 计算理想重：简便计算标准体重＝身高－105＝170－105＝65kg。标准体重为65kg。

B. 判断患者体型：

$$\frac{80-65}{65}\times100=\frac{15}{65}\times100=23^+\%$$

该患者超体重23⁺%，属肥胖型糖尿病。

C. 中等体力劳动者，每日每千克需125.5kJ（30kcal）热量。

D. 计算患者一日总摄入量：65×30＝8158.8kJ（1950kcal）/d。

E. 一日食谱安排：

主食300g：4602.4kJ（1100kcal）。

牛乳250g：669.4kJ（160kcal）。

黄豆50g：836.8kJ（200kcal）。

瘦肉75g：502kJ（120kcal）。

蛋1个：334.7kJ（80kcal）。

油1.5勺：502kJ（120kcal）。

菜500g：334.7kJ（80kcal）。

总热量：7782kJ（1860kcal）。

中等体力劳动者，每日总摄入量应为8158.8kJ（1950kcal），由于患者体型肥胖，需控制体重，故实际摄入的总热量为7782kJ（1860kcal）。

（2）粗算法：粗算法是根据成人糖尿病患者的体型和体力情况计算所需总热量。

通过标准体重计算可判断患者体型。

正常：标准体重 ±10% 以内。

肥胖：超过标准体重 10% ~ 20%。

超肥胖：超过标准体重 20% 以上。

减轻：低于标准体重 10% ~ 20%。

消瘦：低于标准体重 20%。

凡是超过标准体重 20% 者为肥胖型糖尿病患者。应严格采用低碳水化合物、低脂肪及较高蛋白质的膳食。同时增加体力活动，减轻体重。每日供应热量应在 5020.8kJ（1200kcal）以下，主食 200 ~ 300g，其中含碳水化合物 150 ~ 250g；蛋白质 30 ~ 60g；脂肪 25g，且应占总热量的 20% 以下。

一般成人糖尿病患者所需总热量见表 1 – 9。

表 1 – 9　成人糖尿病患者每日所需总热量

体型	需用热量 kJ（kcal）/kg			
	重体力劳动	中等体力劳动	轻体力劳动	休息
正常型	167.4（40）	146.4（35）	125.5（30）	62.7 ~ 83.7（15 ~ 20）
肥胖型	146.4（35）	125.5（30）	83.7 ~ 104.6（20 ~ 25）	62.7（15）
消瘦型	167.4 ~ 209.2（40 ~ 50）	167.4（40）	146.4（35）	83.7 ~ 104.6（20 ~ 25）

从日常生活的临床角度来看，粗算法简便易行。可以粗略估计为：①肥胖、超肥胖型糖尿病患者宜采用肥胖型糖尿病膳食。②体重正常、一般健康状况较好的糖尿病患者宜选择糖尿病普通膳食。③体型消瘦、儿童、孕妇、乳母、营养不良、有消耗性疾病者要考虑高蛋白糖尿病膳食。

（3）主食固定法：是根据患者体力劳动的需用，将每日三餐中的主食固定。全日主食量有 4 种分配方式：

1）休息患者：每日 200 ~ 250g。

2）轻体力劳动患者：每日 250 ~ 300g。

3）中等体力劳动患者：每日 300 ~ 350g。

4）重体力劳动患者：每日 400g 以上。

总热量的全日分配需根据病情恰当安排。一般三餐分配法有：早餐 1/5，中餐 2/5，晚餐 2/5。少量多餐者，除中午、晚上各进食 100g 外，其余均为 50g。当每日的总热量及进餐次数形成规律后，三餐的分配量不得随意更改，三餐也不可并作两餐用，否则会打乱体内的代谢过程，对糖尿病病情的控制产生不良影响。因此，每日的进食规律应坚持下来。

（4）统一菜肴法：采用统一菜肴量的方法，既简化了医院营养室的工作量，又能达到食疗的目的。菜肴分普食组和高蛋白膳食组。

1）糖尿病普通食谱：糖尿病普通食谱由菜肴和主食两部分构成。每份菜肴每日的营养物质约含蛋白质 30g、脂肪 50g、碳水化合物 5g、总热量为 2510.4 ~ 2719.6kJ（600 ~ 650kcal）。

①1 份普通食谱菜肴的组成、营养素含量及热量：以表 1 - 10 为例，在菜肴提供的 2607kJ（623kcal）热量的基础上，加米 100g，则每日所进蛋白质可达 38.7g、脂肪 50.4g、碳水化合物 90g，总热量为 4045.9kJ（967kcal）。

表 1 - 9　1 份糖尿病普通食谱菜肴的组成、营养素含量及热量

食物名称	食物重量（g）	蛋白质（g）	脂肪（g）	碳水化合物（g）	热量（kJ）	（kcal）
鸡蛋	35（1 个）	5	4		234.3	56
瘦猪肉	100	16.7	28.8	1	1380.7	330
鱼	50	9	2		225.9	54
含糖 3% 的蔬菜	400			12	200.8	48
植物油	15		15		564.8	135
总计		30.7	49.8	13	2607	623

②各种普通食谱的营养素含量及热量：见表 1 - 11。

表 1 - 11　糖尿病普通食谱的营养素含量及热量

主食（g）	一份菜肴 + 主食				
	蛋白质（g）	脂肪（g）	碳水化合物（g）	热量（kJ）	（kcal）
100	38.7	50.4	90	4045.9	967
150	42.7	50.7	128.5	4773.9	1141
200	46.7	51	167	5496.9	1313.8
250	50.7	51.3	205.5	6219.5	1486.5
300	54.7	51.6	244	6942	1659.2
350	58.7	51.9	282.5	7664.6	1831.9
400	62.7	52.2	321	8387.2	2004.6
450	66.7	52.5	359.5	9109.8	2177.3
500	70.7	52.8	398	9832.4	2350

2）糖尿病高蛋白食谱：糖尿病高蛋白食谱由菜肴和主食两部分构成。每份菜肴每日提供的营养物质约含蛋白质 40g，脂肪 60g，碳水化合物 25g，总热量为 3346.2kJ（800kcal）左右。

①一份菜肴的组成、营养素含量及热量：见表 1 - 12。

表1-12　一份糖尿病高蛋白食谱菜肴的组成、营养素含量及热量

食物名称	食物重量 (g)	蛋白质 (g)	脂肪 (g)	碳水化合物 (g)	热量 (kJ)	(kcal)
牛奶	0.5（磅）	8	10	12	711.2	170
鸡蛋	35（1个）	5	4		234.3	56
瘦猪肉	100	16.7	28.8	1	1380.7	330
鱼	50	9	2		225.9	54
含糖3%的蔬菜	400			12	200.8	48
植物油	15		15		564.8	135
合计		38.7	59.8	25	3318	793

以表 1 - 12 为例，在每日菜肴提供 3318kJ（793kcal）热量基础上，加米 100g，则每日所进食的蛋白质可达 46.7g，脂肪 60.4g，碳水化合物 102g，总热量为 4757.2kJ（1137kcal）。

②各种糖尿病高蛋白食谱的营养素含量及热量：见表 1 - 13。

表1-13　糖尿病高蛋白食谱的营养素含量及热量

主食（g）	一份菜肴 + 主食				
	蛋白质 (g)	脂肪 (g)	碳水化合物 (g)	热量 (kJ)	(kcal)
100	46.7	60.4	102	4757.2	1137
150	50.7	60.7	140.5	5485.2	1311
200	54.7	61	179	6209	1484
250	58.7	61.3	215.5	6928	1656
300	62.7	61.6	256	7652.5	1829
350	66.7	61.9	294.5	8376.3	2002
400	70.7	62.2	333	9100.2	2175
450	74.7	62.5	371.5	9824	2348
500	78.7	62.8	410	10543.6	2520

（5）食物交换法：食物交换法是根据我国人民的饮食习惯及常用食物，将食物所含营养素的近似值分为 6 类，制订出每类食物的一个交换单位（份）的重量、热量及三大营养素的数量。还制订了各类食物的等值交换表。医生根据患者的具体情况，订出全日所需的总热量的三大营养素的数量后，患者可采用简单的食物交换表格，选择个人食物种类的单位份数，安排适合个人口味的每日膳食。现将其具体内容列表

（表1－14～表1－21）如下：

表1－14 常用食物互换法

食物种类	重量（g）	互换食物
米面	50	可换相同数量的各种谷类，如小米、玉米面、高粱米、麦片等
瘦肉	50	可换豆腐100～200g，或豆腐丝50～60g、豆腐25～60g
鸡蛋	60	可换鸡肉50g、瘦肉50g、鱼肉50g，也可换等量的鸭蛋、鹅蛋等
牛奶	250	可换豆浆250mL或豆粉25g
油	50	可换核桃仁65g、花生米75g、杏仁65g
蔬菜		3%含糖量的蔬菜500g可换2%含糖量的蔬菜750g或1%含糖量的蔬菜1000g

表1－15 各类食物等热量交换的营养素含量

食品类别	食物重量（g）	热量 kJ（kcal）	蛋白质（g）	脂肪（g）	碳水化合物（g）
油脂	9	334.7（80）	9		
含糖4%蔬菜	500	334.7（80）			20
含糖10%水果	200	334.7（80）			20
瘦肉	50	334.7（80）	9	5	
豆乳	125	334.7（80）	6	4	
谷类	25	334.7（80）	2	0.15	

表1－16 等值谷类（包含其他淀粉类食品）交换

谷类食物	重量（g）	谷类食物	重量（g）	谷类食物	重量（g）
白米	50	干粉皮	40	绿豆	75
白面	50	凉粉	750	赤小豆	75
玉米面	50	咸面包	75	苏打饼干	50
小米	50	高粱米	50	蘑菇	150
挂面	50	土豆	250	荸荠	150
生玉米（鲜品）	750	生面条	60	山药	150

注：表中每份谷类均供给热量753.1kJ（180kcal）、蛋白质4g、脂肪1g、碳水化合物38g，即等值，可按重量比例互换

表1-17　等值蔬菜交换

类别	含碳水化合物1%～3%的蔬菜 （可食部每份500～700g）		类别	含碳水化合物4%以上的蔬菜 （可食部每份重量）	
叶类 根茎类	白菜、菠菜、油菜、韭菜、圆白菜 芹菜、苤蓝、青笋		瓜茄类	倭瓜	350g
瓜茄类	西葫芦、西红柿、冬瓜、黄瓜、 苦瓜、丝瓜、茄子		鲜豆类	柿椒 鲜豇豆	350g 250g
其他	绿豆芽、茭白、冬笋、菜花、鲜蘑、 龙须菜			扁豆 鲜豌豆	250g 100g
			根茎类	白萝卜 胡萝卜 蒜苗	350g 200g 200g
			其他	水发海带	350g

注：每份菜供给热量334.7kJ（80kcal）、蛋白质5g、脂肪微量、碳水化合物15g

表1-18　等值水果交换

水果名称	重量（g）	水果名称	重量（g）
鸭梨	250（2小个）	西瓜	750
桃	250（2小个）	苹果	200（2小个）
橘子	200（2小个）	李子	200（4小个）
盖柿	200（1中个）	葡萄	200（20粒）
鲜荔枝	200（6个）	鲜枣	100（10个）

注：每份水果供给热量376.5kJ（90kcal）、蛋白质1g、碳水化合物21g

表1-19　等值瘦肉（包括蛋类、豆制品）交换

食物名称	重量（g）	食物名称	重量（g）
肥瘦牛、羊、猪肉	25	鸡蛋（大个）	35（1个）
瘦牛、羊、猪肉、鱼、鸡、虾	50	鸭蛋（小个）	35（1个）
瘦香肠	20	北豆腐	100
蛤蜊肉	100	豆腐干	50
南豆腐	125	油豆腐	50
麻豆腐	100	豆腐	50

注：每份瘦肉供给热量334.7kJ（80kcal）、蛋白质9g、脂肪5g

表1-20　等值豆、乳类交换

食物名称	重量（g）	食物名称	重量（g）
干黄豆	40	牛乳粉	30
豆腐粉	40	蒸发淡乳	125
豆浆（豆腐粉冲）	300	酸乳	1瓶
牛乳	250		

注：每份牛乳供给热量669.4kJ（160kcal）、蛋白质12g、脂肪8g、碳水化合物11g

表 1 – 21　等值油脂类（包括硬果类）交换

食物名称	重量（g）	食物名称	重量（g）
烹调油（动植物油）	9	葵花子	30
花生米	15（30 粒）	南瓜子	30
核桃仁	15（2 个）	芝麻酱	15
杏仁	15（10 个）		

注：每份油脂类供给热量 334.7kJ（80kcal）、脂肪 9g

（6）血糖生成指数：血糖生成指数（GI）的定义是指含 50g 碳水化合物的试验食物与含等量碳水化合物的标准食物（葡萄糖或白面包），在一定时间内（一般为餐后 2 小时）引起体内血糖应答水平的百分比值。一般而言，富含纤维的食物、酸性食物和高脂食物的血糖生成指数较低。表 1 – 22 列举了部分常见食物的血糖生成指数。现在普遍认为 GI 小于 55 为低 GI 食物，GI 在 55 ~ 69 时为中 GI 食物，GI 大于 70 时为高 GI 食物。

表 1 – 22　部分食物的 GI 值（葡萄糖 = 100）

食物	GI	食物	GI	食物	GI
富强粉馒头	88.1	土豆	83	西瓜	72
糯米饭	87	胡萝卜	71	芒果	55
大米饭	83.2	红薯	54	香蕉	53
烙饼	79.6	山药	51	柑	43
糙米饭	70	豆腐	31.9	苹果	36
白面包	70	四季豆	27	梨	36
黑面包	65	绿豆	27	柚子	25
小米粥	61.5	黄豆	18	蜂蜜	73
荞麦	54	蔬菜	15	蔗糖	65
油条	74.9	牛奶	27	巧克力	49

一般而言，选择食物时，优先选择低 GI 的食物。但因部分低 GI 的食物脂肪含量较高，而部分 GI 的食物所含能量较低且维生素含量较高，故选择食物时应综合考虑血糖生成指数和食物成分。

5. 常用食疗方

（1）白鸽炖山药玉竹

组成：白鸽 1 只，山药 30g，玉竹 20g。

制法与用法：将白鸽去毛及内脏，与山药、玉竹同煮。温热食用，饮汤食肉。

适应证：用于糖尿病阴虚者，有滋阴止渴之功效。

（2）兔炖山药

组成：兔1只，山药100g。

制法与用法：将兔去毛、爪、内脏，洗净切块，与山药同煮。取汤饮用，趁热服之。

适应证：用于糖尿病口渴、乏力、消瘦者，有益气养阴止渴之功效。

（3）猪肉玉米须

组成：瘦猪肉100g，玉米须90g，天花粉30g。

制法与用法：用清水炖猪肉，待熟时，加入玉米须及天花粉，文火煎成汤。饮汤吃肉，温热时食用。

适应证：用于阴虚燥热型糖尿病，有滋阴润燥、清热止渴之功效。

（4）海参猪胰蛋

组成：海参5g，猪胰1具，鸡蛋1枚，酱油适量。

制法与用法：将海参泡发切片，与猪胰同炖，烂熟后，将鸡蛋去壳放入，加酱油调味。佐餐最宜。

适应证：用于阴虚燥热型糖尿病，有滋阴清热润燥之功效。

（5）蚕蛹饮

组成：蚕蛹20枚，植物油适量。

制法与用法：将蚕蛹洗净后用植物油炒熟或煎成汤。任意食之或佐餐食用，每次20枚；或饮汤。

适应证：用于各型糖尿病，有降血糖之功效。

（6）麦麸饼

组成：麦麸和粗制麦粉适量，鸡蛋1枚，瘦肉100g，蔬菜、油、盐各适量。

制法与用法：猪肉剁茸，蔬菜剁碎，加入麦麸、麦粉及鸡蛋，用油、盐调味，做成饼团。饼团当主食吃，疗程不限。

适应证：用于各型糖尿病，有降血糖之功效。

（7）芸豆汤

组成：芸豆（四季豆）100g。

制法与用法：将芸豆洗净切碎，煎汤内服。每日2~3次，任意服之。

适应证：用于糖尿病上消证之口干、口渴。有养阴润肺止渴之功效。

（8）猪肚

组成：猪肚1具，葱白数茎，豆豉25g。

制法与用法：将猪肚洗净加水煮烂，入葱、豆豉调味，取猪肚切片。可佐餐食用，空腹渐次食之。

（9）竹叶石膏粥

组成：淡竹叶、生石膏各30g，粳米70g，银花15g，生军3g。

制法与用法：将生石膏先煮25分钟，下淡竹叶、金银花，同煮约15分钟；生军煎1~2分钟。将以上各味细筛滤汁，与粳米同煮至熟。供早餐食用。

适应证：用于湿热内阻，以热为主之肥胖型糖尿病，有清热利湿、生津通便之功效。

（10）盐渍三皮

组成：西瓜皮 200g，冬瓜皮 300g，黄瓜皮 400g，盐、味精各适量。

制法与用法：将西瓜皮刮去蜡质外皮，冬瓜皮削去绒毛外皮，黄瓜去瓤心，均洗净。3 味分别用不同火候略煮熟。待凉切成块，置容器，用盐、味精适量腌渍 12 小时即可。佐餐长期食用。

适应证：用于肥胖型糖尿病兼浮肿者，有利水、消肿之功效。

（11）胡萝卜粥

组成：鲜胡萝卜、粳米各 50g。

制法与用法：鲜胡萝卜切丁，用粳米煮粥。供早餐食用。

适应证：用于肥胖型糖尿病脾虚者，有健脾利湿理气之功效。

（12）山药薏苡仁粥

组成：山药 60g，薏苡仁 30g。

制法与用法：将山药、薏苡仁共煮粥。供早餐食用。

适应证：用于肥胖型糖尿病脾气虚弱者，有健脾益气之功效。

（13）山药扁豆粥

组成：鲜山药、粳米各 30g，白扁豆 15g。

制法与用法：将鲜山药去皮切片。先煮粳米、扁豆，后入山药，粥成即可。供早餐食用。

适应证：用于肥胖型糖尿病脾气虚弱者，有益气养阴、健脾化湿之功效。

6. 常用药膳方

（1）枸杞炖兔肉

组成：兔肉 250g，枸杞子 15g，蔬菜、油、盐各适量。

制法与用法：先将枸杞子、兔肉加水炖熟，后加蔬菜，用油、盐调味。饮汤食肉，隔日 1 次，常食有效。

适应证：用于糖尿病下消证，有滋阴固肾，益肝之功效。

（2）猪胰汤

组成：猪胰 1 具，生薏苡仁 30g，黄芪 60g，怀山药 120g。

制法与用法：将猪胰洗净切片，与生薏苡仁等 3 味一同下锅中，加水煮至熟。盛汁饮之，不拘时。

适应证：用于糖尿病气阴两虚型患者，有益气养阴之功效。

（3）土茯苓猪骨汤

组成：猪脊骨 500g，土茯苓 50g。

制法与用法：将猪脊骨洗衣净剁成几块，加清水放入锅中炖约 2 小时，熬成 3 碗，撇去浮油和骨头，加入土茯苓，再煎炖至约 2 碗即可。分 2 次食完。

适应证：用于糖尿病中消证，有清胃泻火、养阴增液之功效。

（4）天花粉冬瓜汤

组成：天花粉30g，冬瓜250g，盐4g。

制法与用法：先将冬瓜去皮切成薄片，与天花粉同煮汤，将熟时加盐，煮沸即成。佐餐食用。

适应证：用于糖尿病上消证，有清肺润燥、生津止渴之功效。

（5）降脂饮

组成：枸杞子10g，首乌、草决明、山楂各15g，丹参20g。

制法与用法：将上各味以文火水煮，取汁约1500mL，储于保温瓶中。当茶频饮。

适应证：用于肥胖型糖尿病伴有血脂增高肝肾阴虚者，有滋补肝肾、降低血脂之功效。

（6）山药薏苡仁粥

组成：山药60g，薏苡仁30g。

制法与用法：将山药、薏苡仁共煮粥。供早餐食用。

适应证：用于肥胖型糖尿病脾气虚弱者，有健脾益气之功效。

（7）山药扁豆粥

组成：鲜山药、粳米各30g，白扁豆15g。

制法与用法：将鲜山药去皮切片。先煮粳米、扁豆，后入山药，粥成即可。供早餐食用。

适应证：用于肥胖型糖尿病脾气虚弱者，有益气养阴、健脾化湿之功效。

7. 饮食治疗效果的评估指标

（1）血糖：包括空腹和餐后血糖的控制，对易于发生低血糖的1型糖尿病患者以及年老体弱多病的患者，血糖要求为空腹 <7.8 mmol/L，餐后2小时 <10.0 mmol/L；对年轻患者要求更高，要求空腹 <6 mmol/L，餐后2小时 <8.0 mmol/L。同时，糖化血红蛋白 $<7\%$。

（2）血脂：应控制在正常范围。

（3）血压：控制在正常范围。

（4）体重：达到并维持合理体重。

（5）正常生长发育和疾病的恢复。

二、饮食禁忌

糖尿病患者应了解禁用及限用食品，掌握食物相互作用与不良反应的规律。

（一）禁用食品

为了控制糖尿病患者的血糖水平，各种糖类，包括白糖、红糖、葡萄糖、麦芽糖、饴糖以及果糖等可溶性糖类加工的食品应当禁食，因为这些糖类食品可使血糖水平迅速升高。用这些食品制成的各种糕点、蜜饯、果汁、水果糖等食品也不宜食用（最多也只宜尝一点味儿，满足一下口感）。含糖量很高的各种中西药冲剂、颗粒剂、蜜丸、葡萄糖溶液等应避免使用，特殊情况下应在医务人员监控下或输注一定量的胰岛素才可应用。此外，还禁饮白酒。

（二）限用食品

（1）各种油煎、油炸、油酥的食品，以及猪油、牛油、羊油、鸡油、鸭油、鹅油、猪皮、鸡皮、鸭皮、鹅皮等富含脂肪的食品，应当少吃或不吃，以免血脂及血糖水平异常升高，影响常规应用降血糖药物的疗效，使糖尿病症状难以控制。

（2）各种动物（猪、牛、羊等兽类，鸡、鸭、鹅等禽类）的内脏和蛋黄等含胆固醇高的食品，应尽量限制食用。

（3）炼乳、汽水、含酒精饮料等不宜经常食用，只可作为调节口味的佐餐食品。烹饪时所需的盐、酱、醋、葱、姜、花椒、八角、胡椒等调味品，可随意选用，但不宜过量服食，以清淡为宜。

（4）含热量较高的花生、瓜子、腰果、松子、核桃等含油量高，不宜经常食用，食用时应计算热量。

（5）含糖量或含淀粉较多的粉条、红薯、土豆、芋头、玉米、菱角、板栗、毛豆等食品，不宜作为糖尿病患者常吃的蔬菜。作为副食品时，应减少主食的供应，并应限制数量。

（6）狗肉、驴肉、鹿肉、鹅肉、羊肉、带鱼、螃蟹、毛蚶等助热生火食品，八角、山奈、茴香等香燥食品，有可能诱发痼疾，在患者并发皮肤感染时，亦应限制食用。

（三）配餐食物的相互作用与不良反应

在糖尿病饮食疗法中，合理配餐很重要。合理配餐既要保证机体对各种营养素的需要，又要考虑到重要器官的生理状态和承受能力，还要防止食物间相互作用引起不良反应而损害健康。食物相互作用和禁忌，多是自古传下来的经验，有些是临床或平时观察到的，有待进一步探讨和验证。

1. 蔬菜类

（1）胡萝卜不宜与番茄（西红柿）、萝卜、辣椒、石榴、莴笋、木瓜等同时食用，最好单独食用或和肉类烹调食用。因为胡萝卜含有维生素分解酶可使其他果菜中的维生素丧失。同时生吃的作用可能更明显。

（2）黄瓜亦含有分解酶，不宜与含有维生素特别是富含维生素 C 的蔬菜，如番茄、辣椒、花菜、香椿、芥菜、雪里蕻、香菜、油菜、小白菜等同时烹饪食用。

（3）甘薯（红薯、红苕、山芋、白薯）等不能与柿子同时食用，它们相聚会形成难溶性的硬块（胃结石），可引起胃胀、腹痛、呕吐，严重时可导致胃出血等，甚至会危及生命。

（4）韭菜不可与菠菜同时食用。若两者同时食用，易引起腹泻。但若用于习惯性无器质性损害的便秘者，适当烹饪食用，则可缓解便秘症状。

（5）竹笋不宜与豆腐同食，否则易生结石；也不可与鹧鸪肉同食，否则可引起腹胀。

（6）豆腐中钙（镁）含量较高，不应与富含草酸的蔬菜如葱、菠菜等烹调食用，它们相聚引起草酸钙沉淀（结石）；也不应同时服用四环素，因四环素与钙（镁）易结合成化合物，既降低四环素的抗菌效果，又降低豆腐营养价值；忌与茭白、竹笋同食，否则易形成结石；不要与牛奶同食，忌用豆浆冲鸡蛋。

（7）南瓜不可与羊肉同食，否则可引起黄疸和脚气病。

（8）芹菜加醋，易损牙齿，故餐后须漱口。

（9）荠菜与鲫鱼同食，易引起水肿。

（10）老熟茄子、发芽土豆（马铃薯）、颜色鲜艳的野蘑菇、粗棉籽油、黄褐色银耳、霉变甘蔗、生白果等，均不可食用。因它们含有不同成分和剂量的毒素、毒糖苷，食用后容易中毒。

（11）注意白果的食用。白果系银杏树成熟种子，又名京果、佛指柑等。白果肉质及种皮含白果酸，种子核仁含白果二酚及白果酸。白果的中毒量成年人为 20～300 粒，儿童为 10～50 粒。民间认为白果"熟食大补，生食有毒""白果炖鸡治白带而补身体"等。以为炒熟白果或炖肉白果，都没有妨碍。因为白果仁鲜嫩可口，极受儿童欢迎。故中毒多发生在儿童。生食白果者中毒反应严重，加热熟透食用可减轻毒性反应。其毒性作用表现为中枢神经先兴奋后抑制，并可引起末梢神经功能障碍。此外，对皮肤及胃肠黏膜有刺激性。有报道婴儿吃白果 10 粒左右可致命，3～5 岁小儿吃 30～40 粒可致命。误服白果中毒潜伏期平均为 3～4 小时，最短 1 小时，最长可达 16 小时。早期为消化道症状，如恶心、呕吐、腹痛、食欲缺乏。神经系统症状为烦躁不安、头晕、头痛、极度恐惧感，有时惊恐怪叫，精神呆滞、惊厥、肢体强直，外界轻微刺激，即可引起惊厥。重者皮肤发绀、发热、昏迷、瞳孔散大、对光反应迟钝或消失、口吐泡沫、呼吸困难或肺水肿。部分患者出现末梢神经功能障碍，表现为双下肢轻瘫或完全弛缓性瘫痪。白果汁接触皮肤，可引起皮炎。故严禁生食白果，忌多食熟白果，不能与鱼肉同食。一旦发现白果中毒，应立即送医院急救。

2. 禽肉类

（1）猪脑含胆固醇非常高，每 100g 中含胆固醇高达 3100mg，是一般禽兽肉和蛋白食品之最。糖尿病伴有高血压、冠心病、肾炎、高血脂、脂肪肝、动脉硬化者，均应忌食或少食；若同时酗酒，可影响男性性功能。

（2）猪肝与荞麦、黄豆、豆腐等同食，可能诱发痼疾；若与鱼类同食，可令人伤神，易生痈疽疮臁。

（3）猪肉忌与鹌鹑肉同食，否则会使人面色变黑；忌与牛肉、马肉、羊肝、鸽肉、鲫鱼、虾、龟肉、鳖肉同餐大量食用，否则可令人气滞腹胀；忌与荞麦长时期同食，否则令人脱发。

（4）猪肺忌与菜花（花菜）同食，否则易引起气滞。

（5）猪血忌与黄豆同食，否则会出现腹胀。

（6）狗肉忌与大蒜同食，否则伤人元气。

（7）老鸡的鸡头不能食，因毒素滞留在脑细胞内，民间有"十年鸡头生砒霜"的说法。少数人同食鸡肉和兔肉，出现泄泻。有文字记载：鸡肉忌与糯米、菊花、胡蒜、鲤鱼、狗肉、李子、鳖肉、虾同食。但未说明原因。

（8）有人同食驴肉、猪肉、曾出现腹泻。

（9）兔脑能催生、引起流产（滑胎），孕妇忌食用。

（10）猫肉有伤胎之弊，孕妇应忌服。

3. 果品类

（1）大枣忌与海鲜同食，否则令人腰腹疼痛，并有可能诱发痛风；忌与葱同食，否则令人脏腑不和，头晕脑涨。

（2）柿子不宜多吃，否则易生胆结石；忌与螃蟹、水獭同食，否则可引起腹痛、腹泻。

（3）苹果等含有鞣酸，不宜与海鲜同餐多食，否则可能引起腹痛、恶心、呕吐等反应。

4. 水产类

（1）鳝鱼不宜与大量狗血、狗肉、猪肉同食。青色鳝有毒，黄色鳝无毒。细颈三角形头鳝鱼民间称为"化骨鳝"，不能食用。有毒鳝鱼一次吃250g可致死。

（2）螃蟹忌荆芥，同食可能出现抽筋；忌与含鞣酸多的柿子等同服。

（3）鲫鱼忌芥菜，同时服用易发生水肿。

（4）海产鱼类食品忌甘草；黄花鱼忌荆芥，一般鱼类食品也不宜与荆芥同食。

（5）吃虾时，不宜同时大量服用维生素C，否则可产生三价砷，有毒。虾忌与狗肉、鸡肉、猪肉、糖等同餐暴食。

5. 蛋奶类

（1）鸡蛋忌与柿子同食，否则，少数人可出现腹痛、腹泻或形成柿子结石。民间有生吃"毛蛋"之习，其实"毛蛋"中含有大量病菌，易引起中毒。

（2）牛奶富含蛋白质、脂肪和矿物质，不宜在牛奶中再添加钙粉；四环素类有络合牛奶中钙元素等矿物质的作用，故不可同服。

6. 谷物类

小米（粟米）不可与杏子同食，少数人同食后可出现呕吐、腹泻。

7. 其他

（1）葱忌与杨梅、蜜糖同食，否则可引起气壅胸闷。蜂蜜忌与葱蒜、韭菜、莴苣同食，否则易引起腹泻。

（2）服用含亚铁盐补血剂时，忌饮茶。饮茶可降低补血效果，引起胃肠疼痛、腹泻或大便秘结等不良作用。服用人参等滋补药品时，也宜忌茶。

（3）此外，民间常有"发物"的说法，如鹅肉、羊肉、鲤鱼肉等，常被视为"发物"，常食或暴食可诱发顽疾或使慢性疾病恶化，但其作用机制尚未阐明。

第五节　药物治疗宜忌

一、西医治疗

（一）口服降糖药治疗

目前批准使用的口服降糖药物主要包括促胰岛素分泌剂（磺脲类药物、格列奈类药物）和非促胰岛素分泌剂（α-葡萄糖苷酶抑制剂、双胍类药物和格列酮类药物）。在临床上，根据对血糖水平的影响以及产生低血糖的危险性，前者又被称为降糖药物，剂量过大时，易引起低血糖；后者又被称为抗高血糖药物，一般不会引起低血糖。约15%的2型糖尿病患者在开始发病时可以通过饮食控制和运动疗法使血糖达到满意控制，但1年后一半以上的患者必须在饮食和运动治疗的基础上加用抗糖尿病药物治疗，也就是说在发病1年后90%以上的2型糖尿病患者必须联合药物治疗。

对新诊断轻型2型糖尿病患者，如果经过2~3个月的饮食控制和运动疗法，血糖控制仍不满意，推荐开始口服抗糖尿病药物或胰岛素治疗；对确诊时已有症状或随机血糖在13~17mmol/L的患者，饮食治疗的时间应大大缩短；若患者症状严重，或随机血糖>17mmol/L（无酮症），要求同时开始饮食和口服药物治疗或胰岛素短期强化治疗；有学者根据HbA1c测定结果提出：若HbA1c<7.0%，可饮食控制加运动治疗；若HbA1c>7.0%，应在饮食运动治疗的同时，根据患者不同情况联合应用抗糖尿病药物。若为1型糖尿病患者，从诊断之日起则必须使用胰岛素治疗，同时辅以饮食、运动及其他治疗。

1. 磺脲类（SU）

促进胰岛素分泌的药物已应用40多年，磺脲类口服降糖药已经成为临床最常用的治疗2型糖尿病的药物，并在安全性和有效性方面做了许多研究。

在有临床症状的2型糖尿病第一阶段，磺脲类药物单药治疗可以有效降低血糖和改善HbA1c；至2型糖尿病第二阶段，剩余的β细胞胰岛素储备严重受损，可释放的胰岛素已不足以控制血糖，此时磺脲类药物需要与其他类型的降糖药合用才可达满意疗效；最后，在2型糖尿病的第三阶段，胰腺β细胞胰岛素分泌储备非常差，在这一阶段磺脲类是无效的降糖药物。研究发现，对于大多数新诊断的2型糖尿病患者，磺脲类药物可以使空腹血糖下降50~80mg/dL，使HbA1c下降1.0%~2.5%，而对于临床诊断超过10年的2型糖尿病患者疗效相对较差。

（1）常用的磺脲类降糖药：分为第一代磺脲类药物与第二代磺脲类药物，第一代磺脲类药物由于其不良反应及易发生低血糖，目前已较少应用。现多趋向于第二代。有人将格列美脲列称为第三代磺脲类药物。第三代磺脲类降糖药具有更强的降糖能力、更快的起效时间、更短的作用时间。而且，由于其作用于其他两代药物不同的受体复合物，对胰岛的作用更特异。

1）第一代磺脲类：1956 年发现并用于临床。

①甲苯磺丁脲（D860，甲磺丁脲）：每片 0.5g，每次 0.5g，每日 1～3 次，饭前口服，最高剂量 3g/d，口服吸收快，3～4 小时血浓度达到高峰，半衰期 4.5～6.5 小时，药效持续 6～12 小时。

②氯磺丙脲：每片 0.1g，每次 0.1～0.3g，每日 1 次，饭前服，最高剂量 0.5g/d。服后 10 小时达到高峰，半衰期 24 小时，作用持续 36～60 小时。

③乙酰环已脲：每片 0.25g，每次 0.25～0.5g，最高剂量 3g/d，4～6 小时血液浓度达到高峰，半衰期 11～35 小时。

2）第二代磺脲类：1972 年发现并用于临床。

①格列本脲（优降糖）：每片 2.5mg，每次 2.5～5mg，每日 1～2 次，饭前 0.5 小时服用，日剂量超过 10mg 时应分 2～3 次服，最高剂量 15mg/d。服后 20 分钟开始作用，1.5～6 小时达到高峰，半衰期 10～16 小时，作用持续 24 小时。

②格列齐特（甲磺吡脲，达美康）：每片 80mg，40～120mg/次，餐前 0.5 小时服用，最高剂量 240mg/d，服后 5 小时达到高峰，半衰期 12 小时，药效持续 12～24 小时。

③格列吡嗪（吡磺环已脲，美吡达）：每片 5mg，2.5～10mg/次，餐前 0.5 小时服用，每日 1～3 次，最大剂量 30mg/d。服后 0.5 小时起效，1.5～2 小时达到高峰，半衰期 3～6 小时，持续作用 12～24 小时。现在有一种格列吡嗪控释片（瑞易宁），每片 5mg，每日仅服 5～10mg，一次即可。

④格列喹酮（喹酮环已脲，糖适平）：每片 30mg，每次 30～60mg，每日 2～3 次饭前服，最大剂量 180mg/d。服后 2～3 小时达到高峰，8～10 小时后血中几乎测不出。其特点为 95% 从胆汁经肠道排出，仅 5% 从肾排出，故适于老年糖尿病或糖尿病伴轻、中度肾功能损害者。

⑤格列波脲（甲磺二丙脲，克糖利）：每片 25mg，每次 12.5～50mg，每日 1～2 次饭前服，服后 2～4 小时达到高峰，半衰期 6～12 小时，药效持续 12～24 小时。

3）第三代磺脲类：1995 年由美国食品与药物管理局（FDA）推荐用于治疗 2 型糖尿病。

格列美脲（万苏平、圣平、亚莫利）：口服吸收快速，每日 1 次，常用剂量为 1～6mg，最大可用至 8mg。生物利用度高，接近 100%，与血浆蛋白结合达 99%，单次给药降糖高峰在服药后 2～3 小时，有效降低餐后血糖，降糖活性持续 24 小时以上。双通道排泄，60% 经肾从尿中排出，40% 经胆汁从肠道排出，可以用于轻至中度肝、肾功能不全者。它的特点是剂量小、起效快，与受体结合速度快，解离速度也快，不易出现低血糖，又不增加体重，相反可使体重减轻，已被 FDA 认可作为能与胰岛素合用的最佳磺脲类药，并可作为 2 型糖尿病患者的一线选择用药。

（2）适应证：①2 型糖尿病患者饮食治疗和体育锻炼不能使病情等到良好控制。②如已应用胰岛素治疗，其每日用量在 20～30U 以下。③对胰岛素抗药性或不敏感，胰岛素每日用量超过 30U，亦可试加用磺脲类药。④肥胖的 2 型糖尿病患者，服用双胍类降糖药血糖控制不满意，或因胃肠道反应不耐受，可加用或改用磺脲类降糖药。磺脲类降糖药可增加胰岛素分泌，使患者体重增加，故不作为肥胖型糖尿病患者的首选用药。

（3）联合用药：使用 SUs 治疗血糖控制不能达标时，可联合使用双胍类、噻唑烷二酮类、α‐葡萄糖苷酶抑制剂或胰岛素以提高单独应用的疗效。研究已表明：SUs 与胰岛素合用对血糖控制、血 HbA1c、每日胰岛素需要量、内源性胰岛素分泌等的效果较单独治疗好，SUs 与胰岛素合用特别适合于单独一种治疗效果欠佳、发生原发性与继发性 SUs 失效的患者。由于 SUs 和双胍类药物的作用机制不同，合用时具有减轻胰岛素缺乏及 IR 程度、减少不良反应、降低 SUs 失效发生率和加强降血糖作用等优点。已有证据表明，及时联用噻唑烷二酮类药物可显著减少 SUs 继发性失效。但同一患者一般不同时用 2 种 SUs，也不同时联用格列奈类非磺脲类胰岛素促泌剂。

（4）磺脲类药物失效：有些糖尿病患者过去从未用过 SUs，应用足量的 SUs 1 个月后未见明显的降糖效应，称为原发性失效，发生率约为 10%，其原因可能有缺乏饮食控制、严重的胰岛 β 细胞功能损害等，治疗是在饮食控制基础上改用胰岛素或改用α‐葡萄糖苷酶抑制剂治疗。有些糖尿病患者服用 SUs 治疗初期能有效地控制血糖，但在长期服用后疗效逐渐下降，血糖不能控制，甚至无效。判定标准是每日应用大剂量（如格列苯脲 15mg/d，疗程 3 个月）空腹血糖仍 >10mmol/L，HbA1c >9.5%，称为继发性失效，其发生率为 20%～30%，年增长率为 5%～10%。

发生与胰岛 β 细胞功能逐渐下降和外周组织的 IR 不能缓解密切相关。其他因素有：①饮食控制不佳，活动量过少；②磺脲类药物剂量不够或吸收障碍；③同时服用了升高血糖的制剂如糖皮质激素等；④存在应激反应；⑤心理因素等；⑥病例选择不当。Brownt 等总结了 10 年中近 2000 例 2 型糖尿病的口服降糖药使用效果，发现继发性失效多发生于用药后 1 年内，以后的发生率与使用时间无明显关系，但 80% 的口服 SUs 患者以后均停用或加用其他药物。双胍类药物也可发生继发性失效，年发生率为 5%～10%。

继发性失效的处理方法是：①加用胰岛素治疗，可在早晚餐加用中效胰岛素（NPH）或三餐前加用胰岛素或睡前（9 时）加中效胰岛素。②加用二甲双胍 0.25g，每日 3 次。③加用 α‐葡萄糖苷酶抑制剂，如拜糖平 50～100mg，每日 3 次，进餐时服用。④改用胰岛素治疗。先行胰岛功能测定，若 β 细胞功能差，则应改用胰岛素治疗，亦可加用二甲双胍或拜糖平。⑤消除上述引起继发磺脲药失效的因素，如饮食控制、增加运动等。

（5）禁忌证：①T1DM 患者。②2 型糖尿病合并严重感染、酮症酸中毒、高渗性昏迷及进行大手术的患者。③对磺脲类药物或磺胺类药物有严重不良反应史，如黄疸、造血系统受抑制、白细胞减低或过敏者。④糖尿病患者妊娠或妊娠糖尿病、处于哺乳期的糖尿病患者。⑤胰腺性糖尿病因绝大部分胰岛已被破坏，不能有效控制血糖，也不宜使用。⑥严重肝肾功能不全（如内生肌酐清除率 $< 60mL/min$，但 $> 30mL/min$ 者）。⑦已出现严重的糖尿病性视网膜病变、神经病变及肾脏病变，或糖尿病性视网膜病变、神经病变及肾脏病变进展迅速时应采用胰岛素治疗，严格控制血糖。

（6）不良反应：①胃肠反应急肝损害：食欲减退、恶心、呕吐、腹泻、腹痛等胃肠反应的发生率约为 50%，较少引起肝功能损害和胆汁淤积性黄疸，偶可引起中毒性肝炎。②皮肤反应：皮肤瘙痒、斑丘疹等的发生率为 2% ~ 3%，偶有剥脱性皮炎。③骨髓抑制：少数患者可有，第二代磺脲类药物则少见这些并发症。④神经系统反应：格列本脲或氯磺丙脲服用量较大时，少数患者可出现头痛、头晕、嗜睡、视物模糊、共济失调、四肢震颤等，临床并不多见。⑤低血糖：所有磺脲类药物都可引起低血糖，甚至低血糖昏迷而死亡。磺脲类药物引起的低血糖往往不像胰岛素那样被人们认识，容易延误治疗，而且低血糖持久，难以纠正，故死亡率高。

2. 格列奈类促胰岛素分泌剂

格列奈类为非磺脲类胰岛素促分泌剂，是一类类似 SUs 的药物，能改善 β 细胞的早期相胰岛素分泌，产生类似生理的胰岛素分泌模式，从而降低餐时血糖高峰，故又称为"餐时血糖调节剂"。第一个餐时血糖调节剂是 1997 年 FDA 批准的瑞格列奈（repaglinide，诺和龙），之后 1999 年又合成了作用更为优异的那格列奈（nateglinide，唐力）。

（1）常用药物

1）用法、用量：瑞格列奈餐前 10 ~ 15 分钟服用，每日 3 次，疗效优于每日 2 次法。起始剂量每次餐前 0.5mg（对使用过另一种口服降糖药而换成瑞格列奈者，开始即可每餐 1mg），根据血糖调节用量，最大单次剂量为 4mg，每日为 16mg。进 1 次餐服 1 次药，不进餐时不服药，故被称为"餐时血糖调节剂"。那格列奈单一或联合应用的开始剂量为 120mg，每日 3 次服用，餐前 10 ~ 15 分钟服用。老年 2 型糖尿病患者开始时，宜在餐前服用 60mg。对血糖接近目标值的患者可用 60mg。对健康志愿者进行的大规模 I 期剂量试验中，那格列奈的剂量范围为 30 ~ 240mg，每日三餐前服用，所有剂量的耐受性均良好。

2）疗效：与 SUs 相比，瑞格列奈在为期 1 年的治疗中，控制 HbA1c 水平的效果与格列齐特和格列苯脲相当，而优于格列吡嗪。瑞格列奈可降低 FPG 2.6 ~ 2.7mmol/L，HbA1c 再降低 1.4%。

（2）适应证与选药原则：可用于经饮食、运动及其他药物控制不佳的 2 型糖尿病患者，尤其是以餐后血糖增高为主，而 β 细胞尚有一定的胰岛素分泌功能者，是 2 型糖尿病的一线治疗用药；在 SUs 失效时，改用该类药物亦能取得较好疗效；几乎不影响患者的体重，对肥胖和非肥胖的 2 型糖尿病患者同样有效；因口服吸收快，起效快，服后大部分经肝胆排泄，体内无蓄积，更适用于老年及有轻、中度肾功能障碍的 2 型糖尿病患者；还可用于 IGT 患者。

（3）联合用药：单用格列奈类、血糖控制不理想者，可与二甲双胍、格列酮类药物或胰岛素联合应用，以增加单用的疗效。格列奈类与二甲双胍合用，尤其适用于肥胖患者。由于本类药物的作用机制与 SUs 相似，所以两类之间不可联用。

胰岛素与非磺脲类促分泌药联用：

1）短效胰岛素与非磺脲类促分泌药联用：短效、快作用的胰岛素和格列奈类药物都有起效快、有效作用时间较短的特点，主要用来控制餐后血糖，如果患者没有格列奈类的适应证或禁忌证，想减少注射次数，或者临时不方便注射胰岛素，均可使用格列奈类替代胰岛素。

2）预混胰岛素与非磺脲类促分泌药联用：若患者于早、晚餐前注射 30R 或 50R，午餐后血糖控制不理想，可在午餐时加服格列奈类药物以加强控制午餐至早餐前血糖，早午餐前血糖不太高，餐后血糖控制不理想，可考虑于这两餐前加用格列奈类药物。

3）中、长效胰岛素与非磺脲类促分泌药联用：使用中效或长效胰岛素通常是为了控制基础血糖，多不能理想地控制餐后血糖，这时可与格列奈类联合使用，在三餐前使用格列奈类药物，以控制餐后血糖，并可使进餐时间变得较为灵活。

（4）禁忌证：下列情况不适合使用格列奈类：①T1DM；②严重的肝肾功能不全；③合并妊娠或哺乳；④有急性并发症和合并症（如糖尿病酮症酸中毒、乳酸性酸中毒、非酮症高渗性昏迷、感染以及手术等）。

（5）不良反应：瑞格列奈口服易耐受，不良反应较少。常见的有轻度低血糖（即使未进食或推迟进餐时间也极少发生低血糖症），胃肠功能失调如腹泻、呕吐、短暂性视觉障碍等。在对瑞格列奈、格列苯脲、格列齐特和格列吡嗪进行的长期比较研究中，瑞格列奈发生的常见不良反应有低血糖、乏力、恶心、腹泻和腹痛等，少见的过敏反应如皮疹、瘙痒、荨麻疹也有报道，少数病例有肝酶升高，不过是轻微或暂时性的，很少导致停药。那格列奈可增加血尿酸水平，机制和意义未明。

（6）注意事项：瑞格列奈的代谢降解是通过肝脏的 CYP3A4，故诱导此酶活性增强的药物削弱其作用，如巴比妥盐、卡马西平和利福平，而抑制此酶活性的药物可增强其降糖作用，如酮康唑、红霉素。格列奈类吸收后 90% 以上与血浆蛋白结合，故凡与血浆蛋白结合强的药物，可竞争性抑制血浆蛋白结合，从而增强格列奈类的降糖作用，属于此类的药物有 β 受体阻滞剂、氯霉素、非甾体抗炎药物、华法林和 SUs 等。

3. 双胍类降糖药（biguanides）

该类药物有苯乙双胍（biguanides，降糖灵）和二甲双胍（netformin）。苯乙双胍由于乳酸中毒的发生率高，目前已被淘汰。现在，临床上主要应用二甲双胍。市售的盐酸二甲双胍、格华止、美迪康、迪化糖锭、君力达和甲福明等的成分都是二甲双胍。

双胍类药物与 SUs 作用机制不同，在有效降低血糖的同时，不刺激胰岛素，主要是胰外作用，其确切的降血糖的机制尚未完全阐明，主要有以下几种可能：①增强外周组织对胰岛素的敏感性，促进外周组织对葡萄糖的摄取和利用；②抑制肠道葡萄糖的吸收。③促进外周组织无氧酵解；④直接抑制肝脏糖原异生，抑制肝糖生成和输出；⑤降低纤溶酶原激活物抑制物 – 1（PAI – 1）；⑥改善内皮功能，减少 AGE 生成，从而使因自由基效应而引起的血管内皮损伤减轻。

（1）常用双胍类药物

1）苯乙双胍（降糖灵，DBI）：每片 25mg，每次 25 ~ 50mg，每日 3 次，最大剂量 150mg/d，餐中或餐后服用，口服易吸收，2 ~ 3 小时达到高峰，半衰期 3 小时，作用持续 6 ~ 7 小时，由于不良反应大，易发生乳酸性酸中毒，欧美已禁用，我国及印度仍在使用。

2）二甲双胍（降糖片，美迪康）：每片 250mg，每次 250 ~ 500mg，每日 3 次，最大剂量 1500mg/d，餐中或餐后服，服后 2 ~ 3 小时达到高峰，半衰期 1.5 ~ 4.5 小时，作用持续 6 ~ 10 小时。二甲双胍不经肝代谢，首次 24 ~ 36 小时可完全以原型从尿中排出，约 90% 可迅速在 8 ~ 12 小时排出（初期），其余部分可缓慢排出（终末期）。大部分（约 2/3）由近端肾小管分泌，这是二甲双胍的主要清除途径，约 1/3 则由肾小球滤出。肾功能正常者，多次或单次服用二甲双胍，其药代动力学并无明显差别，表明药物不在体内蓄积。而糖尿病患者肾功能减退者则可有蓄积，蓄积量与肾功能减退程度成比例，$Ccr < 60mL/min$ 的患者，服用 850mg 后血浆值为健康者的 2.5 倍。肾功能轻度损害者长期服药也可见较高的血浆峰值。血糖正常时，二甲双胍不会降低血糖，高血糖时才使升高的血糖降低，极少引起低血糖。因此，也可认为二甲双胍是一种抗高血糖药而非单纯降低血糖药，这一点明显不同于其他类型的降糖药物，无严重低血糖的潜在危险。单独应用二甲双胍可使 FPG 降低 2.9 ~ 5.1mmol/L，2 小时 PG 降低 7.4mmol/L，HbALc 降低 1.4% ~ 2.0%，还会改善血脂谱，使 VLDL – TG 降低（10% ~ 15%）、LDL – C 降低（10% ~ 15%）、促进 FFA 的氧化。多数研究提示，二甲双胍可降低脂肪毒性对胰岛细胞的损害。从而改善胰岛素抵抗和增加胰岛素敏感性，与盐酸吡格列酮联用，作用增强。

3）甲福明：初始量每日 125mg，通常 250mg，每日 3 次，最大量 500mg，每日 3 次。降糖作用持续时间 6 ~ 10 小时，半衰期 2 ~ 4 小时。

4）格华止：半衰期 6 ~ 7 小时，降糖作用持续 2 ~ 6 小时，初始量 500 ~ 850mg，每日 1 次，通常 500mg，每日 3 次，最大量 850mg，每日 3 次。

5）迪化糖锭：半衰期 1.5 ~ 4.5 小时，作用持续时间 2 ~ 6 小时，初始量 125mg/d，通常 250mg，每日 3 次，最大量 500mg，每日 3 次。

6）乏克糖：半衰期 2 ~ 4.5 小时，作用持续时间 2 ~ 6 小时，初始量每日 125mg，通常 250mg，每日 3 次。

（2）适应证

1）对饮食控制无效的超重或肥胖的 2 型糖尿病患者，应作为一线药物。

2）2 型糖尿病经用 SUs 效果不理想（原发或继发性失效）者，可改用或合用双胍类。

3）T1DM 和胰岛功能衰竭的 2 型糖尿病在用胰岛素治疗中，加用双胍类利于稳定血糖控制及减少胰岛素用量。

4）已有大范围的前瞻性临床研究证实，二甲双胍可预防或延缓 IGT 向显性糖尿病进展，二甲双胍对 IGT 干预治疗及其对大血管病变防治的大范围长期作用国内外正在进行多中心协作研究。

5）胰岛素抵抗综合征，它常表现为高胰岛素血症、高血糖、高血脂、高尿酸血症、高纤维蛋白原血症及 PAI－1 活性增高。二甲双胍可明显改善胰岛素敏感性，因而除降低高血糖外，对该综合征中的其他代谢异常同样具有一定的治疗作用。

（3）联合用药：可以和糖苷酶抑制药与噻唑烷二酮类药物联合应用，作为在糖尿病前期糖调节异常的 IFG、IGT 阶段治疗的重要一环。最常用的是与 SU 类药物联用，这两类药物可以通过不同作用机制起到协同作用。

胰岛素与二甲双胍联用：胰岛素与二甲双胍的主要降糖机制不同，联用可相互补充，并抑不足，不增加且能减轻胰岛的负担，是一种保护胰岛功能的联用，对血糖的长期控制有益，因此是目前最受推崇的胰岛素联合用药方式。二者联用的适应证最为广泛，对二甲双胍来讲没有禁忌证就可考虑使用。二甲双胍可通过抑制糖异生和肝糖输出，以控制空腹血糖，正好弥补短效胰岛素的不足；可提高胰岛素的敏感性，使胰岛素作用效果提高，从而减少胰岛素用量；二甲双胍在胃肠道尚具有抑制糖类和脂肪吸收的效果，具有一定的降低三酰甘油的作用，并且可减轻患者体重，而胰岛素可使脂肪细胞肥大，增加患者的体重，可能升高三酰甘油，因此与二甲双胍联用，可阻止胰岛素的这些不良反应。另有研究证实，二甲双胍可降低 HbAlc，是通过不依赖于降血糖作用的抗蛋白质糖化效应，具有抗氧化作用，有抗动脉粥样硬化、降低冠心病发生率、减少心血管事件的效果，而胰岛素是细胞有丝分裂促进药，循环中高浓度的胰岛素可能促进内皮的增生和促进动脉硬化，并使水钠潴留而增加心功能不全者心衰的危险。二甲双胍通过上述作用与胰岛素促有丝分裂可能促进动脉硬化形成相拮抗。由于与胰岛素联合，进一步扩大了二甲双胍的适应范围，如非肥胖的 2 型糖尿病、消瘦的 2 型糖尿病患者在胰岛素单独治疗后体重增加过多者、1 型糖尿病消瘦不突出者。对于青少年糖尿病，FDA 仅批准用二甲双胍和胰岛素治疗。因此，对于单独胰岛素或单独二甲双胍与胰岛素联用，总体上来讲是优势互补，利大于弊，联用的缺点少于其中任何一种药单独作用。但在联用时也应注意不良反应的叠加。如胰岛素使用导致循环高胰岛素血症，从而对心衰不利；二甲双胍由于增加代谢而增加心脏做功，使能量消耗增加，同时促进脂肪的分解可能产生酸性代谢产物，不利于心脏，因此二者联用可能对显著心衰患者产生不利影响，尤其是初用时；对于糖尿病下肢微血管性水肿，因微血管病变局部组织已经有不同程度的缺氧，应用胰岛素可能加重水肿，同时应用二甲双胍可能加重局部缺氧，从而不利于局部症状的改善。对于贫血患者，使用胰岛素短期内可能使血液稀释，应用二甲双胍又使因贫血所带来的组织缺氧加重，并且使用二甲双胍不利于维生素 B_{12} 及钙的吸收，均对贫血患者不利。

胰岛素与二甲双胍联用的方法是非常灵活的，必须依据临床具体情况而确定最合适的联合用药方法。

（4）禁忌证

1）肾功能减退：二甲双胍在体内不经代谢以原型从肾脏由尿排出，糖尿病患者伴肾功能减退时（如女性肌酐 > 124μmol/L，男性肌酐 > 133μmol/L），不建议使用。因此时二甲双胍在血中蓄积，可引起乳酸酸中毒。

2）肝功能减退：二甲双胍在小肠内促进无氧糖酵解，致乳酸酸中毒。

3）缺血缺氧状态：明显脱水、循环功能不全和慢性肺部疾病；心绞痛、心肌梗死；间歇性跛行、消瘦、营养不良及感染休克时。

4）合并糖尿病急性并发症及严重慢性并发症时。

5）酗酒者，老年人，尤其年龄大于 80 岁的老人。

6）使用碘造影剂（可抑制二甲双胍经肾排泄）前后 48 小时和外科手术之前应暂停用双胍类药物。

7）妊娠期患者与哺乳期患者。

8）1 型糖尿患者内源性胰岛素水平极低，单独使用二甲双胍常无效。但如在使用胰岛素治疗的前提下，可考虑根据情况适当使用二甲双胍，特别是成人迟发型自身免疫性糖尿病（LA – DA）。

9）中重度贫血者慎用或不用。

（5）不良反应

1）胃肠道反应：最为常见，如恶心、呕吐、腹胀、腹泻，甚至腹痛，与剂量有关，多可耐受，随时间的延长上述症状常逐渐减轻。应小剂量开始，缓慢调整，逐渐增加剂量，这样有助于减少不良反应的发生。因不良反应而停药的患者约为 5%。

2）低血糖：二甲双胍单独应用一般不引起低血糖反应，当与 SU 类药物或胰岛素联合应用时因可增强降血糖作用而诱发低血糖反应。

3）乳酸酸中毒：双胍类药物最严重的不良反应为乳酸酸中毒，多见于苯乙双胍，因其具有脂溶性芳香基团，易与脂肪组织结合，促进无氧酵解，同时抑制乳酸氧化及氧化磷酸化反应，致肌肉和脂肪组织乳酸产生增加，易致乳酸酸中毒，尤其在大剂量时，其发生率约为 0.64%，死亡率为 0.3% ~ 0.5%；而二甲双胍在结构上无芳香基团，为水溶性，不增加外周组织乳酸的产生，有报道，二甲双胍还能促进乳酸的氧化，因而乳酸酸中毒的机会大为减少。

4）干扰维生素 B_{12} 吸收：大规模多中心试验表明，使用二甲双胍6个月后，7%～8%的患者维生素 B_{12} 水平可减低约25%，但血清维生素 B_{12} 水平仍在正常范围。40多年来应用二甲双胍的经验表明，这种维生素 B_{12} 水平的变化罕有发展成为恶性贫血者。但在二甲双胍治疗期间出现贫血则应检查血清维生素 B_{12} 水平。维生素 B_{12} 水平的低落可使血清同型半胱氨酸水平升高，成为心血管的危险因子之一。

5）皮疹与荨麻疹：1%～2%的患者可有皮疹与荨麻疹，严重者需停药。

4. α-糖苷酶抑制剂

国内从1995年初始用于临床。目前，α-葡萄糖苷酶抑制剂有阿卡波糖（拜糖平、卡博平）、伏格列波糖（倍欣）和米格列醇。阿卡波糖是一种假性四糖，可竞争性抑制葡萄糖淀粉酶、蔗糖酶、麦芽糖酶和糊精酶，从而抑制葡萄糖的迅速形成，减慢其由肠黏膜吸收；伏格列波糖是一种选择性双糖酶抑制剂；米格列醇为琥珀酸衍生物，是一种假单聚糖，其抑制蔗糖酶和麦芽糖酶的作用强于阿卡波糖，但对淀粉酶无抑制作用。米格列醇抑制作用甚微，不会使乳糖积累，不会导致乳糖不耐受。

（1）常用药物

1）用法用量：阿卡波糖：每片50mg，每天3次，每次1～2片。伏格列波糖：每片0.2mg，每天3次，每次1片。米格列醇：每片50mg，每天3次，每次1～2片。本类药物均应在开始进餐时服用（吃第一口饭的同时，嚼碎药物咽下），以期达到竞争性抑制作用；应从小剂量开始，观察血糖控制及胃肠反应逐渐增加剂量；进食热量中50%或以上应由碳水化合物所提供才能发挥其最大作用，尤适用于中国膳食。

2）疗效：随机、双盲、安慰剂对照试验中，阿卡波糖可明显降低餐后2小时血糖达（2.9±0.8）mmol/L，FPG平均降低1.3mmol/L。米格列醇可使餐后1小时血糖降低3.3～3.9mmol/L，HbAlc降低0.7%。Stop-NIDDM研究显示阿卡波糖能使糖尿病的发病率下降32%。

（2）适应证

1）2型糖尿病：单独应用治疗轻中度高血糖患者，尤其是餐后血糖增高者作为首选药物；与其他药物联合应用治疗重型或磺脲类、双胍类药物继发失效的患者。

2）T1DM：与胰岛素联合应用可改善血糖控制，并可减少低血糖症（特别是夜间低血糖症）的发生。

3）治疗IGT：预防其向糖尿病发展。

4）反应性低血糖症：如胃排空过快、IGT或功能性低血糖症等。

5）单用饮食治疗无效的高三酰甘油血症的非糖尿病患者亦可用α-葡萄糖苷酶抑制剂降低血脂。

（3）联合用药：可与二甲双胍、SUs或噻唑烷二酮类联合治疗以提高控制血糖的作用。联合治疗可使餐后2小时血糖再下降1.4～1.7mmol/L，HbAlc再降低0.3%～0.5%。临床需要使用胰岛素者，大多胰岛功能差，残存的胰岛功能一般在50%，甚至在 30% 以下。而糖苷酶抑制药主要在肠道抑制葡萄糖苷酶发挥作用，从而抑制淀粉分解为单糖，减缓或抑制糖类的吸收，使餐后血糖降低。胰岛素与糖苷酶抑制药联合使用，即能协同控制血糖，不增加胰岛负担，有利于保护残存的胰岛功能。2 型糖尿病患者使用本联合没有异议，但对 1 型糖尿病患者使用本联合尚无临床研究报道和公认的结论。在胰岛素治疗的基础上，若部分时段的餐后血糖下降，从而使血糖达到希望值。使用胰岛素后，患者食欲常常更为旺盛，而加入糖苷酶抑制药，可减少患者食物中糖类的吸收，同时糖类在肠道停滞增多，在肠道内细菌的作用下产生气体，使患者更容易产生饱腹感，食欲减退，从而有利于血糖控制。另有研究证实，阿卡波糖具有一定抗蛋白质糖化作用，可降低糖化血红蛋白。阿卡波糖尚有一定降低三酰甘油的作用，而高三酰甘油血症可能增加胰岛素抵抗。由于糖苷酶抑制药的胃肠道不良反应，可使患者食欲减退和更易产生饱腹感，对于因长期饮食控制太过而消瘦、营养不良或兼有贫血患者不利；特别是对于有胃肠道并发症者，如胃轻瘫患者本身就易发生早饱、腹胀、恶心、呕吐；肠功能紊乱者，可出现便秘或腹泻，便秘者易于胀气，腹泻者在肠道消化吸收不良时更易发生。因此，在合并胃肠功能紊乱的胰岛素治疗患者，使用糖苷酶抑制药具有一定的局限性，胃肠道症状较重者不宜选用本联合。因为速效胰岛素与糖苷酶抑制药都是以控制餐后血糖为主，因此速效胰岛素不常与糖苷酶抑制药联合使用，常常是中、长效胰岛素与糖苷酶抑制药联合，或者预混胰岛素与糖苷酶抑制药联合。中效胰岛素的有效作用时间 6～12 小时，临床最常用于控制早餐前基础血糖。对于主要表现为早晨基础血糖较高、白天血糖峰谷比较大者，可用睡前一次足量的 NPH，联合三餐中服用苷酶抑制制药。如患者全天基础血糖均偏高，同时餐后血糖也较高，可以考虑使用长效胰岛素，三餐中加服糖苷抑制药。使用预混胰岛素的患者，一般选用每天 2 次注射 30R 或 50R，其中 R 高峰作用 2～4 小时，NPH 高峰作用 4～8 小时，速效胰岛素控制餐后血糖，中效胰岛素控制基础血糖及下一餐餐后的血糖，使用这种方法出现午餐后血糖偏高，这时可以在午餐中口服糖苷酶抑制药。

（4）禁忌证：①不能单独用于治疗 T1DM 和重型 2 型糖尿病。②慢性腹泻、慢性胰腺炎、肝硬化、消化性溃疡、严重胃肠功能紊乱者。③不用于妊娠、哺乳的妇女和儿童患者。④糖尿病酮症酸中毒、乳酸酸中毒、严重的创伤、大手术、严重的感染、急性心肌梗死和脑血管意外等急性并发症。⑤严重的肾功能不全，如血清肌酐浓度 > 177μmol/L 或内生肌酐清除率 < 25mL/min 者不宜应用。

（5）不良反应：腹胀、恶心、呕吐、肠鸣或腹泻，主要以腹胀为主，极少见有腹痛，多出现在服药 2 周内，会随着进一步用药逐步减轻，如果不遵守规定的饮食控制，则可能加重；偶有红斑、皮疹和荨麻疹等皮肤过敏反应；极个别病例观察到水肿的发生；极个别病例发生轻度肠梗阻或肠梗阻，有报道服用阿卡波糖者极个别情况可出现黄疸和（或）肝炎合并损害，在日本发现个别患者发生爆发性肝炎而死亡，但是否与阿卡波糖有关还不明确；在接受阿卡波糖每日 150～300mg 治疗的患者，观察到个别患者发生与临床有关的功能检查异常（3 次超过正常高限），停药后可恢复正常。

（6）注意事项：服药期间不宜给予碳吸附剂及辅助消化酶，不用胆醇螯合剂如考来替泊、消胆胺。α－葡萄糖苷酶抑制剂可影响地高辛和华法林的吸收，故合用时应监测后两药的药理作用。α－葡萄糖苷酶抑制剂单用或合用其他药物发生低血糖症时，应静脉或口服补充葡萄糖，而不适宜补给糖类和蔗糖类，因后者不易转化为葡萄糖。阿卡波糖可引起肝损伤，因此在服药期间应监测血转氨酶及肝功能变化，发生肝酶升高应停用，还应避免与对乙酰氨基酚（acetaminophen）类退热药合用。

5. 噻唑烷二酮类衍生物

噻唑烷二酮类衍生物又称格列酮，是一类作用于过氧化酶增殖体激活受体（PPAR）的药物。这类药物有曲格列酮（已因对肝脏的毒性作用而撤离市场）、罗格列酮、吡格列酮、恩格列酮和法格列酮，后两者尚未在国内上市。

（1）常用药物

1）用法用量：罗格列酮（文迪雅）：每片 4mg，每天 1 次口服，如治疗需要，每天剂量可增至 8mg。空腹或进餐时（餐前、餐后）均可服用。吡格列酮（瑞酮、艾丁、卡司平）：每片 15mg，每天 15～30mg（不宜超过 45mg），1 日 1 次口服即可发挥最佳疗效，且与进食无关。

2）药效：罗格列酮单独应用每日 4mg，持续 26 周，可使 FPG 降低 1.4～1.9mmol/L，HbAlc 降低 0.3%；每日 8mg，持续 26 周，可使 FPG 降低 2.3～3.1mmol/L，而 HbAlc 降低 0.7%；降糖的同时血浆胰岛素、胰岛素原和 C 肽也下降。吡格列酮单独应用每日 15～45mg，持续用药 26 周，可使 HbAlc 降低 1.0%～1.6%，FPG 降低 2.2～3.6mmol/L；疗效从第 2 周开始出现，而第 10～14 周时疗效最显著；在从未接受过任何治疗的新患者中疗效尤为突出，FPG 降低 4.4mmol/L，HbAlc 降低 2.55%；每日应用 30mg，持续 26 周，可使 FPG 降低 3.2mmol/L，HbAlc 降低 1.37%，C 肽降低（0.076±0.022）mmol/L，胰岛素降低（11.88±4.70）pmol/L，HOMA－β 细胞功能增加（47.4±11.58）%。吡格列酮降糖和降 HbAlc 的效果也与剂量呈正相关。一般认为 IR 越明显的糖尿病患者疗效越好。TRIROD 研究显示 TZDs 能使糖尿病的发病率降低 56%，而且与二甲双胍和阿卡波糖不同，停药后仍然有效，能改变 2 型糖尿病的自然病程和或对 2 型糖尿病的自然病程有修饰作用。

（2）适应证

1）2 型糖尿病，尤其是伴有肥胖和胰岛素抵抗的 2 型糖尿病。

2）与胰岛素或 SUs 或双胍类合用进一步改善 DM 血糖控制。

3）可使 IGT 恢复正常，可用于 IGT 患者。

4）非糖尿病胰岛素抵抗状态如原发性高血压、高脂血症、腹型肥胖和多囊卵巢综合征（P－COS），初步临床研究已证实噻唑烷二酮可降低血胰岛素、三酰甘油和血压等，改善胰岛素抵抗患者的代谢紊乱，可能对动脉粥样硬化的防治有益并能改善 PCOS

患者的排卵。

（3）联合用药：多项研究发现，磺脲类药物联合噻唑烷二酮类药物，比单纯应用磺脲类药物有更高的血糖控制达标率，并不增加血糖发病率。对服用磺脲类降糖药物血糖控制不佳的 2 型糖尿病患者，早期联用噻唑烷二酮类药物，可使 β 细胞功能显著改善，病情得到一定程度的控制，继发性失效率降低，血糖得到较好的控制。噻唑烷二酮类药物与二甲双胍都有降低胰岛素抵抗的疗效，但两者作用机制不同，二者合用抗糖尿病的效果会更合理。

胰岛素与噻唑烷二酮类联用：2 型糖尿病的发病机制包括胰岛素抵抗与胰岛功能缺陷两个方面。胰岛素要正常发挥其生物学效应，机体对胰岛素的敏感性是非常重要的。如果糖尿病个体对胰岛素不敏感，存在胰岛素抵抗，即使胰岛素的用量很大，也难以良好地控制血糖，同时还可能导致高胰岛素血症。因此，对于存在胰岛素抵抗的 2 型糖尿病患者，如果没有禁忌证就可以使用胰岛素增敏药，以改善胰岛素抵抗，这样既可以加强胰岛素的有效作用，更好地控制血糖，又有助于降低糖尿病患者的血胰岛素浓度，从而减少高胰岛素血症带来的不良反应，减少并发症。另有研究发现，胰岛素治疗可使糖尿病患者脂肪酸流量受抑制，但噻唑烷二酮治疗可增加脂肪酸流量，从而对抗胰岛素的抑制，这有利于脂代谢的调节。使用胰岛素与噻唑烷二酮类药物联合，需及时地判断患者是否存在胰岛素抵抗。而判断胰岛素抵抗的"金标准"是胰岛素钳夹试验，但胰岛素钳夹试验做起来较为复杂，目前仅限于科学研究中使用，尚未广泛应用于临床。目前多通过 HOMA 公式来计算胰岛素抵抗指数，通过胰岛素抵抗指数的高低作出判断。临床也可以根据血清胰岛素水平直接得出初步判断或根据每天的胰岛素用量来决断。对于 2 型糖尿病患者，如果每天外源性胰岛素的使用已经超过 50 ~ 60U，一般可考虑其存在胰岛素抵抗。

临床研究已经证实，2 型糖尿病患者中真正具有明显胰岛素抵抗者仅占 50% 左右，因此对于没有明显胰岛素抵抗的糖尿病患者，并不适合使用噻唑烷二酮类药物。噻唑烷二酮类药物并不是对所有的胰岛素抵抗都有效，特别是遗传性胰岛素抵抗患者。胰岛素抵抗对空腹血糖的影响较为显著，而对于餐后血糖偏高的糖尿病患者，使用噻唑烷二酮类常难达到满意的效果。噻唑烷二酮类药物可增加患者的体重，促进热量的贮存，不利于对代谢的控制。胰岛素与噻唑烷二酮类都可导致水钠潴留，增加血容量，不利于高血压患者尤其是容量型高血压患者的血压控制，也不适用于合并充血性心力衰竭的患者。噻唑二烷酮类尚可能导致白细胞减少、贫血，而水钠潴留的增加会使贫血的临床表现更加突出。噻唑烷二酮类尚有一定的肝毒性，在一定程度上限制了其使用，在使用的过程中应密切观察患者的反应及肝功能的变化，如患者出现乏力、食欲下降、黄疸等表现，检查发现肝功能异常，如转氨酶达到正常值上限的 3 倍以上，应立即停用噻唑烷二酮类，并积极对症治疗。噻唑烷二酮类一般起效较慢，大多需要 1 ~ 2 个月才能达到明显的治疗效果。

（4）禁忌证：该类药物的主要禁忌证是：①不能单独应用治疗 T1DM。②在肝脏代谢，主要从胆汁排出，肝病者慎用；血清谷丙转氨酶升高者（高出正常上限的 2.5 倍，应停药）。③对本品及其辅助成分过敏者禁用。④不能用于糖尿病酮症酸中毒等急性并发症的治疗。⑤心功能 3、4 级者禁用。⑥妊娠、哺乳的妇女以及 18 岁以下患者禁用。

（5）不良反应

1）胃肠道：文献报道该类药物的不良反应主要来自消化道如恶心、呕吐、腹泻和腹胀等，发生率约为 2%。应用曲格列酮的患者约 2.2% 发生谷丙氨酶和谷草转氨酶升高，0.8% 的患者因肝功能异常而停药，但一般肝功能异常均为可逆性的，有个别因肝功能衰竭需行肝移植或死亡的报道，故曲格列酮现已从市场上撤出。体外实验和临床研究证实，罗格列酮和吡格列酮无肝脏毒性，也未发现胃肠道其他明显不良反应，但服药前和服药期间每 2 个月。也应注意监测肝功能，对有活动性肝炎或 ALT 超过正常 2.5 倍者，不应服用本药。

2）低血糖：由于噻唑烷二酮类药物不刺激胰岛素分泌，该类药物单独使用一般不导致低血糖，但与胰岛素或胰岛素促分泌剂联合应用可能增加低血糖发生的危险性，应注意监测血糖和及时调整剂量。

3）贫血：应用罗格列酮或吡格列酮过程中可能出现轻度贫血，与双胍类药物合用，贫血的发生率可能增加。导致贫血的原因可能与水钠潴留有关，但多不影响治疗。

4）体重增加：应用罗格列酮治疗 2 型糖尿病的过程中，体重可能轻度增加，这可能与以下因素有关：血糖获得控制，与高血糖有关的消瘦减轻或消失；一小部分患者可能出现水钠潴留；皮下脂肪或外周体脂含量增加。

5）排卵：绝经前不排卵的胰岛素抵抗患者，服用该类药物后，胰岛素抵抗改善，可能出现排卵而导致意外怀孕，对不准备怀孕者应做好避孕。

6）其他：鉴于该药有导致水潴留的可能，因此对心功能不全的患者（心功能 3 级或 4 级）不建议使用。对有心衰危险的患者应注意监测心衰的症状和体征。孕妇或哺乳的妇女不建议使用该类药物。因目前尚缺乏 18 岁以下患者服用罗格列酮的资料，故暂不推荐其使用。有报道指出，存在致血乳酸脱氢酶和肌酸磷酸激酶升高的可能，机制不清。其他尚有水肿、头痛及过敏症等。

（6）注意事项：格列酮类，尤其是吡格列酮与通过 CYP3A4 代谢降解的药物合用有使药物增强或减弱的可能，应引起足够的注意。尽管格列酮类大量临床应用后，未见其对肝脏有严重的毒副作用，但应按规定观察肝酶的变化，发现血清转氨酶增高超过正常高限 2.5 倍时，应停用格列酮类。各种 TZDs 大剂量使用都可引起血容量增高，心脏负荷增加，因此，有心功能不全者应按程度慎用或禁用。

（二）胰岛素及胰岛素类似物治疗宜忌

胰岛素是由 Banting 和 Best 于 1921 年首先发现的，次年 Collip 进行提纯，于 1922 年 1 月 12 日首次用于治疗 1 型糖尿病患者而取得良好的效果。胰岛素最早来自于猪或牛的胰岛素提取物。1963 年从人的胰腺中提取出了人胰岛素。1974 年实现了人胰岛素的化学合成。1972～1981 年，胰岛素的生物合成技术和半合成技术不断发展，人胰岛素生产产量增加，基本满足了临床需求。近 30 年来，胰岛素制剂的来源、纯度、剂型的改进与提高及其类似物的发明与应用使糖尿病治疗效果得以显著改善，急性并发症的死亡率已明显降低，糖尿病患者的生活质量提高，寿命延长。

1. 适应证

（1）1 型糖尿病：一经确诊，即需使用胰岛素治疗。在使用胰岛素治疗一段时间后，部分患者可能会出现"蜜月期"，即只需小剂量胰岛素，甚至停用胰岛素数日，血糖仍可控制良好。这时仍应继续胰岛素治疗，剂量应调整，避免低血糖反应，但不可停用胰岛素治疗。

（2）成人晚发性自身免疫性糖尿病（LADA）：由于 β 细胞功能明显减退，应长期接受胰岛素治疗。

（3）妊娠糖尿病：在营养治疗的同时监测血糖，若空腹血糖 > 5.8mmol/L（105mg/dL），或餐后两小时血糖 > 7.2mmol/L（130mg/dL），应接受胰岛素治疗，但不推荐使用胰岛素类似物。胎儿及胎盘娩出即可停用胰岛素。

（4）2 型糖尿病：处于下列情况时应接受胰岛素治疗：

1）发生非酮症高渗性昏迷、酮症酸中毒、乳酸性酸中毒等急性代谢紊乱时。

2）出现严重大血管、微血管并发症时，如脑梗死、急性心肌梗死、下肢坏疽、肾功能不全、增殖期视网膜病变等。

3）患有肝脏疾病，出现肝功能损害或肝硬化。

4）口服降糖药原发或继发失效，可加用胰岛素或换用胰岛素治疗。确定患者口服降糖药失效，须先排除饮食未控制、服药依从性差、降糖药剂量过小、已伴发其他疾病尚未明确诊断、已同时服用其他影响糖代谢的药物（如雌激素）等，才能认为是口服降糖药失效。

5）糖尿病性自主神经病变所致严重腹泻、吸收不良综合征。

6）严重感染、创伤、大手术等应激期间。

7）妊娠期与哺乳期。

8）非肥胖 2 型糖尿病确诊时，空腹血糖反复高于 8.9mmol/L（160mg/dL）者，为保留其尚存的 β 细胞功能，可给予胰岛素治疗 6～8 周，以良好地控制血糖、减少高糖毒性损害，有助于提高以后的口服降糖药疗效。

9）伴发需大量使用糖皮质类固醇的疾病，如系统性红斑狼疮、哮喘、类风湿关节炎等。

10）显著消瘦的患者。

（5）特殊类型糖尿病：导致糖尿病的原因如果是 β 细胞严重破坏或对抗胰岛素的激素显著增多的疾病，如胰腺部分或全部切除，急性坏死性胰腺炎、反复发作的慢性胰腺炎、肢端肥大症、皮质醇增多症、胰高糖素瘤等，则需外源性胰岛素治疗。

2. 胰岛素的制剂种类

（1）胰岛素制剂：胰岛素制剂有下列不同浓度：500U/mL、300U/mL、100U/mL、40U/mL、10U/mL。500U/mL、300U/mL 主要用于显著胰岛素抵抗需注射大剂量胰岛素的患者。100U/mL 为在美国、欧洲各国常规使用的制剂浓度。40U/mL 为我国仍在广泛使用的制剂浓度。10U/mL 用于婴儿期高血糖，由胰岛素生产厂负责生产提供，使用胰岛素注射针管注射。

胰岛素制剂浓度不同，1U 胰岛素约合 36μg 胰岛素。

（2）制剂的种类：按照其来源不同，目前国内外临床应用的胰岛素有动物胰岛素（牛胰岛素、猪胰岛素、牛－猪混合胰岛素）、半合成人胰岛素、生物合成人胰岛素（即基因工程胰岛素如诺和灵、优泌林等）、胰岛素类似物（速效类似物 Lispro、Aspart；特慢类似物 Glargine、Detemir）等。按照纯度不同，可分为结晶胰岛素、纯化胰岛素、单组分胰岛素、人胰岛素。按照作用时间不同，可分为超短效、短效、中效和长效 4 种。另外，还有把不同作用时间的胰岛素按一定比例混合又衍生出新的制剂，即预混胰岛素。

1）超速效（短效）型胰岛素：目前具代表性和进入临床应用的主要有 2 种，均为胰岛素类似物，即美国礼来公司生产的赖氨酸－脯氨酸胰岛素（简称 lyspro）和诺和诺德公司生产的 aspart。产品均为 pH 呈中性的澄清溶液。

Lyspro 是将人胰岛素 B 链 28 位的脯氨酸和 29 位的赖氨酸相互置换而成，而 aspart 是将人胰岛素 B 链第 28 位的脯氨酸由天冬氨酸替代（名为诺和税）。皮下注射较易吸收，5~15 分钟即可吸收，0.5 小时可达最大血浓度，1 小时左右达最大降血糖作用，持续作用时间 3~6 小时，且作用持续时间与注射剂量无关。该胰岛素较适用于以下患者：①依从性差的患者，因可减少餐前等待的时间，可提高其依从性；②对餐后高血糖者，因其达峰时间快，更接近于人的生理，可有效降低餐后血糖高峰；③对易在餐间或餐前出现低血糖的患者，因其持续时间短，可有效减少下一餐前低血糖的发生率；④胰岛素泵持续皮下输注和餐前大剂量追加。

2）短效胰岛素：正规胰岛素（RI）皮下注射 0.5~1 小时起效，高峰 2~4 小时，持续 6~8 小时，可皮下、静脉、肌内及腹腔输注等。中性短效可溶性人胰岛素（诺和灵 R 或优泌林）皮下注射起效 0.5 小时，最大作用时间 1~3 小时，持续时间 8 小时，可通过皮下、肌内、静脉或腹腔内给药或通过胰岛素泵持续皮下输注。

3）中效胰岛素：低精蛋白锌人胰岛素（NPH）白色混悬液。皮下注射起效时间 1.5 小时，最大作用时间 4~12 小时，持续时间 24 小时。可皮下、肌内注射。可与正规胰岛素混合。

4）长效胰岛素：鱼精蛋白锌胰岛素（PZI）皮下注射 4~6 小时起效，高峰时间 14~24 小时，持续 36 小时。仅皮下或肌内注射。可与正规胰岛素混合。

甘精胰岛素（来得时）：是长效胰岛素类似物，在胰岛素的 A 链上 21 位用甘氨酸取代天冬酰氨，B 链 30a 和 36b 位各增加 1 个精氨酸，在体外溶液中很容易聚合，形成致密的六聚体，使溶解度降低，吸收减慢。可模拟生理性基础胰岛素分泌，每天只需注射 1 次，作用持续时间长达 24 小时，无明显峰值出现。

NN304（诺和平）：长效胰岛素类似物，在人胰岛素 B 链的 29 位赖氨酸上结合了一个 N16 - 烷酸基的游离脂肪酸，又称为 N - 棕榈酰基赖氨酸人胰岛素。NN304 吸收入血液循环后可与白蛋白结合，明显延长其半衰期（约 14 小时），进入肝脏的时间迟于人胰岛素，与白蛋白结合的复合物分子量大，不能经肾小球滤过。可与快速胰岛素混合，生成一种集快速与长效于一体的混合制剂。

5）混合胰岛素：正规胰岛素混合 PZI，一般 RI 与 PZI 比例为 2∶1 ~ 3∶1。若为 2∶1，则混合后正规胰岛素约 1/3，而中效胰岛素为 2/3；若为 1∶1，则混合后全部转为中效胰岛素。混合时须注意先抽短效，后抽 PZI，混匀，皮下注射。不同厂家和不同批次的胰岛素不相互混合，动物胰岛素不与人胰岛素相互混合。

中性预混型人胰岛素（如诺和灵 30R 或优泌林 70/30）：30% 为中性短效可溶性人胰岛素，70% 为 NPH 人胰岛素，皮下注射 0.5 小时起效，最大作用时间 2 ~ 8 小时，持续时间 24 小时，可皮下、肌内注射。

中性预混型人胰岛素（如诺和灵 50R 和优泌林 50/50）：50% 为可溶性中性短效人胰岛素，50% 为同种 NPH 人胰岛素。皮下注射 0.5 小时起效，最大作用时间 2 ~ 8 小时，持续时间 24 小时。

人胰岛素类似物预混制剂：主要是将超短效胰岛素与中效胰岛素混合。主要有如下种类：礼来公司研制的 HumalogMix25［将 lyspro 与中性鱼精蛋白（NPL）混合，lyspro 和 NPL 分别占 25% 和 75%］和 HumalogMix50（lyspro50% + NPL50%）；诺和公司研制的 BIAsp30（aspart30% + NPH70%）、NOVOMix30（as - part30% + 鱼精蛋白 aspart70%）、NOVOMix50（aspart50% + 鱼精蛋白 aspart50%）和 NOVOMix70（Aspart70% + 鱼精蛋白 aspart30%）。上述人胰岛素类似物预混制剂，可早晚餐前即刻皮下注射，有效控制餐后高血糖，降低低血糖风险，因此，更灵活、更方便、更安全。

自行混合人胰岛素：临床可根据需要将中性、短效可溶性人胰岛素与 NPH 人胰岛素按一定比例自行混合皮下注射。

3. 胰岛素的储存

（1）不使用的胰岛素应贮存在 2℃ ~ 8℃ 的低温环境中，以保证其有效期内维持生物效应和抗微生物作用。

（2）避免任何形式的冷冻，被冷冻的胰岛素即使解冻后，也不应使用。

（3）在乘机旅行时，应将胰岛素置于手提袋中，不要放在托运的行李中，因托运温度可能在冷冻点以下。

（4）过高的储存温度可加速胰岛素制剂生物活性的下降，不应将胰岛素显露在热或直接的光晒下。

（5）瓶装的胰岛素在室温（约25℃）可被安全地储存6周左右，笔式胰岛素在装入胰岛素笔中使用后，可使用或携带1个月，无需再将其储存在冷藏室中。

4. 胰岛素的给药途径

给药途径：包括皮下注射、肌内注射、静脉输注、胰岛素泵输注和其他研究中的给药方式和途径（肺吸入、黏膜吸收、口服等）。

（1）皮下注射：皮下给药途径是目前胰岛素应用的主要方式。常用的部位有上臂、大腿、腹部及臀部皮下脂肪较多处。不同的部位吸收速度不一样，腹部吸收最快，上臂和大腿吸收速度中等，臀部的吸收最慢。在同一部位，注射不同的胰岛素制剂和执行各种不同的治疗方案时，血浆胰岛素的浓度变化也各不相同。这时选择不同的治疗方案和评价治疗方案的疗效十分重要。用传统的注射器皮下注射必须消毒，且携带不方便，因此逐渐被以下新的皮下给药方式所取代：①胰岛素笔：为笔型注射器，能随身携带，使用方便，注射剂量准确，尤其对糖尿病合并视力下降者可通过听笔的转动响声来调整剂量，注射时疼痛轻。②高压无针注射仪：使用永久性材料制成的无针无痛注射仪，使用寿命可达30万次。注射仪采用高压原理，使胰岛素在压力驱动下通过微孔以微型雾化的喷射流进入皮肤，并在注射部位的皮下组织中扩散。消除了因针头注射造成的皮肤创伤和疼痛，患者更易接受，且经高压喷雾注射的胰岛素在皮下组织中呈弥漫状分布，药液吸收迅速而均匀，餐前注射的正规胰岛素（RI）吸收曲线更接近于进食诱发的胰岛素生理性曲线状态。另外，还有体积小、携带方便、视力不佳者亦能使用的优点。③持续性胰岛素输注（continuous subcutaneous insulin infusion，CSU）：目前应用的胰岛素泵大多采用CSU技术。使用RI或超短效胰岛素类似物，并可根据患者血糖变化规律个体化地设定一个持续的基础输注量及餐前追加量，以模拟人体生理性胰岛素分泌。新近发展的胰岛素泵采用螺旋管泵技术，体积更小，携带方便，有多种基础输注程序选择和报警装置，安全性更高，在患者需要用大剂量胰岛素时，这一方法更为适合。④人工胰腺：这是一种连接胰岛素泵和葡萄糖感受器的装置，通过置入的葡萄糖感受器随时监测血糖变化，再由与之连接的胰岛素泵根据血糖变化按需要向皮下输注胰岛素。⑤微囊胰岛细胞移植：近年来，人们将胰岛细胞用生物半透膜包裹，形成人工屏障，以达到与宿主免疫系统隔离的目的。⑥皮下置入控释给药：它有独特的优点，药物容易到达体循环，因而生物利用度高。另外，应用控释给药，给药剂量低，控释速率均匀，且常常比吸收速率慢，成为吸收限速过程，故血药浓度比较平稳且维持时间长。

（2）腹腔内途径：主要有3种方式：①携带型泵：胰岛素泵位于体外，贮存较多量的胰岛素，以避免频繁操作增加感染的危险性。输注胰岛素的导管在前腹壁下潜行一段距离后穿过腹壁进入腹腔。②置入型泵：此泵须外科手术置入于腹部皮下脂肪和腹直肌鞘之间，泵的导管穿过腹直肌鞘，悬在腹腔中。与皮下型泵比较，置入型泵释放的胰岛素吸收与生理途径相似。释放入腹腔的大部分胰岛素被吸收入门静脉，进入肝脏发挥效应，并有约50%被降解，可避免外周高胰岛素血症，也使血糖更易于控制而较少发生低血糖反应，但需通过手术置入，增加了患者痛苦和发生感染的机会。③腹膜透析中的应用：糖尿病合并终末期肾衰竭需持续性非卧床腹膜透析时，可在腹膜透析液中加入胰岛素或将胰岛素直接注入腹腔内。

（3）静脉途径：目前主要在糖尿病合并急性并发症或输注葡萄糖时应用，仅短效胰岛素（RI 和短效人胰岛素）可供选用。

（4）肌内注射：较皮下吸收快，反复长期肌内注射易引起肌肉深部感染。

（5）口服给药：可解除注射给患者带来的痛苦，但胰岛素通过口腔黏膜吸收极少，吞服后酶的消化作用难以克服。研究者们主要利用诸如表面活性剂、水杨酸制剂、脂质体、酶抑制剂乳剂、纳米颗粒等各种载体减少胃肠道对胰岛素的破坏、降解、促进吸收。近年来，胰岛素的口服制剂出现了重大突破，多种产品相继进入临床研究。加拿大的 Generex 公司已开发出口腔喷雾产品（Oralin），该产品包括一个手持给药器，可将胰岛素喷于口腔。临床试验结果显示：标准餐后使用 Oralin（30、40、和50U）可产生与皮下注射10U胰岛素相当的降糖效果。

（6）直肠途径：胰岛素吸收后可在门脉系统中形成较高浓度，用药后30~45分钟血浆中达高峰，但下降较缓慢，不如腹腔给药理想。

（7）肺部吸入给药：早在1935年，就已提出胰岛素通过鼻腔黏膜的给药途径，但是由于其生物利用度过低，吸收的变异太大，因而不具有临床应用的可行性。由于肺泡上皮细胞的巨大面积，具有丰富的易渗透的毛细血管，近年来，通过肺的给药途径逐渐受到关注。Pflzer 和 Aventis 公司研制的胰岛素吸入仪器，采用粉末状胰岛素 Aradigm 和 Nono 研制的胰岛素吸入装置 AERXx，可精确地控制胰岛素的吸入量。采用吸入胰岛素仪器使用胰岛素，体内的药动学曲线显示其起效类似于快速作用的胰岛素，与皮下连续胰岛素泵输入的胰岛素相似，迅速达峰值，并且持续时间较短。

5. 胰岛素使用原则

在生理情况下，胰岛素分泌有2种形式，即持续性基础分泌和进餐后刺激性增高分泌。持续性基础分泌平均8~13分钟释放1次，每小时约1U胰岛素分泌，以保持一定的胰岛素基础水平，抑制肝糖生成，保持靶器官达到利用葡萄糖的平衡；另一方面，进餐后胰岛素分泌增加，每餐6~8U胰岛素分泌，以促进葡萄糖的利用和储存，并抑制肝糖的输出。在制订胰岛素治疗的方案时，尽可能模拟生理胰岛素分泌，有效控制血糖。胰岛素治疗还应在饮食运动治疗的基础上进行，尤其是饮食应定时定量，并要监测血糖，随血糖水平不断调整胰岛素剂量，直到达到理想的控制目标。

6. 胰岛素治疗的方法

包括胰岛素补充治疗、胰岛素替代治疗和胰岛素强化治疗。

（1）胰岛素补充治疗：是指需用接近生理剂量的胰岛素，主要适用于经合理的饮食治疗和口服降糖药物治疗后血糖控制仍未达标的 2 型糖尿病患者以及口服降糖药物继发失效的 2 型糖尿病患者。在原口服药物降糖治疗的基础上，补充胰岛素治疗。常用方式有：①一般在晚上睡前（晚上 10 时）使用中效或（超）长效胰岛素。初始剂量为 0.2U/kg，监测血糖，3 天后调整剂量，每次调整量在 2~4U，使 FPG 控制在 4~6mmol/L。睡前使用中效胰岛素（NPH）能减少夜间肝糖异生，降低 FPG，FPG 控制满意后，白天餐后血糖可以明显改善。NPH 的最大活性是在睡前（晚上 10 时）用药的 8小时，正好抵消在清晨 6~9 时逐渐增加的 IR，纠正糖尿病患者的"黎明现象"。最低的血糖水平常出现在患者醒来时（早上 7 时），易于自我监测血糖，避免出现低血糖。这种胰岛素补充方式依从性好，操作简单、快捷。②为改善晚餐后血糖，可考虑早餐前 NPH 联合口服降糖药物。③每日胰岛素注射次数在 2 次及以上，可考虑停用胰岛素促泌剂。

睡前胰岛素的剂量可根据体重（kg）或空腹血糖计算，根据体重初始中效胰岛素剂量可采用 0.2U/kg；按空腹血糖计算，初始中效胰岛素剂量（U）= 空腹血糖（mmol/L）数，如空腹血糖为 10mmol/L，则睡前中效胰岛素剂量为 10U。也有人用混合胰岛素治疗（如诺和灵 30R 或 50R），因含有短效胰岛素，易发生低血糖，最好在早餐前或晚餐前应用。口服降糖药可采用胰岛素促泌剂（磺脲类和氨基酸类衍生物）、双胍类、α-糖苷酶抑制剂和格列酮类中任何一种、二种或三种、四种和胰岛素联合作用。要监测血糖，因为新调整剂量的胰岛素需要 3~4 日达到它的"稳定状态"，可以每 3~4 日调整胰岛素剂量，3 日后如空腹血糖连续 2 或 3 次 >8mmol/L，则睡前加中效胰岛素 4U；如 <8mmol/L，但 >6mmol/L，则加 2U，目标血糖控制在 5~6mmol/L。用胰岛素补充治疗后，血糖控制仍不佳，胰岛素剂量 >30U 者，应停止使用口服降糖药物，改为胰岛素替代治疗方案。

（2）胰岛素替代治疗：主要适应于 T1DM、内生胰岛功能很差或存在口服药治疗禁忌证的 2 型糖尿病患者。多使用基础胰岛素给药及针对餐后高血糖的胰岛素给药联合。基础量设置过大，可能造成夜间低血糖；基础量设置过小，FPG 下降不满意。基础量设置恰当时，餐前短效胰岛素的量不应过大。替代治疗的胰岛素剂量应在生理剂量范围内。过低，不利于血糖的控制；过高，可造成外源性高胰岛素血症，易发生低血糖和体重增加。

1）胰岛素剂量估算：胰岛素剂量的估算方法有 2 种，一种是根据病情即血糖水平来估计，一种是根据体重来计算。根据体重估算胰岛素的量，虽然体重越重，对胰岛素敏感性越差，但体重与病情并不一定成正比，体重越重不等于病情越重，因此实际临床工作中多以病情的轻重，即血糖水平的高低来估算胰岛素的用量。常用的估算胰岛素剂量的方法有以下几种：

以体重为依据：每天胰岛素剂量（U）=（患者血糖-5.6）×体重（kg）×0.6×180/（1000×2）。

以空腹血糖为依据：每天胰岛素剂量（U）＝空腹血糖（mmol/L）×2，如空腹血糖为12mmol/L，则一天胰岛素总量为24U。以空腹血糖为5.6mmol/L为正常值，先算出1L的体液中患者多出多少毫摩尔/升（mmol/L）血糖，再乘以患者的全身体液数（L），得出患者全身血糖高出正常人多少毫摩尔/升，最后换算为克（g），以2g葡萄糖用1U胰岛素治疗。葡萄糖分子量为180。

以尿糖"＋"数为依据：如果测血糖不方便，可根据三餐前尿糖检查结果，每一个"＋"尿糖，于上餐前加用普通胰岛素2~4U。正常人每日分泌胰岛素40~50U，多数患者起始剂量为18~24U。根据以上方法所估算的胰岛素量只是患者的一个平均量，是一个理论数字，具体应用时必须强调个体化。相同的估算剂量，对一些患者来说可能太大，会发生低血糖，而对另一些患者来说可能剂量不够。因此，临床应用时应先用上述估算胰岛素量的2/3略多些，剩下1/3左右用于个体差异，再随血糖水平加以调整，不主张将全部估算胰岛素量都给患者一次性注射。在实际应用胰岛素治疗中，影响胰岛素剂量的因素非常复杂，应充分考虑这些影响因素，不能简单依靠公式计算。

2）胰岛素制剂的选择：选择胰岛素制剂应结合患者病情，提倡个体化的用药原则。针对不同患者的文化背景、民族习惯等因素进行必要的调整。所选胰岛素制剂在有效持久控制血糖、消除代谢紊乱的同时，尽可能避免低血糖，使血糖和血浆胰岛素浓度波动接近生理范围内。同时所选择胰岛素制剂要尽可能模拟生理的胰岛素分泌。

糖尿病急性代谢紊乱、各种急性并发症、急性感染、大手术围术期等，先使用短效或速效胰岛素皮下或静脉应用，待病情控制后，再依据所需剂量换为混合或中效胰岛素治疗。

1型或2型糖尿病重症患者，因血糖水平比较高，存在一定糖毒性，先用短效胰岛素治疗，尽快控制好血糖，解除糖毒性，再过渡到用混合或中效胰岛素治疗。

对普通2型糖尿病患者，为减少注射次数，提高治疗依从性，可选用中效短效预混胰岛素（如诺和灵30R或50R），或直接用中效胰岛素于早晚餐前注射。

个别患者病情较特殊，预混胰岛素中短、中效胰岛素比例不符合患者病情需要，可自己根据病情需要将精蛋白锌胰岛素或中效胰岛素与短效胰岛素按所需比例混合，如可用诺和灵N和诺和灵R按需要比例混合，也可将PZI和普通胰岛素按需要比例混合。但在PZI和普通胰岛素混合时，普通胰岛素量应＞PZI的量，因PZI中含过量鱼精蛋白，1U PZI可吸附1U普通胰岛素，使其变为中效胰岛素。在自混胰岛素过程中为避免鱼精蛋白锌进入普通胰岛素瓶内，应先抽取普通胰岛素，然后再抽PZI。

在糖尿病病情严重伴循环衰竭、皮下吸收不良或有耐药性需大量胰岛素时，常使用胰岛素静脉注射或滴注，等病情稳定好转后再改为皮下注射。

在改用高纯度胰岛素或人胰岛素时剂量应减少20%~30%。

3）胰岛素使用方案

①每天2次注射：两次预混胰岛素或自己混合短效＋中长效胰岛素。优点是简单。

需要注意的是：早餐后 2 小时血糖控制满意时，上午 11 点可能发生低血糖；午饭后血糖控制可能不理想，考虑加用口服降糖药，如 α - 葡萄糖苷酶抑制剂或二甲双胍；晚餐前 NPH 用量过大，可能导致前半夜低血糖；晚餐前 NPH 用量不足时，可致 FPG 控制不满意。

②每天 3 次注射：早、中餐前使用短效胰岛素，晚餐前使用短效胰岛素和 NPH。这种用药方式接近生理状态。缺点是晚餐前使用 NPH，量大时，在 0 ~ 3 点可发生低血糖；量小时，FPG 控制不好。

③每天 4 次注射：三餐餐前注射短效胰岛素，睡前注射 NPH。目前临床上常使用这种方案，符合大部分替代治疗。

④每天 5 次注射：三餐前注射短效胰岛素，上午 8 点和睡前各注射 1 次 NPH。2 次 NPH 占全天剂量的 30% ~ 50%。这种方案是皮下注射给药方式中最符合生理模式的给药方式。

⑤胰岛素泵的治疗：采用持续皮下胰岛素输注方式，符合生理需要，适用于胰岛素敏感、容易发生低血糖的患者，多用于 T1DM，费用昂贵。

⑥2 型糖尿病胰岛素补充治疗：在 2 型糖尿病胰岛素补充治疗中，外源性胰岛素用量接近生理剂量时改成替代治疗。方法为：先停用口服降糖药，改为胰岛素替代治疗；胰岛素替代后，日剂量需求大（IR 状态），再联合口服降糖药治疗，如胰岛素增敏剂、α - 葡萄糖苷酶抑制剂。

（3）胰岛素强化治疗：所谓强化胰岛素治疗是指为达到近乎正常的血糖控制需每日多次（3 ~ 4 次）注射胰岛素，根据血糖与进食量调整餐前胰岛素用量，保持尽可能规律化的进食时间和锻炼，或应用胰岛素泵，自我血糖监测至少 3 ~ 4 次/日，经常与治疗小组保持密切联系，以指导患者自我控制，达到并保持血糖的控制目标。

1）胰岛素强化治疗的适应证：①T1DM；②妊娠糖尿病和糖尿病合并妊娠；③在理解力和自觉性高的 2 型糖尿病患者，当使用相对简单的胰岛素治疗方案不能达到目的时，可考虑强化治疗；④新诊断严重高血糖的 2 型糖尿病，可进行短期胰岛素强化治疗。

2）胰岛素用量计算与用量分配：强化治疗胰岛素初始剂量确定可按前述胰岛素剂量计算方法，估算每天胰岛素的用量。也可按下述方法计算：全胰切除患者每天需要胰岛素 40 ~ 50U，多数患者可从每天 18 ~ 24U 用起；也有人主张 1 型糖尿病初始胰岛素量按 0.5 ~ 0.8U/kg，2 型糖尿病按 0.3 ~ 0.8U/kg。

在每天多次胰岛素注射方案中，中效与精蛋白锌胰岛素的剂量占总剂量的 35% ~ 50%，餐前短效胰岛素可按以下比例计算：早餐前短效胰岛素用量最多，占每天总量 20% ~ 25%；中餐前用量小，占总量 10% ~ 15%；晚餐前用中量，占总量 15% ~ 20%。如睡前进餐，可分配短效胰岛素 3% ~ 5%。餐前胰岛素剂量可根据患者饮食计算，1 ~ 2U/10 ~ 15g 糖类物质，经常监测血糖用以调整胰岛素剂量，使血糖水平控制在接近正常的范围内。胰岛素强化治疗初始剂量的确定：按病情轻重估计，全胰切除患者每日需要 40~50U，多数患者可从每日 18~24U 开始，根据血糖调整。国外主张初始剂量为：T1DM 患者按 0.5~0.8U/kg，不超过 1.0U；2 型糖尿病患者初始剂量按 0.3~0.8U/kg。胰岛素强化治疗，胰岛素一日量的分配：早餐多（RI 25%~30%）、中餐少（RI 15%~20%）、晚餐中等量（RI 20%~25%）、睡前少（NPH 20%）；胰岛素泵：40% 持续低速皮下注射，早餐前追加 20%，中餐前和晚餐前各 15%，睡前 10%（可少量进食）。初始胰岛素剂量确定后，还必须经过多次调整才能使血糖控制良好，一般可根据餐前血糖调节上一餐短效胰岛素的量，如餐前血糖 <3mmol/L，上一餐前短效胰岛素量应减 2~4U；餐前血糖 3~4mmol/L，则减 1~2U；餐前血糖 4~8mmol/L，则保持原剂量不变；餐前血糖 8~11mmol/L，则加 1~2U；餐前血糖 11~13mmol/L，则加 2~3U；餐前血糖 13~16mmol/L，则加 3~4U，逐渐调整血糖至比较好的范围。

改用口服降糖药：2 型糖尿病患者短期胰岛素强化治疗后，考虑重新恢复口服降糖药的指征：空腹及餐后血糖达满意控制水平；全天胰岛素总量已减少到 30U 以下；空腹血浆 C 肽 >0.4mmol/L；餐后 C 肽 >0.8~1.0mmol/L，因感染、手术、外伤、妊娠、应激等原因用胰岛素治疗后，上述情况已消除时。

3）禁忌证：胰岛素强化治疗最主要的不良反应就是低血糖的发生，严重低血糖的发生率可增加 3 倍以上。另外，一些不良反应包括体重增加、应用胰岛素泵引发的感染等。因此，尽管胰岛素强化治疗可以达到很好的血糖控制，并不是所有个体都适合强化治疗或愿意接受强化治疗。以下情况建议不用胰岛素强化治疗：①多数 2 型糖尿病患者不需要强化治疗。②有严重低血糖危险的患者，如近期发生过严重低血糖的患者、对低血糖缺乏感知的患者、Addison 病、腺垂体功能低下者等。③理解力和自觉性比较差的患者，如幼年或高龄患者、精神病或精神迟缓者。④酒精中毒和有药物成瘾者。⑤有糖尿病晚期并发症者。如肾功能异常者、有视力障碍的增殖性视网膜病变者，因胰岛素强化治疗对之并无益处，故此类患者不主张用胰岛素强化治疗。⑥有其他缩短预期寿命的疾病或医疗情况，如存在恶性肿瘤或其他影响生命的疾病，则要考虑应用胰岛素强化治疗对生活质量的影响。⑦存在活动性冠状动脉或脑血管疾病的患者，因低血糖可致心肌梗死或卒中。⑧病程在 20~25 年的 1 型糖尿病个体，如很少有微血管病或无微量蛋白尿，这种并发症少有的情况可能与基因倾向性有关，对此类个体可以不应用强化胰岛素治疗。如慢性并发症开始出现，则要用强化胰岛素治疗。

（4）胰岛素泵治疗：胰岛素皮下连续输注（CSⅡ）即胰岛素泵治疗，是胰岛素强化治疗的一个主要方法。通过特定管道 24 小时不停地向患者体内输入少量短效或超短效胰岛素作为基础量，来维持正常葡萄糖的代谢功能，主要控制空腹和餐前高血糖状态；进餐前再按碳水化合物的量给予一定量的胰岛素，也叫餐前大剂量或餐前追加量，主要控制餐后高血糖状态。

1）适应证：胰岛素泵是电脑控制的高科技产品，所有需要胰岛素治疗并具有一定文化知识的患者都可作为安泵对象，包括：①T1DM。②新诊断有严重高血糖的2型糖尿病。③纠正"黎明现象"。④反复发作低血糖用胰岛素治疗的糖尿病患者。⑤应用每日多次胰岛素注射法很难平稳地控制血糖的糖尿病患者。⑥糖尿病急性并发症、重症感染或围手术期等。⑦妊娠糖尿病或糖尿病合并妊娠。

2）放置泵的方法：将所用物品备齐后携至患者床前，解除其顾虑，嘱患者取平卧或坐位，选择脐部两侧不妨碍活动之处为穿刺点。用0.2%碘酊消毒2次，将软管置式插头放置于持针器上，左手捏紧皮肤，右手持针，按下开关，针头即快速刺入皮下，拔出针芯，用护皮膜固定。根据患者安泵前胰岛素用量和血糖监测结果，计算并设定初始的胰岛素基础释放量和餐前大剂量（或追加剂量），设定完毕后将泵置于腰带或裤袋等处。在安泵过程中需认真检查胰岛素储液管和充注软管内有无气体，要立即排出直径1mm以上的气体。护士应熟练掌握不同浓度胰岛素的安装、调试及常见报警的处理，定时定量为患者输注餐前大剂量，同时教会患者掌握胰岛素剂量的计算和设定以及泵的操作技术和常见故障的处理。

3）胰岛素泵中胰岛素的选择及注意事项：泵中只能使用短效胰岛素（如诺和灵R、优泌林R和甘舒霖R等）以及超短效胰岛素类似物（如诺和锐和优泌乐）。这些类型的胰岛素在储液管中稳定，而且在管道中不会形成结晶，从而引起管道堵塞。由于这些胰岛素的作用维持时间短，因此在没有另一种方法补充胰岛素的情况下，分离泵的时间不能超过2小时。另外，如果怀疑泵没有输出胰岛素或套管脱出，应立即采取检查。因为，缺乏胰岛素可导致酮症和糖尿病酮症酸中毒（DKA）的发生和发展。

4）胰岛素剂量的设定：①基础量的设定：已用胰岛素治疗的患者改用胰岛素泵治疗，全天量一般较前减少10%～25%，将泵治疗全天量的40%～50%作为泵治疗的基础胰岛素量，再除以24小时即为每小时基础率。未用胰岛素治疗的患者可将每千克体重0.22U作为基础胰岛素时，同样再除以24得到每小时的基础率。基础率每升高或下降0.1U/h，使餐前血糖及整个夜间血糖波动1.7mmol/L。可根据三餐前和夜间血糖监测调整基础率。②餐前大剂量的设定：用泵前每日胰岛素减少10%～25%后的胰岛素量的50%～60%或之前未用胰岛素治疗的患者可将0.22U/kg作为餐前大剂量，可平均分配于三餐前，也可按4：2：3：1的比例分配于三餐前及睡前，然后再根据所测餐后血糖情况调整。

5）泵安置后的注意事项：①密切观察血糖：置泵后前3天每日监测血糖5～7次（如测三餐前、餐后2小时和睡前10时，甚至0时血糖），3天后视血糖控制情况改为每日3～4次（如空腹和三餐后2小时血糖），为调整胰岛素用量提供可靠依据。②注意低血糖反应：尤其是置泵后3～7天为胰岛素剂量调整期，容易发生低血糖。③局部皮肤护理：充注软管在皮下保留3～5天后，需连同旧的装置皮下充注软管，新充注部位与原充注部位应相隔2～3cm以上。用手轻轻将原穿刺点里面的组织液挤出，以0.2%碘酊或75%酒精消毒局部皮肤后，涂以红霉素软膏加以保护。如有感染，应立即更换充注部位和装置，更换时严格执行无菌技术操作。长期用泵者均应 3~5 天（冬季可适当延长至 5~7 天）更换一次充注部位。

6）不良反应：采用胰岛素治疗时，除可能发生采用胰岛素治疗时常见的不良反应外，由于其本身的特点，尚可出现下列问题：泵功能失常致注射剂量不准确，可引起高血糖或低血糖，甚至酮症酸中毒；注射导管阻塞、脱落，针头阻塞等偶可见之，如未能及时发现，亦可引起高血糖，甚至酮症酸中毒。

7）注意事项：初始阶段须在医院医护人员严格监护下执行。需每日监测血糖，至少每日 6 次（即三餐前和三餐后 2 小时血糖），有时还需加测凌晨 3 时血糖，根据血糖水平调整基础维持量和追加量，一般需历时 4~7 天，直至血糖妥善控制后方可采用稳定的维持剂量和追加量。剂量一旦调整适当后，应保持相对稳定的饮食结构和饮食量。患者必须对此有足够的认识，能熟练掌握仪器的操作。

（5）胰岛素治疗的不良反应及处理

1）低血糖（血糖水平 <2.8mmol/L）：低血糖是胰岛素治疗最常见的不良反应，强化治疗时低血糖的发生率又高于常规治疗时。

① 发生原因：a. 胰岛素剂量过大。b. 进食过少，或不按时进食。c. 运动及体力活动过多。d. 糖尿病胃肠自主神经病变：可致胃轻瘫或瘫痪，食物在胃内滞留等。e. 肾脏病变：主要因胰岛素灭活、清除减少、胃肠道症状、进食少等。f. 其他：偶可因并发肾上腺皮质功能减退、腺垂体前叶功能减退等，极个别可因伴发胰岛细胞瘤所致。

② 低血糖的症状：包括两大组，一组由儿茶酚胺分泌增多所致，常较早出现，包括饥饿感、头晕、软弱无力、冷汗、心悸、手抖、脸色苍白及心跳加速等；一组表现为中枢神经系统功能障碍症状，出现相对较晚，包括烦躁不安、定向障碍、行为反常、语无伦次、哭笑无常，严重者可致惊厥（状似癫痫）、昏迷，甚至死亡，少数可表现神经系统的局灶性定位体征，如单瘫或偏瘫。低血糖症状与血糖下降的程度、下降速度、患者年龄和有无自主神经病变等因素有关：血糖越低，症状越重；血糖下降越快，则来自交感肾上腺素能代偿性活性增强的症状越明显，若血糖下降缓慢，则常表现为中枢神经系统功能障碍的症状。

③ 处理：患者神志尚清楚并能进食时，立即服用任何一种可快速升高血糖的食品：如饮葡萄糖水或含糖饮料，进食葡萄糖片、蜂蜜或葡萄干等糖指数高的食物。10~15 分钟后重复测血糖 1 次，如血糖仍未上升，再服上述糖类 1 次，如血糖有上升，隔15~20 分钟进食一些含淀粉和肉类的食物。重症或意识障碍者应紧急送医院抢救，注射 50% 葡萄糖注射液 40~60mL，多数患者在 5~10 分钟后可以转醒。

需特别注意反复发生低血糖者、老年患者、伴明显心脏自主神经病变及合并应用 β 受体阻滞剂的患者，该类患者对低血糖反应不明显，交感神经兴奋的临床表现比较轻，甚至缺如，要随时提高警惕，一旦怀疑为低血糖时，及时查血糖加以治疗。

2）高胰岛素血症和体重增加

① 发生原因：皮下给予胰岛素的吸收、分布和代谢直接进入血液循环，可造成外周循环高胰岛素血症。若不加以饮食控制和运动，易致体重增加或发生肥胖。

② 处理：在胰岛素治疗的同时强调积极的饮食控制和运动锻炼，使体重保持正常，同时良好的体重控制本身有利于血糖控制和减少胰岛素用量。

3）屈光失常

① 发生原因：初用胰岛素治疗的患者，主要由于胰岛素治疗使血糖迅速下降，影响晶状体和玻璃体内渗透压，使晶状体内水分逸出而屈光下降，发生远视，出现视物模糊。

② 处理：一般属暂时性，随血糖恢复正常后可迅速消失，不致发生永久性变化。

4）注射部位的萎缩或增生

① 发生原因：主要见于使用不纯的动物胰岛素，注射部位皮下脂肪发生萎缩成凹陷性皮脂缺失，或注射部位组织增生形成硬结，多见于男性臂部等注射部位，有时呈麻木刺痛，可影响吸收。

② 处理：提高纯度或使用人胰岛素注射，经常更换胰岛素注射部位。

5）胰岛素性水肿

① 发生原因：糖尿病未控制前常有水钠丢失、细胞外液减少、细胞内葡萄糖减少，控制后 4~6 天可发生水钠滞留而水肿，可能与胰岛素促进肾小管重吸收水钠有关。

② 处理：一般在 1 个月内可自行缓解，严重时可短期适当应用利尿剂。

6）过敏反应

① 发生原因：多由于胰岛素制剂不纯（含有杂质）所致。临床表现：多为皮疹、血管神经性水肿、紫癜，罕见有过敏性休克。

② 处理：若发生过敏者可采用脱敏疗法，即正规胰岛素 4U 溶于 40mL 生理盐水中，再稀释至 400mL，这样 0.1mL 盐水中含有 0.001U 胰岛素，开始皮下注射 0.1mL 生理盐水，若无反应每 15~30 分钟加倍注射，直至需要量。若发生过敏性休克，立即皮下注射肾上腺素 0.25~1.0mg，继以氢化可的松 100~300mg 溶于 5% 葡萄糖注射液 200~500mL，静脉滴注。现用于临床的单组分动物胰岛素和人胰岛素已几乎无过敏反应。

7）免疫性胰岛素抵抗

① 发生原因：胰岛素治疗的患者发生针对胰岛素明显的免疫性胰岛素抵抗，由于高滴度的胰岛素抗体中和而结合了大量胰岛素所致，主要见于牛或猪等动物胰岛素，应用人胰岛素治疗产生抗体的机会很小。

② 处理：更换人胰岛素治疗，口服泼尼松 10~20mg，每日 3 次，并逐渐减量，减至 5~10mg 维持，待胰岛素减至最小量时停用泼尼松。

8）低血钾：胰岛素治疗的早期，随着血糖的降低，细胞利用葡萄糖增加，细胞外钾随之进入细胞内增加，使血钾水平降低，甚至致低血钾，多出现在不能正常进食的患者中。

9）胰岛素注射部位感染很少见，偶尔有无症状的分枝杆菌感染。

（6）胰岛素治疗时清晨或空腹高血糖的处理：在应用胰岛素治疗过程中，有时白天的血糖控制比较理想，却在清晨空腹时出现明显的高血糖，其原因主要有以下几种情况：

1）夜间胰岛素作用不足

① 特点：睡前或夜间血糖控制不佳，夜间无低血糖发生，空腹高血糖。

② 原因：胰岛素作用时间不够长或基础胰岛素量不够。

③ 处理：a. 睡前或晚餐前使用中效或长效胰岛素；b. 增加中效或长效胰岛素注射剂量；c. 联合应用口服抗高血糖药物，如双胍类或噻唑烷二酮类如罗格列酮或吡格列酮等。

2）黎明现象

① 特点：睡前及夜间血糖控制良好，无低血糖发生，仅在黎明一段时间出现高血糖。

② 原因：可能为此时皮质醇、生长期激素等拮抗胰岛素的激素分泌增多，使胰岛素相对不足。

③ 处理：a. 将 NPH 移至睡前注射，以使 NPH 的高峰时间覆盖至黎明时间段；b. 增加晚餐前 NPH 或 PZI 的剂量，睡前适当加餐，避免夜间或凌晨发生低血糖；c. 联合应用口服血清素拮抗剂赛庚啶或皮下注射生长抑素类似物如奥曲肽（价格较贵）等，以抑制糖皮质激素和生长激素的分泌；d. 可改用胰岛素泵治疗，通过调整各阶段的基础胰岛素输注速率来解决。

3）Somogyi 现象

① 特点：夜间（多见于凌晨 0～3：00）曾有低血糖发生，因处于睡眠中未被察觉（水平卧位和熟睡可以减轻低血糖症状），继而发生低血糖后的反应性高血糖（体内交感神经兴奋，胰岛素拮抗激素分泌增加），导致清晨或空腹高血糖。

② 原因：主要由于晚餐前注射的 NPH 在凌晨出现作用高峰，且此时处于胰岛素抵抗的最低点，加之此时胃肠道已无碳水化合物吸收，从而发生低血糖，继而发生低血糖后的反应性高血糖。

③ 处理：a. 减少胰岛素剂量；b. 如睡前血糖水平不高，可在睡前适当加餐；c. 将 NPH 移至睡前（22：00）皮下注射。d. 使用无明显作用峰值的长效胰岛素，如来得时等。

（7）胰岛素治疗中应注意的问题

1）不同剂型的胰岛素混合注射：鱼精蛋白锌胰岛素制剂中含 Zn^{2+} 与短效胰岛素结合的程度和速度与这两种剂型胰岛素的用量比例相关。速效胰岛素与 NPH 混合注射后，速效胰岛素的吸收率会有轻度降低，但不影响总的生物有效性。NPH 的缓冲液是磷酸盐，不能和含 Zn^{2+} 的胰岛素制剂（如鱼精蛋白锌胰岛素）混合使用，因为两者混合后会产生磷酸锌沉淀，长效胰岛素中的 Zn^{2+} 被沉淀后，会变为"短效"胰岛素。

2）除短效、速效及 glargine 胰岛素以外，中效或长效胰岛素在使用前均需置于掌中滚动或轻晃，使溶液均匀混悬。

3）胰岛素注射器及胰岛素笔针头需要一次性更换，因为：①注射针头用酒精擦拭后会擦掉针头上的硅膜层，使患者在注射时感觉疼痛。②多次反复使用可增加感染的机会，引起疼痛、皮下硬结、肌肉萎缩等，最终影响患者的血糖控制。③使用胰岛素笔时，若注射后仍保留针头，使空气由针头进入，常会导致笔芯中有小气泡，使得注射剂量不准确。

4）尽量使用专用的胰岛素注射器，因为胰岛素专用注射器上标明的刻度是胰岛素的单位（U），而普通注射器上的刻度是毫升（mL），而且最小单位是 0.1mL，换算后等同于 4U 胰岛素，而大部分患者需要注射的胰岛素剂量并非 4 的整数倍。因此，如果使用普通注射器，患者不仅需要换算剂量和体积，而且也很难精确地抽取所需剂量。

5）胰岛素皮下注射后，吸收的快慢受运动和温度的影响。运动会加快吸收，洗热水澡也能加快吸收。注射在脂肪较厚的部位吸收则缓慢。

6）采取下列措施可减轻注射时的疼痛：①注射前胰岛素的温度应接近室温。②待注射局部消毒皮肤的酒精完全挥发后再注射。③选择肌肉松弛的部位注射。④经常更换针头，不要重复使用。⑤注射时进针速度要快。⑥进针或拔针时，针头不要改变方向。⑦注射针管内无气泡。

（8）非注射胰岛素制剂：由于胰岛素须终生用药，长期每日注射给患者带来一定的心理和身体影响。因此，胰岛素非注射制剂的开发是药剂学专家们潜心研究的重要课题。新制剂胰岛素的生物利用度、有效性及安全性是目前需要解决的问题。近 10 年来，鼻黏膜吸收制剂、口腔舌下黏膜吸收制剂、肺吸收制剂、口服制剂、胰岛素滴眼剂、皮肤渗透剂等，约有 16 种非注射途径胰岛素制剂已相继进入临床验证，以明确其生物利用度、有效性及安全性，这些制剂将主要用于 2 型糖尿病患者作为口服降糖药的辅助治疗。少数生物利用度高、吸收迅速的制剂可用于 1 型糖尿患者。

（9）其他方法：胰岛素转基因治疗及胰岛移植。

二、中医治疗

1. 辨证治疗

糖尿病多因禀赋异常、过食肥甘、多坐少动，以及精神因素而成，病机为五脏功能失调，辨证当明确五脏定位、阴阳气血虚实等，辨证求因，审证审因论治，有利于提高临床疗效。

在临床上常将糖尿病辨证分为 3 型，并根据病性病位，分为若干亚型。

（1）阴虚热盛型

1）肺胃热盛

主症：口渴引饮，饮一溲一，咽干舌燥，消谷善饥，形体渐瘦，大便秘结，舌红苔薄黄，脉数或细数。

治法：清泄肺胃，生津止渴。

方药：白虎汤、消渴方加减。生石膏 30g（先煎），知母 10g，生地黄 15g，天冬、麦冬各 10g，天花粉 30g，黄连 6g，黄芩 10g，甘草 6g。

同法：水煎服，每日 1 剂。

2）心胃火盛

主症：渴喜冷饮，易饥多食，口舌生疮，牙龈肿痛，口臭，心烦失眠，溲赤便秘，舌红苔黄，脉滑数。

治法：清胃泻心。

方药：玉女煎加味。生石膏 30g（先煎），知母 10g，生地黄 15g，麦冬 10g，竹叶、黄连各 6g，牛膝 10g。

用法：水煎服，每日 1 剂。

3）心火亢盛

主症：渴欲冷饮，急躁烦热，口舌生疮，心烦失眠，小便短赤，大便秘结，舌红苔黄，脉数或细数。

治法：清心泻火，滋养心肾。

方药：泻心汤合黄连阿胶鸡子黄汤加减。黄连 6g，黄芩 10g，生地黄 15g，白芍药、阿胶各 10g（烊化），竹叶 6g，黄柏 10g，木通 6g，鸡子黄 1 枚。

用法：水煎服，每日 1 剂。

4）肝阳偏亢

主症：急躁易怒，头晕目眩，口渴多饮，面红目赤，溲黄便秘，舌红苔黄，脉弦数。

治法：滋阴潜阳。

方药：天麻钩藤饮合知柏地黄汤加减。天麻 6g，钩藤 10g，石决明 20g（先煎），黄柏、知母、山茱萸、牡丹皮、泽泻各 10g，生地黄 15g，山栀子、山药各 10g。

用法：水煎服，每日 1 剂。

(2) 气阴两虚型

1）心肺两虚

主症：神疲乏力，汗出气短，心悸失眠，怔忡健忘，五心烦热，咽干舌燥，舌红苔薄白或薄黄，脉细数。

治法：益气养阴，宁心敛肺。

方药：生脉散加减。太子参、麦冬各 10g，五味子 6g，生地黄 15g，生黄芪 20g，柏子仁 12g，知母 10g。

用法：水煎服，每日 1 剂。

2）心脾两虚

主症：心悸健忘，少寐多梦，面色萎黄，少食倦怠，腹胀便溏，气短神怯，舌淡苔薄白，脉濡细或细弱。

治法：补益心脾。

方药：归脾汤加减。太子参 10g，生黄芪 20g，白术、茯苓各 10g，生地黄 15g，龙眼肉 10g，炒枣仁 12g，麦冬 10g，木香 6g。

用法：水煎服，每日 1 剂。

3）心肾两虚

主症：心烦失眠，心悸健忘，头晕耳鸣，盗汗遗精，咽干潮热，夜尿频多，舌红少苔或光红，脉细数。

治法：滋阴清热，交通心肾。

方药：补心丹合交泰丸加减。太子参 20g，麦冬 10g，五味子 6g，生地黄、熟地黄各 10g，黄连 4g，炒枣仁、柏子仁各 12g，茯苓 10g，肉桂 2g。

用法：水煎服，每日 1 剂。

4）心肝两虚

主症：头晕目眩，心悸怔忡，失眠健忘，心烦易怒，舌淡红苔薄白，脉弦细。

治法：养肝益心。

方药：当归补血汤合一贯煎加减。生黄芪 30g，当归、沙参、麦冬各 10g，生地黄 15g，枸杞子、白芍药 10g，炒枣仁 12g。

用法：水煎服，每日 1 剂。

5）肺气阴两虚

主症：气短语怯，神疲乏力，面色少华，自汗盗汗，口燥咽干，潮热颧红，舌嫩红少苔，脉细数无力。

治法：补肺气，养肺阴。

方药：生脉散加味。太子参 20g，麦冬 10g，五味子 6g，沙参 10g，生黄芪 30g，生地黄、百合各 15g。

用法：水煎服，每日 1 剂。

(3) 阴阳两虚型

1）肾阴阳两虚

主症：畏寒蜷卧，手足心热，口干咽燥但喜热饮，眩晕耳鸣，腰膝酸软，小便清长或淋漓不尽，阳痿遗精，女子不孕或带下清稀，舌淡红苔薄白，脉沉细。

治法：滋阴补阳。

方药：右归饮加减。熟地黄 15g，山茱萸 10g，山药 12g，牡丹皮 6g，枸杞子、泽泻各 10g，附子、肉桂各 6g，茯苓 12g，龟甲 10g，杜仲 12g。

用法：水煎服，每日 1 剂。

2）脾肾阳虚

主症：形寒肢冷，面色㿠白，神疲乏力，腰腿酸软，小便频数，余沥不尽，面目浮肿，五更泄泻，阳痿遗精，宫寒不孕，舌红体胖苔薄白或偏白滑，脉沉细而弱。

治法：湿补脾肾。

方药：四君子汤丸加减。补骨脂 12g，吴茱萸、肉豆蔻各 6g，五味子 10g，党参 12g，炒白术、茯苓各 10g，甘草 6g。

用法：水煎服，每日 1 剂。

3）脾胃阳虚

主症：脘腹冷痛，泛吐清水，胸闷纳呆，面色萎黄，神疲乏力，四肢清冷，舌淡胖苔白滑，脉沉细弱。

治法：温补脾胃。

方药：大、小建中汤加减。桂枝 6g，白芍药 10g，干姜 6g，党参 12g，蜀花椒 3g，苍术、甘草各 6g，大枣 4 枚。

用法：水煎服，每日 1 剂。

4）心肾阳虚

主症：形寒肢冷，心悸怔忡，胸闷气短，身倦欲寐，唇甲青紫，小便短少，全身浮肿，舌淡胖或紫暗苔白滑，脉沉细弱。

治法：温肾阳，通心阳。

方药：真武汤合保元汤加减。附子 6g，白术 10g，茯苓、党参各 15g，黄芪 30g，薤白 10g，肉桂、甘草各 6g。

用法：水煎服，每日 1 剂。

5）心阳虚弱

主症：心悸气短，胸闷憋气，心胸作痛，面色㿠白，倦怠乏力，舌淡体胖，脉细或结代。

治法：温阳通痹。

方药：瓜蒌薤白半夏汤加减。全瓜蒌 15g，薤白、法半夏各 10g，桂枝 6g。

用法：水煎服，每日 1 剂。

在上述辨证论治规律的基础上，随证灵活加减。可采用中药、针灸、推拿等中医药疗法，可减轻糖尿病症状，控制血糖，疗效确切。对于中、重型糖尿病患者，中医药疗法不仅能缓解症状、减少口服降糖药和胰岛素用量，而且在预防和延缓糖尿病并发症的发生与发展方面有着独特的疗效。

2. 常用中成药

（1）消渴丸：每次 5~20 粒，每日 2~3 次，饭前 30 分钟服用。由于本药内含格列本脲，所以严禁与格列本脲同时服用，以免发生严重的低血糖。严重的肝肾疾病慎用，1 型糖尿病患者不宜使用。

（2）降糖舒：每次 6 片，每日 3~4 次。1 型糖尿病及有严重并发症者不宜服用。

（3）降糖甲片：每次 6 片，每日 3 次。

（4）甘露消渴胶囊：每次 1.8g，每日 3 次。

（5）玉泉丸：每次 5g，每日 4 次。长期服用部分患者有胃肠道反应。

（6）六味地黄丸、麦味地黄丸、金匮肾气丸：三药分别每次 6g，每日 3 次。阴虚化热型糖尿病不宜服用。

（7）金芪降糖片：每次 7～10 片，每日 3 次。偶见腹胀，继续服药后，自行缓解。

（8）消渴灵片：口服，1 次 8 片，每日 3 次。

（9）渴乐宁胶囊：每次 4 粒，每日 3 次，3 个月为 1 个疗程。

（10）参芪降糖片：每次 8 片，每日 3 次。实热证者禁用。

（11）石斛夜光丸：每次 1 丸，每日 2 次，口服。

（12）明目地黄丸：每次 1 丸，每日 2 次，口服。

（13）糖尿乐胶囊：口服，每次 3～4 粒，每日 3 次。忌含糖食物及烟酒。

（14）珍芪降糖胶囊：每日服 3 次，每次 4 粒，饭后 10 分钟服用。病重者每日服 3 次，每次 6 粒，待 1 个月血糖尿糖达正常值可减量，每日服 3 次，每次 3 粒。第 2 个月，血糖尿糖达正常值，可减量，每日服 3 次，每次 2 粒。肝昏迷、尿毒症、低血糖、糖尿病酮症患者遵医嘱使用。

（15）糖脉康颗粒：口服，每次 1 包，每日 3 次。

（16）晶珠糖尿康胶囊：口服，1 次 2～3 粒，每日 2 次。①孕妇慎用。②当药品发生性状、外观改变时禁止使用。③按照用法用量，年老体虚者在医师指导下服用。④如正在服用其他药品，使用本品前请咨询医师或药师。

3. 验方

（1）玄参 90g，苍术 30g，麦冬 60g，杜仲 60g，茯苓 60g，生黄芪 120g，枸杞子 90g，五味子 30g，葛根 30g，二仙胶 60g，熟地黄 60g，怀山药 120g，山茱萸 60g，牡丹皮 30g，人参 60g，玉竹 90g，冬青子 30g。研为细末，另用黑大豆 1000g，煎成浓汁去渣，共和为小丸，每次 6g，每日 3 次。适用于成年人糖尿病，血糖尿糖控制不理想者。

（2）葛根 30g，花粉 90g，石斛 60g，玄参 90g，生地黄 90g，天冬 30g，麦冬 30g，莲须 30g，人参 30g，银杏 60g，五味子 30g，桑螵蛸 60g，菟丝子 60g，破故纸 60g，山茱萸 60g，西洋参 30g，何首乌 60g，生黄芪 120g，怀山药 90g，女贞子 60g。研为细末，金樱子膏 1000g 合为小丸，每服 6g，每日 3 次。适用于糖尿病中医辨证为上消、下消者。

（3）莲子肉 60g，芡实米 60g，党参 60g，熟地黄、红参、天竺子、桑椹子、肉苁蓉、阿胶、黄精各 60g，西洋参 30g，杭白芍 60g，黄柏 30g，生黄芪 90g。共研细末，雄猪肚 1 个，煮烂如泥，和为小丸，每服 6g，每日 3 次。主要适用于糖尿病中医辨证为中消者。

（4）生熟地黄各 30g，天麦冬各 12g，党参 30g，当归 9g，山茱萸 12g，菟丝子 30g，玄参 12g，黄芪 30g，泽泻 15g，水煎服，每日 1 剂。此方是治疗糖尿病中晚期常用方。

（5）炒酸枣仁 42g，枸杞子 15g，生地黄 18g，牡丹皮 10g，菟丝子 24g，何首乌 12g，花粉 12g，生石膏 24g，沙参 12g，白及 12g，橘络 12g，白术 12g，鸡内金 15g，山栀 10g。水煎服，每日 1 剂。另配合药粉：白及 90g，沙参 45g，柿霜 36g，三七 30g，西洋参 24g，冬虫夏草 36g，琥珀 15g。共研细粉，每次 4.5g，每日 2 次。常用以上两方配合，治疗糖尿病合并肺结核者具有一定疗效。

（6）生地黄 120g，天冬 60g，红参 60g，首乌 180g，胎盘 1 具或河车粉 60g。研为细末，炼蜜为丸，每日 2 次，每次 1 丸。适用于老年糖尿病、热证不明显、气阴两虚的患者。

（7）黄精、生地黄、玄参、丹参各 30g，葛根、知母各 15g，枳壳、黄连、生大黄各 10g，甘草 6g。水煎服，每日 1 剂。功效为滋阴清热、生津止渴。适用于 2 型糖尿病阴虚化热型，若口渴甚加生石膏 30g，寒水石 30g。

（8）生黄芪、黄精、紫河车、丹参、猪苓、肉苁蓉、山楂、芡实、木瓜各 1000g，葛根、秦艽、当归、狗脊、牛膝各 500g，研末制成水丸，每次 6g，每日 3 次。适于 2 型糖尿病，形体消瘦、气虚为主，络脉瘀阻，气短乏力，手足麻痛，面足微肿者。

（9）太子参、生地黄、玄参、黄精、丹参、大黄、川芎各 1000g，枳实、桃仁、皂刺各 500g，制成口服液，每支 10mL，每次 1 支，每日 3 次。具有益气养阴、活血通脉作用。适用于 2 型糖尿病慢性病变早期。

（10）黄精、生地黄、丹参各 30g，赤芍 15g，皂刺、秦艽、川断、牛膝、狗脊各 10g，青黛 6g，蜈蚣 1 条，共研末制成水丸，每次 6g，每日 3 次。具有益气养阴、活血通络作用。适用于 2 型糖尿病合并周围神经病变，中医辨证为气阴两虚、络脉瘀阻者。

（11）太子参、川芎、赤芍各 15g，丹参 30g，麦冬、五味子、葛根、苏梗、牡丹皮、泽泻各 10g，黄连、香附、香橼、厚朴各 6g，每日 1 剂，水煎服。具有益气养阴、理气活血作用。适于糖尿病性心脏病，中医辨证为气阴两虚、气滞血瘀者。

（12）太子参、麦冬、牛膝各 15g，生地黄、玄参、丹参、黄精各 30g，山茱萸、川芎、桃仁、酒大黄、枳实、菊花、泽泻各 10g。水煎服，每日 1 剂。具有益气养阴、补肾活血作用。适于糖尿病肾病，中医辨证为肝肾气阴两虚者。

三、药物禁忌

（一）药食禁忌

1. 使用胰岛素忌饮酒及药酒

使用胰岛素治疗期间若饮酒或服用药酒，会使患者出现严重低血糖和不可逆性神经系统病变。

2. 口服降血糖药不宜与酒及含醇饮料同服

因为甲苯磺丁脲、苯乙双胍等口服能刺激胰岛细胞释放胰岛素，使血糖值降低。

乙醇具有阻碍肝脏中的糖异生作用，患者空腹饮酒能引起低血糖症。如服甲苯磺丁脲等同时又饮酒，降血糖作用相加，短时间内血糖会降得很低。另有研究报道表明，乙醇为药酶诱导剂，能促进甲苯磺丁脲的代谢。在服用该药期间，大量长期饮酒，可使甲苯磺丁脲半衰期显著缩短［从（350.6±130.6）分降至（165.4±33.5）分］，反而减弱了降血糖作用。

3. 二甲双胍忌与碱性溶液或饮料同服

因同服可降低本品的降血糖作用。

4. 服拜糖平忌食用蔗糖及含蔗糖的食物

由于拜糖平在治疗期间可抑制碳水化合物的分解并延缓碳水化合物的吸收，因而增加了碳水化合物在结肠中的发酵，若与蔗糖或含蔗糖的食物（如甘蔗、甜菜等）同服，则易引起腹部不适，甚至腹泻。

（二）用药禁忌

1. 降血糖药忌与鹿茸、甘草及其制剂合用

由于鹿茸、甘草及其制剂含有糖皮质激素样物质，可使血糖升高，如与胰岛素、格列本脲、苯乙双胍等合用时，可发生拮抗作用，降低降血糖药的疗效。

2. 口服降血糖药禁与普萘洛尔合用

因为普萘洛尔阻滞β受体抑制糖原分解，合并用药可加重降血糖药（如甲苯磺丁脲、格列本脲、苯乙双胍等）的降糖效应，结果导致严重低血糖。

3. 口服降血糖药不宜与利尿药合用

因为噻嗪类利尿药（如双氢克尿噻等）能直接抑制胰岛β细胞的功能，使血浆胰岛素水平下降，血糖升高，与口服降血糖药如氯磺丙脲、格列齐特、苯乙双胍等合用有药理性拮抗。其他利尿药如依他尼酸、呋塞米亦可使本类药的降血糖作用减弱。

4. 口服降血糖药不宜与含有乙醇的中成药合用

因乙醇为药酶诱导剂，能使肝脏药酶活性增强，使磺酰脲类降血糖药如氯磺丙脲、双胍类降血糖药如苯乙双胍等代谢加快，半衰期缩短，药效降低。故本类药不宜与含乙醇的中成药如风湿骨痛酒、豹骨木瓜酒、虎骨酒、国公酒等合用。

5. 磺酰脲类降血糖药不宜与氯霉素合用

氯霉素为肝药酶抑制剂，能抑制肝脏微粒体内药酶的活性。当氯霉素与甲苯磺丁脲合用时，可使后者的代谢减慢，半衰期延长，增强甲磺丁脲的作用和毒副反应。故两药合用须根据患者血糖水平调整剂量，否则有可能导致低血糖性休克。

6. 磺酰脲类降糖药物不宜与异丙嗪合用

磺酰脲类降糖药物如甲苯磺丁脲、氯磺丙脲、格列本脲、格列齐特等不宜与异丙嗪合用，因为异丙嗪能使磺酰脲类的作用降低，疗效减弱。

7. 磺酰脲类降血糖药不宜与双香豆素等抗凝血药合用

由于磺酰脲类降血糖药（如甲苯磺丁脲）的血浆蛋白结合率较强，可以置换血浆蛋白中结合的双香豆素，从而增加游离双香豆素的血药浓度，加强抑制凝血酶原和凝血因子Ⅶ、Ⅳ、Ⅹ在肝中的合成，提高抗凝血作用。另外，双香豆素有酶抑作用。可抑制甲苯磺丁脲等药的代谢，使其半衰期从原来的4.5小时延长到18小时，因此一般应避免合用。若确需合用，应按血糖水平和血液凝固时间调解两药剂量。另外，新抗凝、新双香豆素亦有类似作用。

8. 磺酰脲类降血糖药不宜与利福平等合用

异烟肼、利福平、吡嗪酰胺等这几种抗结核药物都能使肝脏分泌较多的酶，导致甲苯磺丁脲代谢加速，排泄增加。因此，磺脲类降糖药与抗结核药同用时，不但不能降低血糖，还会使病情进一步恶化。

9. 磺酰脲类降血糖药不宜与吩噻嗪类药物合用

因甲苯磺丁脲等磺酰脲类降血糖药与噻嗪类药物如氯丙嗪、奋乃静等合用，能引起黄疸及肝功能异常，故两药不宜合用。

10. 磺酰脲类降血糖药不宜与甲状腺素、胰高糖素合用

由于后两者均能使血糖增高，使降血糖药（如甲苯磺丁脲）的降血糖作用减弱。

11. 磺酰脲类降血糖药不宜与苯妥英钠合用

因为苯妥英钠能提高血糖含量，从而减弱磺酰脲类降血糖药如甲苯磺丁脲的效力，偶尔可引起高渗性非酮症性昏迷，这可能与苯妥英钠能抑制胰岛素的分泌有关。

12. 甲苯磺丁脲慎与氯贝丁酯合用

氯贝丁酯能与甲苯磺丁脲竞争血浆蛋白结合，把后者从结合部位置换出来，从而增强其作用和毒性，故并用时应予注意。

13. 甲苯磺丁脲忌与烟酸、口服避孕药、雄性激素合用

因烟酸、口服避孕药（如甲地孕酮等）、雄性激素（甲基睾丸素等）可降低本品的作用，故二者不宜同用。

14. 格列齐特忌与巴比妥类药物合用

巴比妥类药（如苯巴比妥、戊巴比妥、司可巴比妥等）与格列齐特合用，可降低格列齐特的活性。

15. 磺酰类降血糖药忌与以下药物合用

（1）颠茄、阿托品、溴丙胺太林（普鲁本辛）等胃肠解痉药都是同一类抗胆碱药物，且具有阻断胆碱能受体、减少胰岛素细胞分泌胰岛素的作用，故能减弱磺脲类降糖药刺激β细胞分泌胰岛素的功能，使老年糖尿病的血糖迟迟不能下降。

（2）与非选择性β受体阻断药同时使用时，可增加高血糖和低血糖的危险，并且掩盖低血糖时脉率加快、血压增高的表现。

（3）和氯霉素、胍乙啶、胰岛素、单胺氧化酶抑制剂、保泰松、普萘洛尔、丙磺舒、水杨酸盐同时使用时，可加强降低血糖的作用，应注意调整剂量。

（4）和肾上腺素、肾上腺皮质激素、甲状腺素、苯妥英钠、噻嗪类利尿剂联用时，要增强磺脲类降糖药的用量。

16. 格列吡嗪忌与肾上腺素、口服避孕药合用

格列吡嗪与肾上腺素、口服避孕药（如诀诺酮、甲地孕酮等）合用，格列吡嗪的降血糖作用降低。

17. 格列喹酮忌与拟交感神经药、烟酸、口服避孕药合用

因拟交感神经药（如麻黄素、异丙嗪等）、烟酸、口服避孕药（如雌激素）与格列喹酮合用，均可减弱本品的降血糖作用。

18. 双胍类降血糖药不宜与抗凝血药物合用

因双胍类降血糖药如苯乙双胍与抗凝血药如双香豆素等合用时，可置换已与血浆蛋白结合的双香豆素，从而使抗凝血作用加强，导致出血倾向，故应避免合用或慎用。西咪替丁可增加二甲双胍血浆水平 40%。地高辛、奎尼丁、三甲氧苄氨嘧啶、万古霉素、吗啡等阳离子药物也可由肾小管分泌，理论上可拮抗二甲双胍的排出而增加二甲双胍的浓度，但未见临床报道。四环素、土霉素、庆大霉素等，这些药物与苯乙双胍（降糖灵）同时服用，可使患者的器官、组织和细胞不能进行正常的分解和利用，产生较多的乳酸，使患者发生乳酸性酸中毒。

19. 苯乙双胍不宜与口服避孕药、四环素合用

与口服避孕药（如诀诺酮、甲地孕酮）合用可使本品降血糖作用减弱，与四环素合用易引起乳酸性酸中毒，故均应避免合用。个别情况下可影响地高辛的生物利用度，需调整地高辛的剂量。

20. 拜糖平不宜与抗酸药、考来烯胺、吸附剂、消化酶同服

抗酸药（碳酸氢钠、氢氧化铝等）、考来烯胺、肠道吸附剂（药用炭、次碳酸铋等）、消化酶制剂（胃蛋白酶合剂、多酶片等）与拜糖平同服，均有可能降低拜糖平的降血糖作用。

21. 胰岛素忌与利血平合用

利血平可妨碍去甲肾上腺素的释放，减缓糖原分解，使血糖降低，与胰岛素合用时，其降血糖作用相加，极易导致低血糖反应，故应避免合用或根据血压和尿糖情况调节两药的剂量。

22. 胰岛素不宜与氯丙嗪合用

因胰岛素与氯丙嗪合用易引起肝脏损害。

（三）本病用药禁忌

1. 慎用保泰松、水杨酸类、磺胺药、四环素类药物

保泰松可延长磺酰脲类降血糖药物的生物半衰期，水杨酸类药物可增强其降血糖作用从而促使发生低血糖反应。另外，磺胺药、四环素等也有类似作用，应慎重使用。

2. 忌大量使用利尿剂

利尿剂可引起高血糖、高尿酸、高胆固醇和低血钾。它使糖耐量降低，使肾素 –

血管紧张素－醛固酮系统活跃。这些副作用随剂量增大而增多。因此，糖尿病伴有高血压的患者不宜单独大剂量使用利尿剂。

3. 慎用 β 受体阻滞剂

普萘洛尔等 β 受体阻滞剂可引起糖及脂质代谢紊乱，心功能不好的患者使用易发生心功能不全。故有窦性心动过缓、房室传导阻滞及糖尿病下肢动脉阻塞性病变者均应禁用。

4. 慎用糖皮质激素

糖皮质激素如泼尼松、氢化可的松等能升高血糖，对抗胰岛素制剂及磺酰脲类药物的降血糖作用，因此，在治疗糖尿病时，应慎用糖皮质激素，以免影响降血糖药物的疗效。

5. 并发酮症酸中毒者禁用苯乙双胍

本品降血糖的主要作用是促进脂肪组织摄取葡萄糖，使组织中无氧酵解增加。但由于本品在代谢中产生大量乳酸，可引起严重的乳酸性酸中毒，充血性心力衰竭、肝肾功能不全者尤为危险。故糖尿病酮症酸中毒和急性感染时禁用，孕妇慎用。

6. 忌用补益膏剂

患者冬令进补不宜使用补益膏剂，因其中含有糖类物质，服用后可使血糖上升。

7. 慎用对血糖有影响的药物

（1）升高血糖的药物：避孕药、苯妥英钠、烟酸、吲哚美辛、异烟肼等。

（2）降低血糖的药物：乙醇、甲巯咪唑、普萘洛尔、磺胺类等。

第二章　糖尿病的并发症

第一节　急性并发症

当糖尿病病情控制不理想时，容易引起以下一些急性并发症。

糖尿病性低血糖反应、糖尿病性低血糖昏迷：低血糖反应是糖尿病在治疗过程中经常会碰到的并发症，轻度低血糖时可有心慌、手抖、饥饿、出冷汗等表现，严重时可昏迷，甚至死亡。

糖尿病酮症、糖尿病酮症酸中毒：酮症酸中毒见于 1 型糖尿病患者，血糖明显升高，尿中出现酮体，血气有酸中毒，严重者昏迷，抢救治疗不及时可危及生命。胰岛素发现以前，1 型糖尿病患者常常死于酮症酸中毒。

糖尿病高渗性非酮症昏迷：见于 2 型糖尿病患者，血糖异常升高，但尿中可不出现酮体，血浆渗透压升高，容易昏迷、死亡。

糖尿病乳酸性酸中毒及昏迷。

糖尿病并发各种感染：皮肤化脓性感染（疖、痈、毛囊炎）、肺部感染、泌尿系感染、胆囊炎等。

一、糖尿病酮症酸中毒

糖尿病患者由于各种原因使体内代谢紊乱，脂肪分解加速，酮体进一步积聚；此外，蛋白质分解加速，酸性代谢产物增多，使血 pH 值下降，血 CO_2 结合力亦明显降低，同时伴有电解质紊乱，此时血酮继续升高，可超过 5mmol/L，形成了代谢性酸中毒，临床称为糖尿病酮症酸中毒。

糖尿病酮症酸中毒约占急性并发症的 80%，是最常见的一种急性并发症。在胰岛素问世前，糖尿病患者约有半数死于酮症酸中毒。胰岛素问世后，病死率已明显下降，但如处理不当，病死的可能性仍较高。糖尿病酮症酸中毒可发生于任何年龄的糖尿病患者。1 型糖尿病易发生酮症，2 型糖尿病较少发生，老年糖尿病患者也易发生酮症。

（一）诊断要点

酮症酸中毒患者最初表现为全身乏力、食欲减退、恶心、呕吐，还可出现腹痛等症状，酷似胃肠炎。患者也可以有发热，严重口渴，尿量尤其增多，精神萎靡，甚至昏迷。由于患者进食、进水减少，加上酸中毒和感染引起呼吸加快，导致体内严重失水而引起皮肤干燥、嘴唇干燥、眼窝深陷。严重酮症酸中毒患者呼气中还有酮味（烂苹果味）。

由于酮症酸中毒是一种可致命的凶险并发症，其抢救成功与否取决于能否得到及时的诊断与治疗。因此，一旦患者出现上述症状，应立即送到医院急诊室进行检查及治疗。就诊时家人最好带上患者以前的病历，以及各种检查报告单，如血糖、心电图等，并及时告诉医生。如果患者神志清楚，应鼓励其尽量多喝水。如果患者有尿，最好就诊前用干净容器装好尿，以备化验尿酮体。

（二）饮食宜忌

1. 饮食宜进

（1）比例适宜的糖类：糖尿病患者不是主食越少越好，而是以糖类占总热能的50%～60%比较适宜。

（2）适量的脂肪及蛋白质：糖尿病患者饮食中脂肪提供的热能不宜超过总热能的30%或1g/kg，而且应以植物脂肪为主，对动物脂肪应加以限制。动物蛋白质多为优质蛋白质，应使其在饮食中保持一定的比例。

（3）高纤维饮食：膳食纤维有降低血糖、促进胃肠道蠕动、防止便秘等作用，有利于糖尿病的控制，所以，患者日常饮食宜多选用粗粮、干豆和蔬菜，如荞麦、燕麦、菠菜、芹菜、豆芽等。

（4）少量多餐：少量多餐的饮食习惯可避免餐后血糖过高而增加胰岛的负担。每日至少要保持3餐，可按早餐1/5、午餐及晚餐各2/5份额的方法进食。对于病情尚不稳定的患者，每日5～6餐才有利于糖尿病的控制。

（5）富含硒的食物：富含硒的食物，如鱼、香菇、芝麻、大蒜、芥菜等，对降低血糖及改善糖尿病症状很有裨益。

（6）富含钙的食物：糖尿病患者一般钙的排出量增多，宜多食富含钙的食物，如虾皮、泥鳅、发菜、海带、乳类、豆类及其制品、骨头汤、黑木耳、瓜子、芝麻酱、核桃仁、山楂、大枣、柑、橘及新鲜蔬菜等。

（7）富含维生素 B_6 和维生素 C 的食物：大部分糖尿病患者体内维生素 B_6 水平较低，因此应多食富含维生素 B_6 的食物。维生素 C 亦对糖尿病患者有益。

2. 饮食禁忌

（1）进食过量：进食过量后体内的血糖浓度升高，所需胰岛素量也要相应增加，可诱发或加重糖尿病。

（2）直接对血糖有影响的食物：多糖食物，如蔗糖、蜜糖、糖果、甜糕点、甜饼干、含糖饮料等容易被人体吸收，迅速转化为葡萄糖，使血糖浓度升高、糖尿病病情加重。

（3）高脂食物：高脂肪食物食用过多，极易形成肥胖症。肥胖的糖尿病患者对胰岛素的敏感性下降，功能降低，不利于本病的治疗。

（4）含有大量淀粉的食物：如土豆、红薯、藕粉、芋头等食物含大量淀粉，可升高血糖。

（5）水果：水果中含有葡萄糖和淀粉，食用水果后血糖升高。糖尿病患者如血糖控制较好（8mol/L 以下），可适当吃些水果，如西瓜、草莓、葡萄等。

（三）药物治疗宜忌

1. 西医治疗

如果患者自测尿酮体结果为"＋"时，患者可继续注射胰岛素或口服降糖药，并可适当酌情增加剂量；多喝淡盐开水或生理盐水，保证吃一些流质或半流质，如麦片粥、米粥、菜汤；停止运动；应每隔 2 小时测定尿酮体和血糖 1 次；每天测体温 4 次。若自测尿酮体结果为"＋＋"时，甚或出现酮症酸中毒症状或自测血糖超过 13.3mmol/L，或因无尿不能测定尿酮体时，应迅速到医院就诊。

糖尿病酮症酸中毒一经诊断应立即进行治疗，治疗原则如下：①补液：这是首要的、极其关键的措施，通常用的液体是生理盐水，在补液过程中还应根据血糖值改变液体种类，如葡萄糖水或糖盐水等。②小剂量胰岛素静脉输注。③补钾：患者常伴失钾，经补液已排尿应开始静脉补钾。④补碱：当动脉血 pH 值低于 7.1 可用小剂量碳酸氢钠。⑤监测：每 2 小时测血糖 1 次，测定尿糖及尿酮体，注意电解质和血气变化，同时进行肝肾功能、心电图检查，以便及时调整治疗方案。⑥要积极治疗诱因及并发症，防止诱因反复。

小剂量胰岛素治疗方案有简便、有效、安全，较少引起脑水肿、低血糖、低钾等优点。小剂量胰岛素的使用方法：按 0.1U/（h·kg）计算，每小时静脉滴注 4~6U 为可靠剂量，治疗中每隔 1~2 小时测血糖、尿糖及尿酮体定性，以便调整胰岛素剂量。但具体治疗方案应由专业医生根据患者治疗情况不同，采取个体化方案。胰岛素的用量一般不超过 50U。

2. 药物禁忌

（1）忌用保泰松、水杨酸类、磺胺类药物、四环素类药物：保泰松可延长磺酰脲类降血糖药物的生物半衰期，水杨酸类药物可增加其降糖作用，从而促使发生低血糖反应。另外，磺胺类药物、四环素等也有类似作用。

（2）忌大量使用利尿剂：利尿剂可引起高血糖、高尿酸、高胆固醇和低血钾，使糖耐量降低，因此糖尿病伴有高血压的患者不宜单独大剂量使用利尿剂。

（3）忌用 β 受体阻滞剂：普萘洛尔等 β 受体阻滞剂可引起糖及脂质代谢紊乱。

（4）糖皮质激素：糖皮质激素能升高血糖，对抗胰岛素制剂及磺酰脲类药物的降血糖作用。

（5）忌用忌苯乙双胍：苯乙双胍在代谢中产生大量乳酸，可引起严重的乳酸性酸中毒、充血性心力衰竭，肝、肾功能不全者尤为危险。

（6）忌用双胍类：不宜使用双胍类降糖药，特别是当肾功能不全时，使用后可加重病情。

（四）预防

对于糖尿病酮症和酮症酸中毒应该是防重于治。预防糖尿病酮症酸中毒最根本的办法就是积极治疗糖尿病，随时防止诱发因素的发生，具体措施如下：

1. 积极治疗糖尿病，坚持长期严格控制血糖，不要随意中断胰岛素的治疗，应根据病情随时调整用药剂量。

2. 注意防治多种诱发因素的发生，特别是预防感染，避免精神创伤及过度劳累。即使有发热、厌食、恶心、呕吐时，也不宜中断胰岛素治疗，且应适当补充营养。

3. 严格遵守饮食制度，严禁饮酒，限制肥肉等脂肪食物摄入。

4. 当处于各种应激状态时，如严重感染、急性心肌梗死、外科急重症手术等，口服降糖药物需暂时改用胰岛素治疗，以防发生酮症酸中毒。

5. 坚持正确的治疗原则，规律地运用口服降糖药或注射胰岛素。需要提醒的是，有的糖尿病患者误信某种方法能根治糖尿病而停用胰岛素，结果发生了酮症酸中毒，这种教训必须吸取。

6. 遇到感染、创伤、手术、妊娠和分娩等情况时，要及时就医，在医生指导下精心治疗及护理。

7. 出现糖尿病酮症酸中毒的相关诱因或表现后，要及时到医院诊治，把糖尿病酮症控制在尽可能轻的程度，以免酿成不良后果。

二、糖尿病高渗性昏迷

糖尿病高渗性昏迷（又称为高渗性非酮症糖尿病昏迷）是一种常发生于老年 2 型糖尿病患者的急性并发症，1 型糖尿病患者比较少见，临床表现与酮症酸中毒相似，只是尿中没有酮体，少有酸中毒。由于血糖和血浆渗透压很高，患者很容易发生昏迷，一旦发病，死亡率也远比酮症酸中毒为高。

糖尿病高渗性昏迷若诊治不及时，病情加重，后果严重，可出现一系列并发症，如血管栓塞、循环障碍、心力衰竭、肾衰竭、呼吸衰竭、呼吸窘迫综合征、应激性溃疡所致消化道出血、血管内弥漫性凝血、脑水肿、脑血管病、严重心律失常、传导阻滞等。

（一）诱因

糖尿病高渗性昏迷的常见诱因有：①感染，如肺炎、急性胃肠炎、急性胰腺炎、泌尿系感染及皮肤化脓性感染等；②药物，如利尿剂、大量皮质激素、甘露醇、降压药、普萘洛尔、氯丙嗪、大量静脉输注葡萄糖、血液透析、静脉高营养等药物治疗不当等；③应激，外伤、烧伤、手术、麻醉、急性心脑血管病等。上述这些诱因如不消除，会促使糖尿病的代谢紊乱加重，从而诱发糖尿病高渗性昏迷。

（二）诊断要点

临床以严重脱水、极度高血糖、血浆渗透压升高、无明显的酮症、伴有神经损害为主要特点，多见于老年糖尿病患者和以往无糖尿病史或者有轻度糖尿病而不需胰岛素治疗者，但亦可发生在有糖尿病酮症酸中毒史和 1 型糖尿病患者之中。

老年原有脑血管疾病和肾功能异常者，易发生口渴中枢功能障碍（高渗状态和严重高血糖也影响下丘脑口渴中枢的功能），肾脏调节水、电解质和排糖功能不全，引起脱水、严重高血糖，部分患者有高钠和氮质血症。

（三）饮食宜忌

参见"糖尿病酮症酸中毒"

（四）药物治疗宜忌

1. 西医治疗

糖尿病高渗性昏迷好发于较年长的（一般 60 岁以上）2 型糖尿病患者，糖尿病非酮症性高渗性昏迷者应立即在急诊室救治，病情允许时入院去监护病房由医生进行治疗。

（1）迅速大量补液：根据失水量，要求补液约 100mL/kg，总量的 1/3 应在 4 小时内输入，其余的应在 12~24 小时输完。

（2）胰岛素治疗：以每小时 4~8U 速度持续静脉滴注，使血糖缓慢下降，血糖下降过快有引起脑水肿的危险。

（3）维持电解质平衡：及时补钾，既应足量又要防止高钾血症，以血钾测定和心电图检查进行监测，对肾功能障碍和尿少者尤应注意。

（4）治疗诱因：抗感染治疗，停用一切引起高渗状态的药物。

2. 中医治疗

辨证治疗：

（1）肺燥津枯

主症：烦渴引饮，渴欲冷饮，口干咽燥，皮肤干瘪，小便频数量多，大便秘结，舌质红少津，苔薄黄，脉细数。

治法：清肺润燥，生津止渴。

方药：白虎汤合消渴方加减。生石膏 20g，知母 10g，生地黄 15g，麦冬 10g，天花粉 10g，黄芩 10g，甘草 6g，藕汁 50~100mL。

加减：气虚汗多者，加人参以益气固表；大便秘结者，加增液承气汤以养阴润燥通便；口渴甚者，加石斛、玄参以加强生津止渴之效。

用法：水煎服，每日 1 剂。

（2）痰浊中阻

主症：倦怠嗜睡，恶心呕吐，脘痞纳呆，口甜、口臭，烦渴思饮，四肢重着，头晕如蒙，舌红苔黄腻，脉滑数。

治法：芳香化浊，和胃降逆。

方药：温胆汤合藿香正气散加减。半夏 10g，陈皮 6g，茯苓 12g，枳实 10g，竹茹 10g，藿香 10g，厚朴 10g，甘草 6g。

加减：恶心呕吐甚者，加砂仁、竹茹以加强胃降逆止吐；嗜睡不醒、头晕如蒙甚者，加佩兰、菖蒲以增强芳香化浊、辟秽醒脑之效；舌苔厚腻、大便秘结者，加大黄以荡涤肠胃，使痰浊之邪由大便而出。

用法：水煎服，每日 1 剂。

（3）热入心包

主症：神识昏蒙，或有谵语，甚则昏迷，痰壅气粗，或见手足抽搐，四肢厥冷，舌绛少苔或苔黄燥，脉细数。

治法：清热凉营，豁痰开窍。

方药：清营汤加味。生地黄 15g，玄参 10g，麦冬 10g，金银花 10g，竹叶心 6g，连翘 10g，丹参 15g，川连 6g，菖蒲 10g，水牛角 30g（先煎）。

加减：痰热盛者，加竹茹以清热化痰；抽搐惊厥者，加石决明、磁石、钩藤镇惊息风；神识昏迷不醒者，加宫安牛黄丸，或紫雪散、至宝丹灌服或鼻饲；痰浊蒙蔽清窍，嗜睡不醒者，用苏合香丸。

用法：水煎服，每日 1 剂。

（4）阴虚风动

主症：头晕目眩，手足蠕动，强劲抽搐，躁动不安，或神识昏迷，大便秘结，舌红绛无苔，脉弦数。

治法：清热镇惊，平肝息风。

方药：羚羊钩藤汤合黄连阿胶汤加减。钩藤 10g，生地黄 15g，白芍 10g，黄连 6g，鸡子黄 1 枚，甘草 6g，阿胶 10g，山羊角 30g（先煎）。

加减：躁动不安者加龙骨、牡蛎，以重镇潜阳、平肝息风；肢体强痉者加至宝丹，以凉血开窍；痰热盛者加天竺黄、竹沥，以清热豁痰。

用法：水煎服，每日 1 剂。

（5）阴脱阳亡

主症：面色苍白，目闭口开，大汗不止，手撒肢冷，甚至二便自遗，脉微欲绝。

治法：益气养阴，回阳固脱。

方药：生脉饮合参附汤加减。人参 10g，制附子 6g，五味子 10g，生龙骨 30g，麦冬 10g，生牡蛎 30g，山茱萸 10g。

加减：四肢厥逆者加干姜、甘草，以助附子回阳救逆之力；大汗淋漓者加黄芪，以助人参益气固脱；若阳似有回复，症见面赤肢冷、虚烦不安，乃真阴耗竭、虚阳外越之象，可用地黄饮子以峻补真阴、温肾扶阳。

用法：水煎服，每日 1 剂。

3. 药物禁忌

参见"糖尿病酮症酸中毒"。

（五）预防

糖尿病非酮症性高渗性昏迷对患者的生命构成极大的威胁，预防这种危险的并发症首先要及时发现和正确治疗糖尿病。

（1）早期发现和严格控制糖尿病：糖尿病的发病率可随年龄增高而逐渐增高，特别是 50 岁以上者可达 5% 以上。因此，对老年人或中老年应加强卫生保健工作，在身体检查中常规定期检查血糖、尿糖，以便早期发现，及时治疗。

（2）积极防治能引起本症的各种诱发因素，如感染、高热、胃肠道疾病等，尤其是特别注意容易引起严重失水者，以防止发生高渗状态。

（3）慎用能引起血糖升高或失水的药物。

（4）老年糖尿病患者要加强自我保健意识，经常进行自我监测，有效治疗糖尿病及糖耐量减低，严格控制血糖。如果有口渴、多饮、多尿加重，或出现消化道症状，如恶心、呕吐等，必须立即去医院就诊，进行正规治疗。

（5）科学安排生活起居，注意体育锻炼和休息，不能劳累，饮食要合理。

（6）要注意多饮水，一定不要限制饮水，防止脱水。注意限制进食含糖饮料。

（7）患病后一定要及时治疗，以预防各种感染、心理应激刺激等。

（8）老年糖尿病患者应不用或慎用脱水和升高血糖的药物，如呋塞米、氢氯噻嗪、苯妥英钠、糖皮质激素、普萘洛尔等。在应用脱水治疗包括肾脏透析治疗时，应严密监测血糖、血渗透压和尿量。

三、糖尿病乳酸酸中毒

糖尿病患者葡萄糖氧化过程受阻滞，增强了葡萄糖酵解，产生大量乳酸。如乳酸脱氢酶不足，则乳酸不能继续氧化成丙酮酸，使乳酸的合成大于降解和排泄、体内乳酸聚集而引起的一种糖尿病急性代谢性并发症。

（一）病因

引起糖尿病乳酸性酸中毒的原因是：①老年性糖尿病患者本身患有大、小血管病变，微血管灌注不足，组织缺氧，增加了乳酸性酸中毒发生的倾向；②不当地应用双胍类口服降糖药，尤其是苯乙双胍，可增加外周组织无氧糖酵解，极易导致乳酸性酸中毒；③伴有心、肝、肾功能不全，急性严重感染，酮症酸中毒，白血病，贫血等疾病，使乳酸清除减慢，血中乳酸堆积；④饥饿、过量饮酒亦可使乳酸增多而诱发本病；⑤磷酸化缺陷等遗传性疾病，可发生乳酸性酸中毒。

糖尿病患者乳酸性酸中毒常见于服用苯乙双胍的病例选择不当，如伴有心肺疾病，肝、肾功能障碍或高龄的糖尿病患者。苯乙双胍增加糖的无氧酵解，使乳酸增加，降低肝和肌肉细胞对乳酸的摄取，并降低肾脏对乳酸的排泄。

（二）诊断要点

糖尿病乳酸酸中毒者可有不同程度的酸中毒症状，如恶心、呕吐、腹痛、腹胀、酸中毒呼吸，倦怠、乏力，逐渐出现神志障碍、循环不良等；或当糖尿病酮症酸中毒抢救中酮症已消失，但 pH 值仍低时要考虑有乳酸酸中毒存在，尤其在抢救中有休克、神志丧失、肾功能损害者更要警惕。化验检查可见 pH 值降低，多低于 7.20，可低达 6.80 以下；血乳酸高于 5mmol/L。

（三）饮食宜忌

1. 饮食宜进

（1）控制热量，营养平衡，食物要多样化，少食动物脂肪。

（2）进餐要定时，低血糖时要加糖。

（3）减少总脂肪，控制饱和脂肪酸和胆固醇。

（4）增加膳食纤维，多食新鲜蔬菜。

（5）避免单糖，主要用多糖。

2. 饮食禁忌

（1）忌饮食过量：糖在人体内氧化分解，合成糖原或转化为脂肪贮存时，均需胰岛素参与。进食过量，体内的血糖浓度升高，葡萄糖进入细胞内转化能量所需胰岛素量也要相应增加，血糖对胰岛 β 细胞的不断刺激，使得胰岛负担日益加重，渐至衰竭，可诱发或加重糖尿病。因此，糖尿病患者应节制饮食，将每日主食量控制在 400g 以下。

（2）忌辛辣之品：中医学认为，糖尿病发病的关键是阴虚燥热。辛辣食物（如辣椒、大蒜等）可助炎伤阴，加重病情。

（3）忌高脂肪食物：高脂肪食品是指肥肉、油炸食物等含脂肪较高的食品。这类食物如果食用过多，极易变成人体的脂肪，形成肥胖症。而肥胖是导致糖尿病最重要的环境因素之一。肥胖的糖尿病患者对胰岛素的敏感性下降，功能降低，不利于本病的治疗。

（4）忌食含大量淀粉的食物：有些食物如土豆、藕粉等含大量淀粉，对血糖有很大影响。

（四）药物治疗宜忌

1. 西医治疗

糖尿病患者一般血乳酸高于 5mmol/L，血 pH 低于 7.35（动脉血），称为糖尿病乳酸性酸中毒。糖尿病乳酸性酸中毒起病较急，有原因不明的深大呼吸、缺氧伴有发绀和（或）有应用双胍类药物史，肝、心、肺功能不全者易发。

糖尿病性乳酸酸中毒的治疗措施如下：

（1）补液：除有明显心脏功能不全和肾功能不全外，应尽快纠正脱水，以生理盐水和葡萄糖为主。

（2）胰岛素：以 0.1U/（kg·h）的速度持续静脉滴注，量不能多，防止低血糖。

（3）维生素 C：大剂量持续静脉滴注，有利于葡萄糖的氧化。

（4）碱性液体：除中毒已直接威胁生命（血 pH 值低于 7.1）外，应慎用碱性液体。

（5）吸氧：提高组织供氧量，促进乳酸氧化，糖尿病患者动脉血氧分压多偏低，吸氧利于纠正乳酸酸中毒。

（6）血液透析或血浆置换：可用于危重患者。

（7）治疗诱因：纠正缺氧、停用双胍类降血糖药物、抗感染等。

2. 中医治疗

辨证治疗：乳酸性酸中毒起病，昏迷前多数无明显不适，开始即见痰浊蒙蔽清窍，出现神志昏迷，此时为病情转机的关键，若治疗失当即可内闭外脱，阴阳离决。临床宜急用芳香化浊、清心开窍之法，继而回阳固脱、益气生脉。具体可分为以下 3 型辨证论治。

（1）痰浊中阻型

主症：倦怠乏力，腹胀纳呆，神昏，嗜睡，舌苔白腻，脉濡滑。

治法：芳香化浊，和胃降逆。

方药：藿香正气散合温胆汤加减。藿香 12g，川厚朴、姜半夏各 10g，茯苓 15g，枳壳、竹茹、陈皮、菖蒲各 10g。

加减：恶心呕吐不止可加砂仁 6g，旋覆花、代赭石各 10g；便溏腹胀加炒白术 10g，大腹皮 15g。

用法：水煎服，每日 1 剂。

（2）痰浊蒙蔽型

主症：神志昏蒙，时清时愦，肢体困乏，继则神志不清，舌苔厚腻，脉濡滑。

方药：菖蒲郁金汤加减。鲜菖蒲 30g，川郁金、炒山栀、竹叶、牡丹皮各 10g，金银花 30g，连翘 15g，玉枢丹 2 片（化服）。

加减：痰热重加胆星、川贝母各 10g；热闭心窍加至宝丹以清心开窍；秽浊闭窍加苏合香丸，加强芳香开窍之力。

用法：水煎服，每日 1 剂。

（3）阴脱阳亡型

主症：面色苍白，大汗淋漓，目合口开，撒手遗尿，神识昏蒙，气短息微，四肢厥逆，舌淡苔腻，脉微欲绝。

治法：益气养阴，回阳固脱。

方药：参附汤合生脉散加味。人参 10g（另煎兑入），炮附子 12g，干姜 10g 麦冬 15g，五味子 10g，炙甘草 6g。

加减：若大汗不止加生黄芪、龙骨、牡蛎（均先煎）各 30g。

用法：水煎服，每日 1 剂。

3. 药物禁忌

（1）对需用双胍类降糖药的患者，尤其是老年患者，需谨慎。

（2）对有严重肝功能、肾功能损害的患者，心功能、肺功能不全的患者及休克患者，忌用双胍类药物。

（3）忌酗酒、一氧化碳中毒；当服用水杨酸、乳糖过量时偶可致乳酸酸中毒。

四、糖尿病性低血糖症

糖尿病性低血糖反应和低血糖性昏迷，是糖尿病患者易出现的急性并发症。严重的低血糖和低血糖昏迷，对神经系统的影响很大。昏迷 6 小时以上可造成不能恢复的脑组织损坏，甚至死亡；昏迷超过 6 小时，即使抢救过来，也会变成植物人。低血糖发生后，如无人发觉、抢救不及时或治疗不当，可引起死亡，低血糖严重地威胁着糖尿病患者的生命。

（一）诱因

正常人的血糖是通过肝脏、神经和内分泌系统来进行调节的，其低限不低于 3.3mmol/L。当血糖值低于 2.8mmol/L，患者就会出现低血糖反应。糖尿病患者在下列情况下易发生低血糖：

1. 胰岛素用量过大或病情好转后未及时减少其剂量；使用混合胰岛素时，长、短效胰岛素剂量的比例不当，长效胰岛素比例过大，易出现夜间低血糖。

2. 注射胰岛素的部位对胰岛素量的吸收不一致，时多时少，以致发生低血糖。

3. 注射胰岛素后没有按时进餐；或因食欲不佳，进食少于规定的饮食量。

4. 临时性体力活动量过大，没有预先减少胰岛素剂量或临时减少饮食量。

5. 注射时不小心，把胰岛素注射到皮下小静脉中。

6. 2 型糖尿病患者在病情不稳定期间，易出现低血糖。

7. 磺脲类降糖药口服用量过大，这是低血糖发生的主要原因。

8. 磺脲类口服降糖药与保泰松、阿司匹林、磺胺药、普萘洛尔、吗啡、异烟肼等药物同时服用时，均可加强降血糖作用引起低血糖。

9. 糖尿病患者妊娠早期或刚分娩后数小时内。

10. 糖尿病性肾病及慢性肾功能不全者，体内药物潴留时间延长，促使低血糖发生。

11. 自觉或不自觉的低血糖反应及低血糖昏迷均会引起反应性高血糖，可持续数小时至数天之久，此时胰岛素用量过大，更易发生低血糖，使血糖不稳定程度加重。

（二）诊断要点

低血糖症是由血糖浓度降低引起的一种反应。表现因其血糖浓度、血糖降低的程度和速度不同而不同。轻微的低血糖反应仅有饥饿感、虚软、乏力；中度低血糖症出现头昏、头晕、出冷汗、心慌、面色苍白、心动过速、恶心、呕吐、视物模糊、手抖等；严重低血糖则可出现精神、行为异常，嗜睡或抽搐，乃至死亡。低血糖发作的这些表现是由于血糖浓度降低引起了交感神经兴奋及脑的损伤所致。

（三）饮食宜忌

1. 饮食宜进

（1）低血糖发作前，应先食用含糖量较高的食物，如糕点、水果、饮料或糖果。

（2）低血糖发作时，应由他人协助口服含葡萄糖的食品或糖水。

2. 饮食禁忌

1. 禁不按时、不定量进餐。不随意延迟进餐及减少饮食量。

2. 应戒酒。

（四）药物治疗禁忌

1. 西医治疗

患者因神志不清甚至突发昏迷无法自己处理低血糖，不管什么原因，事先要教会他人紧急处理的办法：①告诉别人果汁、葡萄糖放置的地方；②若注射胰岛素的患者，准备一个胰高糖素应急盒。并告诉他人使用方法与放置的地方，肌内注射通常成人为1mg，儿童为0.5mg，或静脉注射葡萄糖，或将患者侧卧，用糖浆挤入牙缝口中；③拨打120，叫救护车送医院。

低血糖症的抢救应快速补充高浓度葡萄糖，迅速纠正低血糖。一般静脉注射50%或25%葡萄糖液20～40mL，视病情可反复使用，直到患者神志转清、出汗停止、心率变慢为止。在抢救低血糖的同时，要重视预防低血糖所致的继发性损害，特别是对脑组织的损伤。同时也要保证充分供氧和维持足够的脑血流量。

严重低血糖时，应静脉注射50%的葡萄糖，并静脉滴注5%～10%的葡萄糖维持，直到血糖平稳。如果血糖升高不理想，可考虑在上述治疗基础上如皮下或肌内或静脉注射1mg胰高血糖素（儿童15μg/kg），可迅速升高血糖，但维持时间短（胰高血糖素鼻内给药效果和注射用药类似）。应用精氨酸（刺激胰高血糖素的分泌）和β_2肾上腺素能激动剂（如特布他林，有拟肾上腺作用）也能使血糖升高，并且维持时间要比胰高血糖素和葡萄糖持久。另外，预防夜间低血糖症时，精氨酸或特布他林比常规的睡前加餐的效果要好。

2. 药物禁忌

（1）禁不合理使用胰岛素及降糖药。在磺脲类药物中，格列本脲（优降糖）和氯磺丙脲最易引起低血糖症发作。

（2）禁用引起低血糖发作的药物。此类药物有：奎宁、氯喹、丙吡胺、阿米替林、乐尔、阿司匹林、氯霉素利多卡因、环丙沙星、灭鼠优、利托君、沙丁胺醇、异烟肼、苯海拉明、荔枝、秋水仙碱、人参、消渴丸、苦瓜成分等。

（五）预防

糖尿病性低血糖是可以避免发生的，关键在于如何采取防范措施，以有利于糖尿病病情的稳定。主要防范措施如下。

1. 合理使用胰岛素和口服降糖药，根据病情变化及时调整药物剂量，尤其是并发肾病、肝病、心脏病、肾功能不全者。

2. 善于觉察不自觉低血糖反应，患者于发作前如能少量加餐，常可有效地预防。

3. 体力活动增加时应及时加餐或酌情减少胰岛素用量。

4. 随时携带病历卡片（注明患者的姓名、地址、病名、用药），以备发生低血糖时供急救参考。

5. 患者外出时，随身携带一些含糖食品（如糖果、饼干等），以备急用。

6. 有些患者病情不稳定，常发生夜间低血糖，因此要特别注意在晚上睡前加一次餐。若尿糖为阴性，应加主食50g；尿糖"＋"时，加33g；尿糖"＋＋"时，加25g；

尿糖"+++ ~ ++++"时，应加一些含蛋白质多的食物。这样的加餐方法，既可防止餐后引起的高血糖，又可预防低血糖的发生。

为了防止出现低血糖，糖尿病患者应该注意以下两点：①经常参加医院组织的有关糖尿病教育的活动，不断加强自我监护意识。初次使用胰岛素和口服降糖药的患者，要充分了解所用药物的特性，患者服用前应向医生详细咨询，严格遵医嘱服药。用药后要进食，不做剧烈运动。②了解并学会识别低血糖的症状。一旦出现低血糖反应，病情轻者可立即进食少许糖水、果汁、饼干等，症状就可缓解。病情严重者，在家中经上述处理效果不佳时，应及时去医院，以免贻误病情。

五、糖尿病合并感染

糖尿病患者免疫功能低下，易发生感染，其发生率约为35% ~ 90%，糖尿病合并感染多较严重，不易控制，而且感染还往往加剧糖尿病的糖、脂肪和蛋白质等的紊乱，易诱发高血糖危象［如酮症酸中毒（DKA）和非酮症高渗性昏迷］，严重降低糖尿病患者的寿命和生活质量，增加糖尿病的病死率。据统计，住院的DKA患者中，77%是感染所致。有学者报道，在糖尿病患者死因中，感染占第三位。

（一）病因

糖尿病患者容易并发感染的主要原因是机体免疫功能降低，表现在：①皮肤的完整性是机体抵御细菌侵犯的第一道防线。由于糖尿病的血管病变及周围神经病变的广泛存在，使皮肤易损、易裂，成为细菌侵入的缝隙。自主神经病变致膀胱肌无力、尿潴留，血、尿糖增高，有利于泌尿道的细菌繁殖。②高浓度血糖有利于细菌的生长繁殖，且可抑制白细胞（包括多形核白细胞、单核细胞和巨噬细胞）的趋化性、移动性、黏附能力、吞噬能力以及杀菌能力。此外，糖尿病易并发大、中血管病变，血流缓慢、血液供应减少时，可妨碍白细胞的动员和移动。所有这些都将降低糖尿病患者细胞免疫功能抵御感染的能力。③糖尿病伴营养不良与低蛋白血症时，免疫球蛋白、抗体以及补体生成明显减少。对沙门菌、大肠杆菌和金黄色葡萄球菌的凝集素显著减少。④糖尿病患者常伴有失水，失水有利于细菌的生长繁殖。⑤由于血管硬化，血流减少，组织缺血、缺氧，有利于厌氧菌的生长。

（二）诊断要点

糖尿病时，感染以泌尿系统感染最常见（43.4%），其次为肺结核（17%）、肺炎（9%）、糖尿病性坏疽（9%）、胆囊炎（5.4%）、蜂窝织炎（4.5%）、带状疱疹（4.5%）、败血症（2.7%）、中耳炎（1.8%）及其他各种感染（2.7%）。

1. 泌尿系感染

糖尿病易并发泌尿道感染，其中女性更常见，约为男性的8倍，而糖尿病妇女又比非糖尿病妇女高2~3倍。其原因主要与糖尿病患者尿中葡萄糖较多，有利于细菌生长，同时与女性泌尿生殖道的解剖生理特点以及妊娠、导尿等诱发感染的机会较多有关。糖尿病患者若并发自主神经病变，常发生尿潴留，促进泌尿系统感染的发生。女性糖尿病患者中，60%~80%有泌尿系统感染。

糖尿病患者并发的泌尿系统感染以肾盂肾炎和膀胱炎最常见，易发展成败血症。偶可并发急性肾乳头坏死，10%~20%的泌尿系统感染表现为无症状性菌尿。泌尿系统的细菌以革兰阴性菌为主，其中以大肠杆菌最常见，其次是副大肠杆菌、克雷伯杆菌、变形杆菌、产气杆菌和铜绿假单胞菌。革兰阳性菌较少见，主要是粪链球菌和葡萄球菌。真菌感染也可见到。

（1）无症状性菌尿：当糖尿病患者尿细菌培养菌落计数≥10^3/mL，而无临床症状时，即可诊断为无症状性菌尿，这是糖尿病患者最常见的尿路感染形式。

（2）肾盂肾炎和膀胱炎：患者可有尿频、尿急、尿痛、排尿不适和烧灼样疼痛等。若为下尿路感染（膀胱炎），多数无发热和腰痛等中毒症状。患者出现发热、寒战、头痛、恶心和呕吐等全身中毒症状及肾区叩痛（尿常规可发现管型），则考虑为肾盂肾炎。尿常规检查可发现尿液混浊、管型尿、尿蛋白微量，约半数患者可有镜下血尿，较有诊断意义的是白细胞尿（即脓尿），镜检白细胞>5个/HP则有意义，用血细胞计数盘检查，如≥10个/mL为脓尿，其特异性和敏感性约为75%。尿白细胞排泄率是较尿沉渣涂片检查更为准确的检测方法，阳性率可达88.1%。正常人白细胞<20万/h。白细胞>30万/h为阳性；20万~30万/h者为可疑。尿细菌培养和菌落计数对确定是否为真性菌尿有鉴别意义。尿菌落计数的标准是：尿菌落计数≥105/mL时，应拟诊为尿路感染，应结合临床确定其意义或重复检查。B超、X线检查有助于发现泌尿系统的器质性病变（如结石、畸形等）。静脉肾盂造影、尿浓缩稀释试验、血肌酐和血尿素氮的测定有助于了解肾功能状况。反复发作肾盂肾炎，最终可致肾衰竭。

2. 呼吸道感染

最常表现为上呼吸道感染和肺炎，可表现为咳嗽、咳痰、胸痛、呼吸困难、畏寒和发热，部分患者无典型临床表现。常见致病菌为肺炎链球菌、金黄色葡萄球菌、流感嗜血杆菌、克雷伯杆菌、军团菌、大肠杆菌、肠杆菌属、假单胞菌属和厌氧菌，有时可为病毒感染或支原体等其他病原体所致。体格检查可发现咽喉部充血、扁桃体肿大、呼吸音增粗及干湿啰音，甚至可出现胸腔积液体征。痰革兰染色、细菌培养、胸片和血常规检查有助于诊断和鉴别诊断，痰培养加药敏有助于指导用药。

3. 结核感染

糖尿病患者伴发肺结核的机会较正常人高3~5倍。Zack曾对256例住院肺结核患者进行糖耐量检查，发现41%的患者糖耐量降低（包括糖尿病）。糖尿病患者伴肺结核病的症状表现各异，并发肺结核的特点是结核中毒症状少，多数患者无发热、咯血及盗汗，也很少有咳痰。当使用胰岛素改善代谢及其他相应治疗后，可出现结核中毒症状。糖尿病患者结核病临床症状不仅取决于糖尿病病情程度，也取决于机体的代偿情况。代偿良好的糖尿病患者，肺结核的临床、X线表现和治疗效果与一般肺结核患者无区别，多表现为局限性病变。代偿不良的老年糖尿病患者患肺结核时，以慢性纤维空洞型肺结核相对较多，病变性质以增殖、干酪样改变为主。青年患者多以渗出性、坏死性等混合性病变为主，病灶扩展、播散较快，并以肺下叶病灶多见。由于患者机体免疫力下降，结核菌素试验可呈假阴性，若不及时进行 X 线检查和痰液结核菌检查，极易漏诊，在老年患者中尤应注意，必要时可行诊断性抗结核治疗。

4. 皮肤和黏膜感染

糖尿病病人皮肤黏膜感染可表现为痈、疖、丹毒、急性蜂窝织炎、化脓性指头炎、甲沟炎、皮肤和皮肤黏膜的脓肿等。致病菌主要是溶血性链球菌，其次为金黄色葡萄球菌。有些患者在发生皮肤感染前常无糖尿病病史，而以皮肤感染为首发症状就诊，如对本病无认识，则极易漏诊糖尿病，甚至造成误治，加重病情。

5. 胆囊炎

糖尿病易并发胆囊炎、胆囊结石，胆囊结石又易并发胆源性胰腺炎，加重糖尿病。

6. 牙周炎

糖尿病患者牙周病的发生率也较非糖尿病人群高，且病情严重，可能与牙周组织的微血管病变等有关。牙周病常在青春期开始，表现为轻微牙龈出血和牙龈萎缩，可以表现为严重的牙周炎，尤其是血糖控制不佳者，其微血管病变、免疫抑制、菌群失调和胶原代谢异常是导致糖尿病牙周病的主要原因。

7. 真菌感染

女性糖尿病患者易并发真菌性阴道炎。有些老年女性糖尿病患者常以外阴瘙痒为首发症状就诊。皮肤真菌感染也常见，如脚癣、体癣。

（三）饮食宜忌

1. 饮食宜进

（1）宜食清热、泻火、解毒、通淋作用的食物：如芹菜、苋菜、白茅根、马齿苋、金针菜、绿豆、玉米须、冬瓜、西瓜、猕猴桃、草莓、杨桃、菜瓜、田螺、绿豆芽、蛤蜊、螺蛳、菊花头、发菜、马兰头、茼蒿、荸荠、茭白、赤小豆、枸杞头、生薏苡仁、香蕉、金银花、白菊花、木耳菜、丝瓜等，还可补充足量的维生素及无机盐。

（2）宜食易消化、富有营养的食物：感染患者胃肠张力及蠕动均较弱，特别是伴有高热时胃肠功能更差，此时患者宜进食易消化、富有营养的流质或半流质饮食，如牛奶、米汤、藕粉、鸡蛋汤、菜汁、水果汁、面条、馄饨、蒸蛋羹等。

（3）宜食高蛋白质食物：肺炎患者应进食足够的富含优质蛋白质的食物，如鸡肉、鱼类、猪瘦肉、鸡蛋、牛奶、豆类及其制品等。

（4）宜食富含维生素及矿物质的食物：如谷类、豆类、新鲜蔬菜、水果及蛋黄中含有丰富的维生素 E、维生素 C、B 族维生素及微量元素锌、铁、铜等，有利于炎症的控制。

（5）宜多饮水：每日饮水量至少 2000mL，以利于痰液稀释。泌尿道感染者要多饮水，勤排尿，以降低髓质渗透压，提高机体巨噬细胞功能，冲洗掉膀胱内的细菌及炎症渗出物。

2. 饮食禁忌

（1）忌辛辣、煎炸及热性食物：辛辣、煎炸食物，如辣椒、胡椒、茴香、花椒、姜、葱、大蒜、油条、烤羊肉、烤鸡翅等；热性食物，如牛肉、羊肉、狗肉等和炒瓜子、炒花生、炒香榧子等。食用二者均会助热上火，使内脏热毒蕴结，从而使炎症加重。

（2）忌海鲜发物：腥膻之品可助长湿热，食后不利于炎症的消退。

（3）忌甜腻食物：油腻食物，如猪油、肥猪肉、奶油、牛油、羊油、鸡蛋黄、鸭蛋黄等；高糖食物，如巧克力、糖果、甜点心、奶油蛋糕、八宝饭等，有助湿增热的作用，降低治疗效果。

（4）忌饮酒：酒可使支气管扩张，呼吸道黏膜充血、水肿、分泌物增多。并能助长湿热，加重炎症充血，不利于治疗。

（5）忌生冷食物：西瓜汁、黄瓜、苦瓜、丝瓜等生冷食物，有伤脾胃，而不利于其他营养成分的吸收，导致患者食欲降低，而影响疾病的康复。

（6）忌酸性食物：因尿液呈碱性，才可以提高使用抗生素时的杀菌能力。

（7）忌生姜：生姜素会刺激膀胱等泌尿系统的黏膜，生姜的温热之性可加重炎症反应。

（8）忌滋补食物：核桃仁、羊肉、狗肉、鹿肉、麻雀肉、虾、枣等补阳类食物，食用后加重阴虚症状，对疾病不利。其他补阴、补气、补血的食物，可作为肺结核患者的基本滋补品而交替食用，但过多的滋补食物，会引起胃肠道不适。若过分强调高营食物，患者往往难以耐受。

（四）药物治疗宜忌

1. 西药治疗

（1）继发感染的常见病原体及药物的选择：据统计，约95%的继发感染是由细菌引起的，其中2/3为革兰阴性杆菌；真菌和病毒亦为继发感染的常见的病原体。

1）细菌

①葡萄球菌（金黄色葡萄球菌及表皮葡萄球菌）：金黄色葡萄球菌的人群带菌相当普遍，成人鼻咽部带菌率20%～40%，医务人员带菌率50%～80%，是造成院内交叉感染原因之一。该病的侵入途径主要通过损伤的皮肤和黏膜，也可因摄食有肠毒素的食物或吸入染菌尘埃而致病。该病除引起皮肤和软组织感染外，尚可引起败血症、肺炎、脑膜炎等严重感染。

治疗可首选青霉素、万古霉素；次选红霉素、大环内酯类、林可霉素类、青霉素V、第一代头孢菌素、克林霉素、替考拉宁、甲氧苄啶、磺胺甲噁唑、β-内酰胺类/酶抑制药、氟喹诺酮类、阿奇霉素。

②表皮葡萄球菌：黄作为致病菌的重要性已引起人们的普遍注意。在免疫力低下的患者，为静脉留置导管、腹膜透析导管、气管导管等感染的常见病原菌。治疗可首选万古霉素，次选头孢菌素、耐酶青霉素（敏感者）。

③链球菌：包括溶血性链球菌和肠球菌。溶血性链球菌可通过空气或接触传播，为化脓性扁桃体炎、化脓性腮腺炎和皮肤组织感染的常见病原菌。肠球菌可引起伤口感染、腹腔脓肿、尿路感染、菌血症和心内膜炎等，为长期住院患者及尿路感染的主

要病原菌。

治疗可首选青霉素（严重β族链球菌感染使用庆大霉素），次选β内酰胺类、地红霉素、红霉素、阿奇霉素、克拉霉素。

④肺炎球菌：该菌感染多在机体抵抗力降低或呼吸道防御功能受损时发生，是院外获得性肺炎最常见的病原菌，也是老年患者院内肺部感染的常见病菌。

治疗可首选万古霉素、氟喹诺酮类、青霉素、非脑膜感染：第三、四代头孢菌素。次选万古霉素 + 利福平、阿莫西林、亚胺培南 – 西司他丁、美洛培南。

⑤大肠杆菌：大肠杆菌是尿路感染特别是初次尿路感染最常见的病原菌，亦是腹膜炎、腹腔及盆腔感染、胆道系统感染及皮肤软组织感染的重要致病菌。

治疗可首选头孢菌素、氟喹诺酮类、呋喃妥因、亚胺培南 – 西司他丁、美洛培南。次选氨基糖苷类。

⑥铜绿假单胞菌：铜绿假单胞菌广泛存在于自然界中，尤其是医院内物品如注射器、镊子、人工呼吸器、床单、水龙头等；医务人员带菌率6%，患者带菌率随住院日数延长而增加，有报道称住院 15 日以上者高达43%，成为院内感染的重要病菌。该病菌感染途径多为侵入性检查或治疗导致，如各种插管、穿刺、伤口等。

治疗可首选青霉素、第三代头孢菌素、亚胺培南 – 西司他丁、美洛培南。次选哌拉西林、奈替米星、异帕米星、哌拉西林/他唑巴坦、替卡西林。

⑦沙门菌属：本组细菌为院内继发感染的常见病原菌，传播途径可经消化道传播，亦可因患者接触或通过感染的用具直接受染，免疫功能障碍或体质衰竭者尤易感染。本类细菌中伤寒沙门菌院内感染最为常见，感染后临床可首先氟喹诺酮类、头孢曲松钠。次选氯霉素、阿莫西林、甲氧苄啶/磺胺甲噁唑、阿奇霉素等。

⑧肺炎杆菌：肺炎杆菌是院内感染性肺炎的主要致病菌，多见于机体免疫功能低下的中老年患者。治疗可首选第三代头孢菌素、氟喹诺酮类。次选氨基糖苷类、替卡西林/克拉维酸钾、氨苄西林/舒巴坦、哌拉西林/他唑巴坦、青霉素、亚胺培南 – 西司他丁、美洛培南、氨曲南。

⑨产气杆菌、变形杆菌、枸橼酸杆菌、沙雷菌：此组杆菌均属肠杆菌科，广泛存在于医院环境内，常引起院内严重的继发感染，为尿路、腹腔、盆腔及伤口感染的重要病原菌。治疗可首选青霉素类加氨基糖苷类；次选替卡西林/克拉维酸钾、哌拉西林/他唑巴坦、环丙沙星、亚胺培南/西司他丁、美洛培南、第四代头孢菌素。

⑩厌氧菌：该菌在正常人群中广泛存在于体表及腔道黏膜表面，当机体防御功能减退时，特别是当皮肤黏膜屏障功能破坏后，该菌入侵并不断繁殖而引起感染。临床感染类型有化脓性咽峡炎、扁桃体周围脓肿、肺炎、脓胸、腹膜炎、盆腔炎、腹腔脓肿、尿路感染、皮肤软组织感染、败血症等。其腹腔及盆腔感染中，1/3 ~ 1/2 为厌氧菌与需氧菌和混合感染。常见的厌氧致病菌包括脆弱类杆菌、梭形杆菌、产气荚膜杆菌、消化链球菌等。治疗可选用甲硝唑、替硝唑、奥硝唑。

⑪不动杆菌：该菌主要包括硝酸盐阴性杆菌和多形模仿菌，存在于自然界和人体，当机体免疫力降低时，能引起呼吸道感染、肺炎、脑膜炎、泌尿道感染、心内膜炎、

多发性脓肿及败血症等，重者可导致死亡，目前该菌已成为院内继发感染的重要致病菌。治疗可首选氟喹诺酮类+阿米卡星或头孢他啶、亚胺培南/西司他丁、美洛培南；次选氨苄西林/舒巴坦。

2）真菌：当人体免疫功能降低或长期大量使用抗生素时，易发生继发性真菌病。念珠菌可引起口腔、肠道、肺部或神经系统感染以至出现严重败血症。曲菌、毛霉菌和隐球菌可引起肺部、心内膜和神经系统感染以至败血症。治疗可选用氟康唑、克霉唑、益康唑、硝酸咪康唑、两性霉素 B、脂质体、特比萘芬。

3）病毒：糖尿病继发病毒性感染的主要病原为呼吸道病毒，如流感病毒、副流感病毒、鼻病毒、冠状病毒等，是引起气管炎、肺炎的常见病原体。其他如疱疹病毒、轮状病毒、巨细胞病毒等亦是院内继发感染的常见病原，可引起局部感染或严重的播散性感染。治疗可选用利巴韦林、金刚乙胺、阿糖腺苷、阿洛韦、代昔洛韦等。

4）结核：糖尿病患者由于体内代谢紊乱，机体抗病能力减低，易并发肺结核，糖尿病患者合并肺结核的发生率比非糖尿病患者高 2~4 倍，且爆发型结核多见，易有大片干酪样组织坏死伴溶解播散病变迅速形成空洞。治疗应严格控制血糖，早期、联合、适量、规律、全程用药。根据病情常选用异烟肼、利福平、链霉素、乙胺丁醇、吡嗪酰胺等。治疗方案根据病情选用标准治疗方案、短程治疗、强化治疗加巩固期的间歇疗法、复治方案。

（2）局部感染灶处理

1）皮肤、口腔黏膜感染：应及时清创、换药，切开引流，切不可盲目挤压，以免引起感染扩散。

2）恶性外耳道炎：应尽早施行外耳道的冲洗和引流术，选用强有力的抗生素，必要时行扩创术。

3）胆道感染并胆结石：对反复发作者应选择外科手术切除，尤其对于气肿性胆囊炎应选择早期胆囊切除（诊断明确后 48 小时内），以免发生胆囊坏死或穿孔。

4）鼻脑毛真菌病：除积极应用抗真菌药两性霉素 B 以外，应及早切除坏死组织。两性霉素 B 推荐剂量一般为每日 1mg/kg，重者每日 1.5mg/kg，累积量 2~4g。氟康唑和伊曲康唑体外抗真菌的活性低，尚无临床评价。

5）对于神经源性膀胱：可采取非手术疗法——持续尿液引流、膀胱训练、针灸、按摩、膀胱穿刺和促进排尿药物，如氯贝胆碱 10~20mg，每日 3 次。手术疗法常用的有膀胱造瘘术和膀胱颈部 Y–V 成形术。

2. 药物禁忌

（1）药食禁忌

1）红霉素

① 不宜过食酸性食物：过食酸菜、醋、咸肉、鸡肉、鱼肉等酸性食物，会发生酸碱中和而降低药效。

② 不宜过食海味食物：过食螺、蚌、蟹、甲鱼、海带等海味食物，富含的钙质、镁、铁、磷等金属离子会和红霉素结合，形成一种难溶解又难吸收的物质。

2）四环素类药

① 不宜食含金属阳离子化合物的食物：服用四环素类药同时吃含钙、镁、铝、铁等食物，如豆制品、油条、熟制卤肉、咸鱼、海蜇、海带等，易形成不溶性络合物，妨碍药物的吸收，降低药效。

② 不宜过食碱性食物：碱性食物，如菠菜、胡萝卜、黄瓜、苏打饼干、茶叶等，可使胃液的盐酸被中和，从而使胃液 pH 值升高，四环素的溶解性降低，进入小肠的吸收率下降。

③ 不宜饮茶：四环素等药物与茶水同服，可降低药效。

④ 不宜饮牛奶：牛奶含有丰富的钙，可阻碍四环素吸收，尤其对婴幼儿更不能用牛奶送服。

3）异烟肼

①不宜饭后服：饭后服用，易降低药物在血中的浓度及药物的吸收量，影响药物疗效。

②不宜睡前服用：异烟肼易使维生素 B_6 缺乏而出现中枢神经兴奋症状，如失眠、头痛、眩晕等。

③不宜饮咖啡：咖啡因可刺激神经末梢，使去甲肾上腺素大量释放而出现恶心呕吐、腹泻、腹痛、头痛、抽搐、心律失常等症状。

④不宜食鱼类：服用异烟肼的患者如果食用鱼类，容易产生变态反应。轻者出现恶心、头痛、皮肤潮红、眼结膜充血等症状；重者出现惊悸、口唇及面部麻木、皮疹、腹痛、腹泻、呼吸困难、血压升高，甚至出现脑出血。因此，服用异烟肼期间不宜食用鱼类，如比目鱼、带鱼、鲫鱼、鲅鱼、鲳鱼等，以免造成组胺在体内蓄积，发生变态反应。

⑤不宜食乳酪：服用异烟肼后食用乳酪食物，如牛奶、奶制品等，可出现皮肤潮红、冷感、寒战、头痛、心悸、稀便、脉搏异常、血压升高等症状，加重病情。

⑥不宜食含铁、镁、铝、钙等离子的食物：异烟肼易与铁、镁、铝、钙等离子生成螯合物而影响酶的活性，导致疗效降低。所以，服用异烟肼期间不宜食用豆制品、油条、熟制卤肉、咸鱼、海蜇、海带等富含铁、镁、铝、钙等离子的食物。

⑦不宜食富含组胺的食物：服异烟肼若再进食组胺含量高的食物，如菠萝、红葡萄酒等，可能使体内组胺浓度进一步增高而引起中毒反应。

⑧不宜食茄子：在抗结核治疗时吃茄子容易过敏。有关专家研究发现，吃茄子的结核病患者在服用抗结核药物 40 ~ 60 分钟后，出现不同程度的变态反应，如颜面潮红、皮肤瘙痒、全身红斑、恶心呕吐，严重者血压下降，胸部憋闷，停吃茄子后则变态反应自愈。

4）利福平

① 不宜饭后服用：利福平饭后服用，易降低药物在血中的浓度及药物的吸收量，影响药物疗效。

②不宜饮酒：利福平进入人体后在肝脏和胆汁中的浓度最高，对肝脏有一定毒性，

能使转氨酶升高、肝大、肝功能异常。酒类能抑制肝内的某些酶的活性，降低肝脏的解毒作用，因而增加了利福平对肝脏的毒性。

5）链霉素：链霉素在碱性环境中作用较强，各种蔬菜、豆制品等可碱化尿液，以提高利福平疗效，而肉、鱼、蛋、乳制品可酸化尿液，降低利福平疗效。

6）环丙沙星

①不宜饮茶：茶叶含有咖啡因，可降低环丙沙星的作用。

②不宜食用碱性食物：碱性食物可减少环丙沙星的吸收，降低药效。

7）林可霉素：与各种饮料中的甜味剂环己胺基磺酸盐形成不溶解的复合物，使其吸收率减少75%。林可霉素和一般食物同服时，亦会使林可霉素吸收减少，故宜饭前服用。

（2）用药禁忌

1）镇咳剂和镇静剂：患者若大剂量使用镇咳剂（咳必清）和镇静剂，可抑制咳嗽中枢，使咳嗽减少，不利于呼吸道分泌物的排出，致痰液阻塞气道，加重喘促和呼吸困难，从而加重肺炎病情。

2）热性温补之品：本病使用有温里补气作用的药物，如红参、附子、干姜、吴茱萸、丁香、细辛、荜茇、高丽参、鹿茸、补骨脂、菟丝子、巴戟天、淫羊藿、牛鞭、仙茅、黄狗肾、锁阳、蛤蚧、肉苁蓉等，以及中成药，如十全大补丸、右归丸、金匮肾气丸等，可加重病情。

3）补肾固涩药：若用补肾固涩之品，如五味子、金樱子等，则导致关门留寇，细菌难以排出而加重病情。

4）肾毒性的抗生素：损害肾脏的抗生素在体内蓄积，易产生毒性和副作用。

5）温热辛燥、伤阴动血药物：中医学认为，肺结核病以阴虚为本，并多伴有咯血，因此在选用补药时，要避免温热辛燥、伤阴动血的药物，如鹿茸（精）、人参（精）、苍术、肉桂、附子等，而应选用既能养阴润肺，又能清虚火的药物，以加速病愈。

6）糖皮质激素：肺结核患者在未进行抗结核药物治疗时应用糖皮质激素，易引起结核扩散。另外，糖皮质激素还能掩盖结核病症状，易使患者丧失警惕而失去及时治愈的机会。

7）单类抗结核药物：结核病早期，肺部结核炎性病灶以渗出性病变为主，同时结核菌代谢旺盛，药物亦最能发挥其杀灭结核菌的作用。因此，结核病早期应主张联合足量应用抗结核药物，以迅速杀死结核杆菌，使病情好转以致痊愈。

8）环丙沙星

①与碱性药物、抗胆碱药、H_2受体阻滞剂合用：用后可降低胃液酸度而使环丙沙星的吸收减少，影响环丙沙星的疗效。

②与氨茶碱、咖啡因、华法林合用：环丙沙星有抑制肝脏细胞色素 P450 氧化酶的作用，与氨茶碱、咖啡因及华法林合用，可使氨茶碱、咖啡因和华法林的血药浓度升高，引起毒性反应。

③与非甾体抗炎药合用：环丙沙星与非甾体抗炎药（如吲哚美辛等）合用，可增加不良反应。

④与利福平和氯霉素合用：利福平可抑制细菌核糖核酸合成，氯霉素可抑制细菌蛋白质合成，与环丙沙星合用，可使环丙沙星作用降低。

9）头孢菌素类

①与强利尿剂，如依他尼酸、呋噻米合用：因合用会增加对肾脏的毒性，必须合用时，应减少本药的剂量。

②与多黏菌素 E 合用：合用会增加对肾脏的毒性，并降低头孢菌素类的抗菌作用。如果必须合用时，应严密观察肾功能。

③与保泰松合用：因保泰松能增强头孢类对肾脏的毒性。

④与四环素合用：合用能降低头孢类的抗菌作用。

⑤与氨基糖苷类抗生素合用：头孢菌素类要有一定的肾毒性，与氨基糖苷类抗生素合用在抗菌作用增强的同时，肾毒性亦显著增强，甚至发生可逆性肾衰竭。必须联用时，应分开给药。

10）大环内酯类：与茶碱类药合用，因大环内酯类药可抑制茶碱类药的正常代谢，二者合用可使茶碱血浓度升高而致中毒。

11）红霉素

①与溴丙胺太林合用：因溴丙胺太林为抗胆碱药，有松弛胃肠道平滑肌的作用，能延长胃排空时间，而红霉素在胃酸影响下易被破坏失效。两药合用，延长红霉素在胃中的停留时间，故易使其疗效降低或失效。

②与月桂醇硫酸钠合用：该药能促进红霉素在肠道中的吸收，增加对肝细胞的穿透力，使红霉素对肝脏的毒性增加，易导致黄疸及转氨酶升高。

③与维生素 C、阿司匹林合用：因维生素 C、阿司匹林为酸性药物，而红霉素在酸性条件下呈解离型，易被破坏而疗效降低。

④与氯丙嗪、保泰松、苯巴比妥等合用：因为这些药物对肝脏都有毒性作用，会加重肝脏毒性。

⑤与氯霉素、林可霉素合用：二者合用可产生拮抗作用。

⑥与乳酶生合用：红霉素抑制乳酸杆菌的活性，使乳酶生药效降低，同时也耗损了红霉素的有效浓度。

⑦与含鞣质的中成药合用：如四季青片、虎杖浸膏片、感冒宁、复方千日红片，以及石榴皮、地榆、酸枣仁、诃子、五倍子等含鞣酸的中药，可使红霉素失去活性，降低疗效。

⑧与含有机酸的中药合用：因红霉素在碱性条件下抗菌作用才能得以发挥，服用乌梅、蒲公英、五味子、山茱萸、山楂等含有机酸的中药，会使红霉素的单键水解而失去抗菌作用。

⑨与四环素合用：二者合用会增加红霉素对肝脏的副作用。

12）四环素类

①与对肝脏有损害的药物合用：如依托红霉素、异烟肼、氯丙嗪、氯磺丙脲、保泰松、苯妥英钠、苯茚二酮、甲睾酮、辛可芬、氯噻嗪等，可使四环素类药物对肝脏的毒性增加，尤其肾衰竭患者更应忌服。

②与碳酸氢钠合用：碳酸氢钠可使胃液中的盐酸被中和，pH 值升高，四环素的溶解性降低，吸收率下降，药效降低。

③与铁剂（如硫酸亚铁）合用：硫酸亚铁与四环素在消化道内易形成难容的螯合物，影响四环素的吸收，使四环素的血药浓度下降 40% ~ 50%。如需用铁剂，两药应间隔 3 小时以上服用。

④与含钙、镁、铝、铋、锰、锌等金属离子的药物合用：氢氧化铝凝胶、氧化锌、碳酸钙、三硅酸镁、胶体次枸橼酸铋等含金属离子药物会在消化道内与四环素结合成难以溶解的络合物，使四环素作用减弱。如果联用，两药的服用时间应间隔 2 小时。

⑤与双嘧达莫合用：双嘧达莫有降低血小板黏附与聚集，抑制血栓形成的作用。四环素能使肠道内细菌合成维生素 K 的数量减少而影响凝血酶原的合成，使凝血时间延长，则会增加出血倾向。如必须联用时，应定期检查凝血酶原时间，大于 14 秒时应停药。

⑥与药用炭、硅酸银合用：药用炭、硅酸银有吸附作用，与四环素合用可使四环素的疗效降低。

⑦与氨非咖、氨茶碱合用：因为氨非咖、氨茶碱为碱性，可使四环素疗效降低。

⑧与考来烯胺合用：考来烯胺可减弱四环素的疗效。

⑨与复合维生素 B 合用：合用将使四环素的作用降低，甚至失效。

13）林可霉素、克林霉素：与大环内酯类抗生素合用并不能增强抗菌效果，反而影响二者的抗菌作用。

14）穿心莲片：中药穿心莲有清热解毒、燥湿之功效，可用于肺脓肿。红霉素等抗生素能抑制穿心莲的促白细胞吞噬功能，从而降低疗效。

15）两性霉素 B

①与有肾毒性的药物合用：氨基糖苷类、多黏菌素、万古霉素及抗肿瘤药等对肾脏有毒性的药物，可增加两性霉素 B 对肾脏的损害。

②与咪康唑合用：因二者的抗菌作用拮抗，合用可彼此降低疗效。

16）咪康唑、氟康唑：与香豆素类抗凝血药合用，可增强抗凝血作用，易引起出血。

17）异烟肼

①与葡萄糖及苯甲醇合用：葡萄糖或苯甲醇能促进异烟肼分解，降低其疗效。

②与安达血平合用：合用可增加异烟肼的毒性反应。

③与苯海拉明合用：苯海拉明能使胃肠道蠕动减慢，使异烟肼吸收减少，血药浓度降低，疗效减弱。

④与苯妥英钠合用：异烟肼可使苯妥英钠的代谢受到抑制，从而增加其中毒机会，

故二者合用时，应注意减少苯妥英钠的用量。

⑤与肼屈嗪合用：异烟肼和肼屈嗪均经乙酰化代谢而失活，二者合用时，可使异烟肼血浓度增高而蓄积中毒。

⑥与复方磺胺甲基异噁唑合用：合用可增加不良反应，故异烟肼不宜与麻黄素、苯丙胺及抗胆碱药合用。

⑦与麻黄素、苯丙胺、抗胆碱药合用：合用可增加不良反应，故异烟肼不宜与麻黄素、苯丙胺及抗胆碱药合用。

⑧与硫酸亚铁、氢氧化铝、三硅酸镁合用：异烟肼易与铁、镁、铝离子生成螯合物，影响酶的活性，导致其疗效降低。若两药必须联用时，应间隔 3～4 小时。

⑨与双硫醒（戒酒硫）合用：二者都对肾上腺素能神经传导递质的代谢有影响，合用可导致精神改变。

⑩与哌替啶合用：合用可使某些患者出现严重反应，如低血压、昏迷等。

18）利福平

①与对氨基水杨酸钠合用：对氨基水杨酸制剂含皂土类物质，可延长胃排空时间，显著减慢和降低利福平的吸收，易使结核杆菌利福平产生耐药性。如果必须联用，应间隔 8 小时。

②与口服避孕药合用：利福平可加速避孕药中雌激素的分解，降低口服避孕药的效力，还可引起月经周期紊乱，月经量减少或月经量过多，避孕失败。

③与巴比妥类（如苯巴比妥）合用：巴比妥类药物能加速利福平的代谢，降低利福平的血药浓度，削弱其疗效。如果必须合用，应间隔 6～8 小时。

④与酮康唑合用：利福平与酮康唑合用，会使彼此的血药浓度降低，疗效减弱。

⑤与含鞣质的中成药合用：利福平与四季青、虎杖浸膏片、感冒片、复方千日红片、长风槐角丸、紫金粉、舒痔丸、七厘散等含鞣质的中成药合用，可降低利福平的作用。

（五）预防

积极治疗糖尿病，控制并稳定血糖，纠正代谢紊乱，尽量使血糖控制在正常水平。如无特殊禁忌，应鼓励患者多运动，增强机体抵抗力。保持皮肤、口腔、会阴部清洁卫生。避免皮肤损伤。对于泌尿系易感染患者，应鼓励患者多饮水，多排尿（可每 2～3 小时排尿 1 次）以冲洗膀胱和尿路，避免细菌在尿路中停留和繁殖。尽量避免使用尿路器械，对于糖尿病神经源性膀胱者必须导尿时，应严格消毒，闭式引流，定期冲洗，尽早撤除导尿管。拔除导尿管后做尿细菌培养，以便及时发现泌尿系感染。在必须持续留置导尿管时，在插导尿管的同时给予抗生素药物，可延缓泌尿系感染的发生。但 3 日以后虽继续用抗生素，亦无预防作用，应定期做尿细菌检查，以便及时发现泌尿系感染。重视糖尿病足的护理。防止外伤及压疮的发生；注意营养及水、电解质平衡。

第二节　慢性并发症

糖尿病并发症的发生是一个慢性的病理改变过程。糖尿病患者容易出现的慢性并发症有三类：一是大血管并发症，指脑血管、心血管和其他大血管，特别是下肢血管。二是微血管并发症，主要包括肾脏病变和眼底病变。三是神经病变，糖尿病神经病变是糖尿病所特有的，包括负责感觉器官的感觉神经病变、支配身体活动的运动神经病变，以及司理内脏、血管和内分泌功能的自主神经病变等。神经病变是糖尿病慢性并发症中发病率最高的一种。

糖尿病的病情若控制不好易发生急、慢性并发症。慢性并发症主要是大血管及微血管病变，使糖、脂肪代谢紊乱，涉及全身，可引起多种慢性并发症。如三酰甘油在22.6μmol/L 就会出现神经症状、皮肤病变及腹部症状。接近80%的 2 型糖尿病患者都死于心血管疾病。若大血管病变就会出现冠心病、心肌病；当大血管狭窄、血流缓慢，血糖升高时，可引起动脉粥样硬化，发生心肌梗死；若脑血管发生病变可致脑出血、脑血栓；若损害了微血管，发生在眼部可导致眼底病变，会对视力造成威胁，出现视物模糊，眼底出血，如治疗不及时，严重者会造成失明；若肾脏的微血管发生病变，可导致肾衰竭，应及时去医院检查、治疗；若神经系统损伤，会造成神经病变，可使身体某一部位感到麻木、疼痛等不适。

研究表明，糖尿病发病后 10 年有 30%～40%的患者至少会发生一种并发症。神经病变患病率在糖尿病病程为 5、10、20 年后分别可达到 30%～40%、60%～70% 和90%。在病程为 10 年和 15 年后，有 40%～50% 和 70%～80% 的患者并发视网膜病变。约有 10% 的患者在起病 15 年后会发展成严重的视力损伤，而 2% 的患者将会完全失明。微量白蛋白尿的出现率在病程 10 年和 20 年后可达到 10%～30% 和 40%，且 20 年后有5%～10% 的患者发展成终末期肾病。青年期发病的糖尿病患者到 50 岁时有 40% 发展为严重的肾病，需要血液透析和肾移植，否则只能面临死亡。此外，糖尿病患者心血管病发生的危险性比一般人群增加 2～4 倍，并且发病年龄提前。由于糖尿病患者的血管和神经病变，常导致足部溃疡，进而截肢。

糖尿病不仅是糖代谢紊乱，还涉及蛋白质、脂肪、维生素、水和盐类代谢，从而影响到全身的新陈代谢。因而糖尿病引起的并发症几乎波及全身的各个系统、各种内脏器官。糖尿病的高并发症发生率，导致了高致死率和高致残率。

糖尿病患者的死因主要是各种并发症。其中，缺血型心脏病是糖尿病患者死亡的最主要原因，占糖尿病患者死亡的 60%～80%。脑血管疾病引起约 10% 的死亡，其死亡率是非糖尿病患者的 2 倍。糖尿病肾病一般占死亡总数的 10%～30%，发病年龄越小，糖尿病肾病导致的死亡比例越高。

一、糖尿病肾病

糖尿病肾病（DN）又称糖尿病肾小球硬化症或糖尿病伴肾病，是糖尿病特有的严重的微血管并发症，也是糖尿病患者的主要死因。我国约30%的胰岛素依赖型糖尿病（1型糖尿病）患者和20%~50%的非胰岛素依赖型糖尿病（2型糖尿病）患者发生糖尿病肾病；糖尿病患者肾病的并发率达33.6%。糖尿病患者一旦发生肾损害，出现持续性蛋白尿，则肾功能持续性减退最终至终末期肾衰竭。糖尿病肾病的临床症状多在患病后5~10年才表现出来。

（一）诊断要点

1. 症状

（1）肾小球滤过率增加：出现早，为功能性改变，临床常无症状。许多动物实验和临床观察都表明，肾小球高滤过状态在糖尿病确认时就已存在并持续至出现蛋白尿，同时伴有肾血流量增加及肾脏肥大。

（2）蛋白尿：糖尿病肾病早期用化学发光法才能检测出蛋白尿，即微量白蛋白、β_2-微球蛋白。是糖尿病肾病主要的临床表现，也是诊断糖尿病肾病的标准。最初出现运动后尿白蛋白排泄增加，休息后恢复正常。随后，出现持续尿蛋白。随着肾脏病变的加重，尿蛋白可大于0.5g/24h，是诊断临床期糖尿病肾病的标准，这时糖尿病往往超过10年。尿蛋白排出量越多，预示着病情越严重。

（3）肾病综合征：有部分糖尿病肾病患者会出现肾病综合征。尿蛋白大于3.5g/24h，血清白蛋白降低，小于30g/L，出现水肿、高胆固醇血症。出现肾病综合征后，糖尿病肾病发展加速，在较短时期内，出现肾功能不全。这些患者预后不良，存活很少超过5年。

（4）高血压：糖尿病肾病和高血压之间的关系密切。有20%~50%的糖尿病肾病患者血压升高，出现较晚，一般不出现恶性高血压，但高血压可加速肾脏病变的发展和肾功能的恶化。

（5）肾功能不全：为糖尿病肾病的最后阶段。早期糖尿病肾病，肾小球滤过率是增高的。在出现蛋白尿后（>0.5g/24h），肾小球滤过率开始较为恒定的下降（1mL/min），当GFR低于正常1/3以下时出现氮质血症，近1/3的患者进入尿毒症。临床出现尿毒症症状，如恶心、呕吐、贫血、酸中毒、高血压、低钙血症等。

2. 体征

早期并无体征，临床期可见水肿、高血压，肾衰竭期可见高度水肿、贫血及严重顽固性高血压。

3. 实验室及辅助检查

（1）早期糖尿病肾病：糖尿病患者尿蛋白排出率持续高于20~200μg/min或相当于30~300mg/24h。尿微量白蛋白>11.4μg/mL，尿β_2微球蛋白>380ng/mL。

（2）临床期糖尿病肾病：这一期的特点是大量蛋白尿，持续尿蛋白>0.5g/d为非选择性蛋白尿。

（3）肾衰竭期糖尿病肾病：GRF不断下降，多<10mL/min，血尿素氮和肌酐增高，伴严重高血压、低蛋白血症、水肿以及尿毒症症状。

（4）尿常规检查：主要为蛋白尿，为大、中分子蛋白尿，如有合并尿道感染或肾乳头坏死，则可有较多白细胞和显微镜下血尿。

（5）肾脏影像学检查及肾活检：可协助诊断。

（二）分期

根据肾脏的功能变化及结构改变的过程和临床表现，多将糖尿病肾病分为以下5期：第Ⅰ、Ⅱ期为临床前期，第Ⅲ、Ⅳ、Ⅴ期为临床诊断期。

1. Ⅰ期

肾体积增大或肾滤过率增高，肾血流量和肾小球毛细血管灌注及内压增高；这些变化与高血糖水平一致，肾结构和肾功能无明显变化。

2. Ⅱ期

运动后微量蛋白尿，肾小球结构有改变，肾小球基底膜和系膜基质增加，肾滤过率每分钟150mL以上，白蛋白每分钟排泄率30μg以上。

3. Ⅲ期

持续微量蛋白尿，尿中清蛋白排泄率（AER）为每分钟20～200μg，但常规化验蛋白尿多为正常，肾小球滤过率（GFR）大致正常，血压可轻度升高，肾小球基底膜和系膜基质病变比Ⅱ期更甚。若尽早、积极干预治疗可阻止或延缓大量蛋白尿发生。

4. Ⅳ期

临床蛋白尿，清（白）蛋白排泄率每分钟＞200μg，或尿蛋白24小时＞0.5g；血压增高，肾滤过率开始进行性下降，水肿较重，对利尿药反应差；出现肾小管功能障碍；胰岛素依赖型糖尿病患者病史5～20年，非胰岛素依赖型糖尿病病史5年以上者易发生Ⅳ期糖尿病性肾病，以视网膜病变、外周神经病变等微细血管并发症多见。

5. Ⅴ期

尿毒症期（ESRD）。肾滤过率进行性下降，持续性蛋白尿，低蛋白血症，水肿，高血压，常并发视网膜病变等。

以上微量蛋白尿（MA）是糖尿病肾病的最早临床证据及筛选早期主要指标，亦是糖尿病心血管病发生率和病死率显著升高的标志。如这时进行积极干预，采用食疗和用药等综合控制措施，肾病有恢复的可能。继续发展，尿中就会出现持续性尿蛋白症状，患者出现水肿，血压持续性升高；到了显著的终末期肾病，因肾功能不全，血中肌酐和尿素氮开始升高，部分患者会出现贫血。当血肌酐超过707.2μmol/L（8mg/dL）时，患者会发生尿毒症（Ⅴ期），若急救不及时，最终可能导致死亡。整个过程会历时多年，但也有的患者肾功能恶化很快。

（三）饮食宜忌

1. 饮食宜进

（1）饮食原则

1）宜进低盐饮食。蛋白质的摄入应根据病情而定。当糖尿病肾病肾功能减退，血BUN＞14mmol/L（40mg/dL），或血Cr＞350μmol/L（4.0mg/dL）时，蛋白量限制于0.7g/（kg·d）以下。不宜提倡植物蛋白，优质动物精蛋白应占每日蛋白质总量的2/3

以上，体重保持在标准体重的 10% 左右为佳。

2）保证富含维生素 A、B 族维生素、维生素 C 的食物供给，特别是新鲜蔬菜应尽量多食，可食些具有降血压、降血脂的食物，如芹菜，荠菜等。

3）如伴有高血压或高脂蛋白血症时，应限制膳食中饱和脂肪酸的含量。

4）如伴有贫血时，可能补充富含铁质、维生素 B_{12}、叶酸等的食物，如木耳、大枣。

5）限制摄食对肾脏细胞有刺激作用的食物，如芥末、辣椒等。

（2）食疗方

1）伴畏寒尿多：茯苓 15g，栗子 10 个，小米 30g。先将茯苓洗净，放入砂锅中，加水 3 大碗，用文火煎煮半小时后，去渣取汁。将栗子切半放入茯苓汁中，用中火烧开，加小米熬至米烂成粥即成。

2）伴高血压：芹菜 100g，鲜虾仁 60g。油、盐适量。将芹菜摘去叶、根，洗净拍扁，切小段；虾仁洗净。起油锅，先下虾仁炒至半熟铲起，再起油锅炒芹菜至半熟，放虾仁同炒，下盐调味，炒熟即可。

3）伴肢冷阳痿：韭菜 100g，核桃肉 30g，鲜鸡蛋 3 个，食盐、油适量。取核桃肉微炒后，放冷令其脆。把韭菜洗净、切段，与蛋清、蛋黄、食盐混匀，起油锅，放入上料炒熟，铺上核桃肉即可。

4）伴消化不良：芡实 100g，老鸭 1 只，调味品适量。杀鸭去毛除内脏，洗净，鸭血留用。将芡实放入鸭腹内，置于锅中，加水适量，文火煮 24 小时左右，取前 1 小时加入鸭血同煮，加适量调味品即可食用。

5）伴水肿腹胀：干香菇、冬瓜各 100g，猪瘦肉 300g。将上好的干香菇、冬瓜、猪瘦肉切片，一起放入砂锅中加适量的水，炖熟食用。吃肉喝汤。每日 3 次，1 日内吃完。

6）伴明显蛋白尿：生黄芪、山药、莲子肉、枸杞子、茯苓、核桃肉、荷叶各适量，粳米 100g。上几味熬粥食用。每日 1 小碗，或隔日 1 小碗，供早、晚餐食用。

7）伴水肿、高血压：白茅根、玉米须各 30g，茶叶 5g，上 3 味用沸水冲泡。每日代茶饮。

2. 饮食禁忌

（1）忌食盐及饮水过多：糖尿病肾病大多数有水肿和高血压。盐的化学成分是氯化钠，盐进入人体后，可引起水钠潴留，血容量增加，使血压升高，水肿加重，故肾病患者原则上给予低盐饮食并限制入水量。水肿显著、血压很高者，应予无盐饮食，每日进入人体的液体量限制在 1000mL 以内。

（2）忌大量进食蛋白质：在肾功能正常时，非蛋白氮经肾小球滤过，从尿中排出体外，使血中保持恒定的浓度。当肾脏严重病变时，血循环量明显不足，肾小球滤过率降低，血中非蛋白氮增高，此时，若大量进食蛋白质，必然导致代谢产物堆积潴留，促使病情发展，甚至诱发肾衰竭。肾功能尚可者，宜补充生物效价高的动物蛋白，如鸡蛋、牛奶、鱼类和瘦肉等。肾功能减退者，应适量限制蛋白质在 30g 左右，或按蛋白质 0.5g/（kg·d）计算，以免加重肾脏负担。

（3）限制含嘌呤高及含氮量高的食物：为减轻肾脏负担，应限制刺激肾脏细胞的食物，如菠菜、芹菜、小萝卜、豆类及其制品、鸡汤、鱼汤、鸭汤等，因为这类食物含嘌呤量高，在肾功能不良时，其代谢产物不能及时排出，可加重肾脏负担。

（4）忌辛辣刺激性食物：辛辣食物如辣椒、大蒜、烈性酒等可生热助火，使扁桃体及咽喉发炎，成为留存于体内的潜在感染病灶，可导致链球菌感染后急性肾小球肾炎。当人体患肾炎之后过食辛辣食物，又可使病情反复发作，治疗不当，有转成慢性之虞。

（5）忌肥甘厚腻之品：肥甘厚腻之品可影响脾胃的消化功能。脾虚痰湿内停泛溢肌肤，则形成水肿。因此，肾炎患者宜食易消化、含纤维素较多的清淡之品。

（6）忌食香蕉：香蕉中含有较多的钠盐，如食过量香蕉，和摄入钠盐一样，使患者血中出现钠水潴留，使水肿加重，肾脏负荷加大。

（四）药物治疗宜忌

1. 西医治疗

（1）严格控制血糖：糖尿病肾病首选药物以胰岛素治疗为佳，特别是 1 型糖尿病患者要长期坚持采用此法治疗。临床显示，糖尿病肾病患者长期坚持连续应用胰岛素，严格控制糖代谢，使血糖基本保持正常，可以延缓甚至防止糖尿病肾病的发生和发展，降低增高的肾小球滤过率和改善微量蛋白尿。对其他并发症也有好处。口服降糖药的选择：①可选用磺脲类降糖药的格列喹酮；②可选用快速促胰岛素分泌剂，如瑞格列奈、那格列奈，这类药物主要从胆汁排泄，对肾功能影响较小。

（2）及早控制高血糖、高血压、高脂血症：可推迟肾病出现，肾病早期也可能逆转。对于肾病Ⅰ、Ⅱ期，特别是微量蛋白尿期（Ⅲ）期，无论有无高血压，应用血管紧张素转化酶抑制药（ACEI），如卡托普利、雷米普利、福辛普利、依那普利等；或血管紧张素Ⅱ受体拮抗药（ARB），如替米沙坦、厄（依）贝沙坦、缬沙坦等，均可使尿中蛋白排泄量减少，尿转铁蛋白质和尿内皮素排泄量也可明显降低，临床效果好。建议对无肾损害及尿清蛋白每天 <1.0g 的患者，血压控制在 130/80mmHg 以下；尿清蛋白每天 >1.0g 的患者，血压控制在 125/75mmHg 以下。

（3）对伴高血压或轻度水肿，但肾功能正常者，可选用吲达帕胺、氢氯噻嗪、螺内酯、环戊噻嗪等，从小剂量开始试用，至疗效满意。肾功能不全、高度水肿者应选用袢利尿药，如呋塞米（速尿）、依他尼酸、布美他尼（丁尿胺）治疗。

（4）应用抗血小板聚集和黏附的药物：如双嘧达莫（潘生丁）、氯吡格雷、噻氯匹定（抵克力得）、阿司匹林或肝素等。

（5）当出现氮质血症时，要根据血糖水平及时调整降血糖药的种类、剂量和用法，必要时联用，肾病用必需氨基酸或 α-酮酸（肾灵、开同）治疗。糖尿病肾病综合征患者常伴有严重的低蛋白血症，可选用人体白蛋白、冰冻血浆或支链氨基酸及肌苷等支持治疗，以提高胶体渗透压，增加有效循环量，增强利尿作用，改善症状。

（6）对症治疗

1）水肿：患者出现持续水肿时，应限制钠和水的量，还可酌情选用双氢克尿噻、螺内酯、依他尼酸钠和呋塞米等对症治疗，但应用利尿剂要循序渐进，并注意观察电解质平衡。

2）神经源性膀胱：系自主神经损害所致，应用新斯的明肌内注射，可帮助排尿，慎用导尿法，以免引起尿路感染。

3）代谢性酸中毒：尿毒症期因代谢性酸中毒引起恶心呕吐者，应用碳酸氢钠静脉滴注，以纠正代谢性酸中毒，改善症状。

4）肾性贫血：因肾功能不全引起的严重贫血，可输同型红细胞悬液，使用促红细胞生成素（EPO）皮下注射，以改善贫血症状。

（7）当血清肌酐 $>530\mu mol/L$，内生肌酐清除率（Ccr）$<15.0\sim20.0mL/min$ 的晚期糖尿病患者，以腹膜透析较安全。有条件的终末期可施行肾移植或胰肾联合移植。

2. 中医治疗

（1）辨证治疗

1）肾虚不固

主症：形瘦乏力，耳鸣腰酸腿软，可有口干欲饮，舌瘦淡红，苔薄或少，尺脉沉细而弱。

治法：补肾益气。

方药：大补元煎加减。太子参30g，生黄芪、生地黄、怀山药各15g，黄连6g，山茱萸、金樱子、芡实、菟丝子、枸杞子各10g。

加减：伴口干咽燥、舌苔薄少为气阴两虚，加玄参、麦冬、石斛滋阴生津；伴下肢水肿，加茯苓、薏苡仁、车前子利水湿；舌暗红，加丹参活血；外感热毒、咽痛咳嗽，加桑叶、菊花、炒牛蒡子祛风清热利咽；肢体麻木、抽筋，加当归、鸡血藤、木瓜养血息风。

用法：水煎服，每日1剂。

2）脾虚气陷

主症：腰酸腿软，头晕耳鸣，神疲乏力，少气懒言，食后腹胀便溏，食欲差，尿中泡沫较多，舌淡脉弱。

治法：健脾升清。

方药：补中益气汤（《脾胃论》）加减。生黄芪、太子参各30g，炒白术12g，升麻3g，陈皮、柴胡各6g，当归10g，炒菟丝子15g，金樱子、芡实各20g。

加减：食少纳呆，加砂仁、炒鸡内金、谷麦芽醒脾开胃；食多腹胀、苔厚腻，加枳实、莱菔子、焦三仙消食导滞；思则气结、脘腹胀满，加木香、枳实理气宽中；脾虚不能化水湿而两下肢水肿，加茯苓、薏苡仁、泽泻、车前子、桂枝化湿行水；形肥苔腻为有痰湿，加泽泻、荷叶化痰祛湿；苔黄腻为湿郁化热，加小量黄连清热燥湿。

用法：水煎服，每日1剂。

3）肝郁肾虚

主症：每因心情不好而出现尿中泡沫增多，肢体肿胀感，常伴情绪低落，胸闷不舒，或胸腹窜痛，头晕叹息，腰膝酸软，两下肢沉重乏力。舌淡红苔薄白脉弦。

治法：疏肝解郁，辅以补肾。

方药：柴胡疏肝散（《景岳全书》）加减。陈皮 6g，赤芍、醋香附、牛膝各 15g，炒苍术、茯苓、北柴胡、炒枳壳、合欢皮、泽泻各 10g。

加减：疲倦乏力加太子参、酒黄精健脾补肾益气；口干渴明显者，可加生地黄、玄参滋阴生津；肝气犯胃、嗳气呃逆者，加沉香、旋覆花、炒莱菔子顺气降逆；阴虚肝郁易于化热、心烦口干苦者，加黄芩、炒山栀子、生地黄清肝滋阴；阴虚阳亢、头痛头晕胀者，加生石决明、牛膝、生牡蛎、醋鳖甲滋阴潜阳；心悸失眠者，加炒酸枣仁、琥珀、合欢花养心安神；胸闷苔腻，系夹痰湿，可加瓜蒌皮、半夏、薤白宽胸化痰、散结通阳；肢痛肢麻、舌暗红或有瘀点，系夹血瘀，可加丹参、郁金活血去瘀。

用法：水煎服，每日 1 剂。

4）脾肾阳虚

主症：蛋白尿较多且时间长，夜间小便频数或清长，面色无华，腰膝酸软，两下肢畏寒或少尿，脘腹胀满，纳谷不香，肢体水肿。舌淡胖，苔白黄相间，脉细带滑。

治法：健脾温肾渗湿。

方药：肾气丸（《金匮要略》）加减。熟附子、肉桂、砂仁各 6g，山茱萸 12g，山药、炒白术、泽泻、熟地黄、茯苓、益母草、车前子、金樱子各 15g，补骨脂 10g，黄芪、太子参各 30g。

加减：大便干者，加熟地黄泄浊；眩晕者，加牡蛎利水湿、镇肝风；口干渴者，为阴阳两虚，易熟地黄为生地黄，加麦冬阴阳双补；腹胀者，加大腹皮、厚朴降气行水。

用法：水煎服，每日 1 剂。

5）阳衰湿浊瘀阻

主症：此型相当于糖尿病肾病终末期，即尿毒症期。神疲乏力，胸闷憋气，纳呆呕吐，头晕目眩，面色黧黑或蜡黄，小便少，浑浊如脂膏，甚至尿闭，腰酸膝软，水肿阳痿。舌质淡胖，苔白黄腻，脉浮大沉取无力。

治法：温肾助阳，降浊化瘀。

方药：真武汤（《伤寒论》）加减。炒白术、泽泻、益母草各 15g，茯苓、黄芪各 30g，陈皮、白芍、法半夏、熟大黄、炙附子、桃仁各 10g，肉桂 6g。

加减：如湿浊上逆而恶心、呕吐，舌苔黄腻，可加黄连、竹茹，甚则先清化湿热，用黄连温胆汤或苏叶黄连汤，俟呕吐止后再予扶正；呕吐频繁，加旋覆花、赭石、沉香降逆止呕；若湿浊上逆而口中有尿臭明显者，合并使用大黄牡蛎灌肠，使湿浊外泄，症状得以缓解；若牙宣鼻衄，为阴阳两虚，虚热动血，去桃仁加水牛角、槐花炭凉血止血；若抽搐为虚风内动，加牡蛎、龙骨、鳖甲、羚羊角平肝息风；若水气凌心，喘憋不能平卧，加葶苈子泻肺平喘；若大汗淋漓、四肢厥冷者为阳气欲脱，急用参附龙牡汤回阳救逆。

用法：水煎服，每日 1 剂。

（2）验方

1）敷贴疗法：可选用肾区、脐部热敷，助肾气化：药用小茴香、红花、艾叶、桂枝各 5g，加水醋适量，炒热，装入布药袋中置双肾区、脐部热敷。用于糖尿病肾病水肿，氮质血症期。每周 2~3 次。

2）中药灌肠：生大黄 15~30g，蒲公英、生牡蛎各 30g，生槐花、六月雪、黑附子各 15g，水煎 150mL。高位保留灌肠 30~60 分钟，每日 1 次。

适应证：Cr < 8mg/dL 或 BUN < 100md/dL 为宜，对于厌食、恶心呕吐、大便干，不能纳药者，用之改善症状尤佳。

注意事项：终末期尿毒症，一般不再选用本法；有痔疮、肛门疾患不宜灌肠；大便稀溏每日超过 3 次以上者，也不宜用此法。

3）中药药浴：麻黄、桂枝、浮萍、细辛、桃仁、红花、艾叶、防风各 5g，水煎洗浴。每周 2 次。适用于糖尿病肾病水肿氮质血症期、皮肤瘙痒症。

3. 药物禁忌

（1）药食禁忌

1）服排钾利尿剂期间不宜多食味精：味精的主要成分为谷氨酸钠，在服用本品期间若过食味精，既可加重钠水潴留，又可协同排钾，增加低钾的发生率，故应少食味精。

2）服双氢克尿噻不宜高盐饮食：因服用双氢克尿噻期间若食盐过多（如过食咸菜、腌鱼、腌肉等），不利于双氢克尿噻利尿作用的发挥。

3）服排钾利尿剂忌同时服用酒及含醇饮料：排钾利尿剂可导致体内钾减少，而酒及含醇饮料（啤酒等）亦可使钾减低，若二者同服则可加重体内低血钾症状。

4）服保钾利尿药忌食含钾高的食物：因保钾利尿剂如螺内酯、氨苯蝶啶等可引起血钾增高，若与含钾高的食品如蘑菇、大豆、菠菜、榨菜、川冬菜等同用，易致高钾血症。

5）服螺内酯忌高盐食品：在服螺内酯期间若过食高盐食品（如咸菜、腌肉等），会降低螺内酯疗效。

6）服糖皮质激素药物忌过食含钙食物：因为服用糖皮质激素期间过食含钙食物（如牛奶、奶制品、精白面粉、巧克力、坚果等）会降低疗效。

7）服糖皮质激素忌高盐饮食：因为糖皮质激素具有保钠排钾作用，故高盐饮食易引起水肿。

8）服糖皮质激素忌大量食糖：由于糖皮质激素氢化可的松、泼尼松、地塞米松等可促进糖原异生，并能减慢葡萄糖的分解，有利于中间代谢产物如丙酮酸和乳酸等在肝脏和肾脏再合成葡萄糖，增加血糖的来源，亦减少机体组织对葡萄糖的利用，故可致血糖升高。因此服用糖皮质激素要限制糖的摄取。

9）服环孢素忌过食含钙高的食品：因钙离子与钙调节蛋白结合，可导致蛋白质的构象改变，故应用环孢素时也应避免过食含钙量高的食物（如牛奶、豆制品、巧克力、骨头汤等）。

（2）用药禁忌

1）忌易引起免疫反应的药物：某些药物应用后可引起免疫反应而累及肾小球，这类药物有蛇毒、花粉、三甲双酮等。

2）忌用有肾毒性的中药：药理研究发现，防己、厚朴、马兜铃可引起肾间质炎症和纤维化；甘草可导致水钠潴留，加重水肿；木通大剂量应用可致肾衰竭；斑蝥可在体内蓄积中毒，有肾毒性作用。故以上药物本病患者均当禁用或慎用。

3）忌滥用对肾脏有害的药物：抗生素中的庆大霉素、卡那霉素、链霉素、磺胺药、四环素类等药物，主要经肾脏排泄，肾脏发生病变时排泄率降低，药物易在体内积蓄，引起中毒症状，加重肾脏负担，不利于病情的康复。故无明显感染体征者，一般不用抗生素，需要应用时亦应选择对肾脏无毒或毒性小的抗生素（如青霉素等）。此外，甲苯磺丁脲、丙磺舒、苯乙双胍等对肾脏也有损害，亦当慎用。

4）慎用钙通道阻滞剂及硫酸镁降压：高血压为本病常见的伴发症，钙通道阻滞剂（如地尔硫䓬、硝苯地平等）能降低全身血压，但对肾小球无保护作用，其中硝苯地平对压力传导和肾小球损伤的有害作用已经得到证实。另外，以前用硫酸镁降压，现经临床验证，其效果并不可靠，如肾功能不佳者，还可引起高镁血症，故应慎用。目前多主张选用血管紧张素转化酶抑制剂降低血压。

5）忌用苦寒或甘寒类中药：中医学认为，本病主要是由于肺脾肾三脏功能失调，气化失司所致。治疗应以补气温阳、化气利水为原则。滥用苦寒或甘寒中药如黄柏、大黄、黄芩等，可克伐中阳，损伤脾肾，脾不制水，肾不主水，则水液泛滥，病情日趋加重。

6）环孢素

①忌与钙制剂同服：因钙离子与钙调节蛋白结合，可导致蛋白质构象改变，故应用环孢素时应禁用钙制剂（如葡萄糖酸钙、氯化钙等）。

②忌与疫苗同用：接种疫苗（如伤寒菌苗、狂犬菌苗、天花菌苗、脊髓灰质炎菌苗等）可减弱环孢素的免疫抑制活性，故应避免同时应用。

③不宜与呋塞米、双氢克尿噻合用：因为环孢素虽可抑制肾排泄尿酸，但一般并不引起痛风。若与利尿剂呋塞米、双氢克尿噻合用，则可竞争性抑制尿酸的分泌排出，使血清尿酸浓度进一步提高，从而诱发痛风。

④忌与其他免疫抑制剂合用：环孢素除肾上腺皮质激素外，一般不得与其他免疫抑制剂（如硫唑嘌呤、甲氨蝶呤等）同用，以免增强毒副作用。

⑤慎与影响肝酶活性的药物合用：环孢素主要在肝内代谢，因此凡能影响肝脏酶活性的药物均可影响环孢素的代谢。如红霉素、多西环素、酮康唑、西咪替丁、硝苯地平等均能影响肝细胞内细胞色素 P450 酶的活性，使环孢素的代谢速率降低，血药浓度增加，有增加毒性的危险；而卡马西平、苯妥英钠、苯巴比妥、异烟肼、利福平等均能加速环孢素代谢，使其血浓度降低，免疫抑制作用减弱。

（五）预防

1. 预防外感

外感不仅引起糖尿病肾病患者血糖波动，而且加重肾功能损害，出现血压升高、蛋白尿加重。预防感冒，首先要保持居室空气清新，定时通风换气，排除室内秽浊之气。其次要慎起居，避寒热。春夏之季，天气由寒转暖变热，不要过早地脱去棉衣，养成早睡早起的习惯，多做户外活动，增强身体的适应能力。秋冬之时，气候转凉，应防寒保暖，早睡晚起，顺应四时的变化。在流感流行时期，要避免到公共场所，避免与患者接触。此外，对于体虚易感者，可常服玉屏风散。玉屏风散有增强机体抵抗力、提高机体抵御外邪的作用。

2. 劳逸结合

劳逸要适度，早期应鼓励轻微运动，如练气功、打太极拳、散步等，避免重体力劳动和急剧运动；后期病情日趋严重，应增加卧床休息的时间，卧床有利于改善肾血流量。

3. 精神调养

避免情绪的剧烈波动，患者要保持心胸宽广，遇事要乐观。本病患者都有不同程度的抑郁与焦虑情绪，因为他们或多或少地听到本病最终会发展成肾衰竭，而出现不同程度的忧虑。医生要向患者说明病情，晓以利害，以减轻心理负担，稳定情绪，树立战胜疾病的自信心，对糖尿病性肾病治疗很有益处。

4. 皮肤清洁

因糖尿病患者本身皮肤就易于感染，且难以愈合，再加上尿毒症时，湿毒之邪除了从尿道和肠道排出外，还会通过皮肤排出一部分，因毒素刺激皮肤产生不适。这时尽量做到不擦伤、不抓皮肤，保持阴部的清洁，减少皮肤感染的机会。如果能经常保持皮肤的清洁，不仅能减少感染机会，还利于毒素的排出。

5. 防治炎性疾病

当人体发生咽炎、鼻炎、肺炎等各种炎性疾病时，要积极治疗。因为全身各种炎性疾病可引起血糖升高及酮症的发生。在治疗时要尽量用中药，不得不用西药时，要注意不要合用有肾毒性的抗生素，以免加速肾功能的衰竭。

6. 预防肾功能不全

糖尿病肾病预防肾功能不全，首先，一定要控制好血糖。血糖的控制，首选胰岛素。对口服降糖药要慎重使用。其次，在预防糖尿病肾病肾功能不全时，血压的控制也十分重要，血压过高，影响肾血流量，加速肾功能恶化。此外，还应避免使用肾毒性或易诱发肾功能损伤的药物，如庆大霉素、碘胺及非固醇类消炎药等。

二、糖尿病合并高血压

糖尿病性高血压是糖尿病常见的并发症之一。其发病率远较非糖尿病患者为高，这是世界各国所公认的现象。据国外统计，在糖尿病患者中高血压发病率可高达

40%～80%，国内统计，糖尿病并发高血压者为28%～48%。糖尿病患者的高血压不仅发病率高，且发病早，发病率随着年龄的增长、病程的延长而增高，但年龄组以41～60岁为最高，发病率可高达73.75左右。

临床资料显示，糖尿病患者的高血压发病率明显高于正常人，一般为非糖尿病患者的2倍以上。成年人以患2型糖尿病多见，2型糖尿病和高血压可能具有共同的遗传物质。此外，2型糖尿病患者普遍存在着胰岛素抵抗，导致血糖升高；高血糖则会刺激胰岛素分泌更多的胰岛素。从而造成高胰岛素血症。一旦出现高血压，易致冠心病，是引起死亡的主要原因，还易引起脑血管病、肾病及视网膜病变等。

（一）病因

1. 由于糖代谢紊乱可加速肾动脉和全身小动脉硬化，使外周阻力增加，血压升高。

2. 高血糖可使血容量增加，肾脏超负荷，水钠潴留，最终可引起血压升高。

另一方面，高血压又可加重糖尿病引起的损害，包括它对小血管和肾脏的影响，形成恶性循环。因此，为了打断恶性循环，必须积极控制糖尿病，尽量改善机体组织对胰岛素的敏感性，同时还应有效控制血压，将其控制在正常范围内。

（二）临床表现及并发症

1. 一般表现

原发性高血压通常起病缓慢，早期常无症状，可以多年自觉良好而偶于体格检查时发现血压升高，少数患者则在发生心、脑、肾等并发症后才被发现。高血压患者可有头痛、眩晕、气急、疲劳、心悸、耳鸣等症状，但并不一定与血压水平相关，且常在患者得知患有高血压后才注意到。体检时可听到主动脉瓣第二心音亢进、主动脉瓣区收缩期杂音或收缩早期喀喇音。长期持续高血压可有左心室肥厚并可闻及第四心音。

原发性高血压初期只是在精神紧张、情绪波动后血压暂时升高，随后可恢复正常，以后血压升高逐渐趋于明显而持久，但一天之内白昼与夜间血压水平仍可有明显的差异。原发性高血压后期的临床表现常与有心、脑、肾功能不全或器官并发症有关。

2. 并发症

血压持久升高可有心、脑、肾、血管等靶器官损害。

（1）心：左心室长期高压工作可致左心室肥厚、扩大，最终导致充血性心力衰竭。高血压促使冠状动脉粥样硬化的形成及发展，并使心肌氧耗量增加，可出现心绞痛、心肌梗死、心力衰竭及猝死。

（2）脑：长期高血压可形成小动脉的微动脉瘤，血压骤然升高可引起破裂而致脑出血。高血压也促进脑动脉粥样硬化发生，可引起短暂性脑缺血发作及脑动脉血栓形成。血压极度升高可发生高血压脑病，表现为严重头痛、恶心、呕吐及不同程度的意识障碍、昏迷或惊厥，血压降低即可逆转。

（3）肾：长期持久血压升高可导致进行性肾硬化，并加速肾动脉粥样硬化的发生，可出现蛋白尿、肾功能损害，但肾衰竭并不常见。

（4）血管：除心、脑、肾、血管病变外，严重高血压可促使形成主动脉夹层并破裂，常可致命。

（三）诊断标准

高血压的定义是指体循环动脉收缩压和（或）舒张压的持续升高。流行病学调查证明，人群中血压水平呈连续性分布，正常血压和高血压的划分并无明确界线，高血压的水平也是根据临床及流行病学资料人为界定的。目前，我国采用国际上统一的标准，即收缩压≥140mmHg 和舒张压≥90mmHg 即诊断为高血压。根据血压增高的水平，可进一步分为高血压第 1、2、3 级（表 2－1）。

表 2－1　血压水平的定义和分类（WHO/ISH）

类别	收缩压（mmHg）	舒张压（mmHg）
理想血压	<120	<80
正常血压	<130	<85
正常高值	130～139	85～89
1 级高血压（轻度）	140～159	90～99
亚组：临界高血压	140～149	90～94
2 级高血压（中度）	160～179	100～109
3 级高血压（重度）	≥180	≥110
单纯收缩期高血压	≥140	<90
亚组：临界收缩期高血压	140～149	<90

注：当收缩压和舒张压分属于不同分级时，以较高的级别作为标准

以上诊断标准适用于男女两性任何年龄的成人，对于儿童，目前尚无公认的高血压诊断标准，但通常低于成人高血压诊断的水平。

上述高血压的诊断必须以非药物状态下 2 次或 2 次以上非同日多次重复血压测定所得的平均值为依据，偶然测得一次血压增高不能诊断为高血压，必须重复和进一步观察。

（四）饮食宜忌

1. 饮食宜进

（1）饮食原则

1）控制总热量以纠正体重超重。

2）限制钠盐。

3）控制膳食脂肪，将食物脂肪的热能比限制在 25%～30%。平时宜选用植物油、低饱和脂肪酸、低胆固醇的食物。

4）多吃一些富含维生素 C 的新鲜蔬菜，保证摄入一定量的高钾低钠及多纤维素的食物。

（2）常食食物

1）宜常食含钙食物：钙是治疗高血压的一种重要微量元素。高血压患者，如果每天补充1000mg钙，连续8周就可以使血压下降，其中有一部分人，即使不用降压药，也可使血压恢复正常。钙能降血压，是因钙具有松弛血管、软化血管的作用，能使高血压引起的血管紧张得到降低，从而有利于血压的稳定。

含钙丰富的食品有黄豆及豆制品、葵花子、核桃、花生、鱼、泥鳅、柿子、韭菜、芹菜、蒜苗等。

2）宜常食食用菌：食用的菌类很多，包括草菇、香菇、平菇、蘑菇、黑木耳、白木耳等，作为糖尿病和高血压的保健食品，最好做成汤食用。食用菌汤，不仅味道鲜美，而且对防治高血压、脑出血、脑血栓等有较好的效果。以香菇为例，它含有大量的叶香菇嘌呤碱，可以降低和抑制胆固醇的吸收，软化脑血管。又如，黑木耳中含有一些能阻止血液凝固，降低脑血栓形成的物质。银耳也有十分明显的降血压、降血脂的作用。

3）常食醋浸花生米：治疗高血压必须注意从饮食方面着手，而常吃醋浸花生米，是一种有效的食疗方法。食用醋具有降低血脂、软化血管、活血化瘀的功效，能使血管保持良好的弹性，降低血压，减少发生中风的危险。花生米含有丰富的蛋白质、不饱和脂肪酸，以及钙、锌等微量元素，这些营养成分，都可以直接或间接地改善心血管功能。而花生经醋浸泡之后，其有效成分更易被人体吸收。

食用方法：食醋250mL，放入250g生花生米，使花生米全部进入食醋中，密封浸泡1周后，即可食用。每晚睡前取花生米40粒嚼服，2周为1个疗程，长期服用没有任何不良反应。据临床疗效观察，有效率高达87.5%，确是一种很好的降压方法。

4）常食海带、胡萝卜、芹菜、大蒜等蔬菜：无论是糖尿病还是高血压，饮食皆以清淡为宜，所以，宜多食蔬菜。海带中含有一种物质，名为褐藻氨酸，是一种降血压的有效成分。海带中还含有一种甘露醇，有很好的利尿作用，通过利尿也能达到降血压的效果，但若有多尿的症状，则不宜吃。

胡萝卜中含有一种叫"琥珀酸钾盐"的降压有效成分，对高血压有很好的治疗作用。芹菜能降血压早已是众所周知。大蒜对治疗现代社会的"文明病"，如高血压、糖尿病、血管硬化等，有很好的作用。

（3）食疗方

1）伴急躁易怒：生鱼片200g，菠菜250g，蒜茸、姜花、葱段、料酒、盐、酱油等适量，植物油15g，芡粉3g。菠菜切段，放入开水中焯过，捞出滤去水分。生鱼片用少许精盐抖匀，起油锅，下蒜茸、姜花、葱段爆香，下生鱼片，倒入料酒略炒，再下菠菜，调味，并下湿芡粉抖匀即成。每日1次或隔日1次，佐餐食用。

2）伴面红目赤：桑寄生、瘦猪肉各90g，夏枯草15g，生姜、葱、黄酒、味精、食盐适量。将桑寄生、夏枯草、猪瘦肉洗净，猪瘦肉切块。将上述用料放入瓦锅中加水适量，用武火煮沸后文火再煮1小时，调味即可。每日1次，每次随量饮用或佐餐食用，连续服用15日。

3）伴大便秘结：草鱼肉、鲜草菇各 120g，花生油 15g，茨粉 5g，生姜、葱、盐、酱油等适量。将草菇洗净，放入开水中焯过，滤去水分。草鱼切片，用盐、姜、花生油、茨粉抖匀腌制。起油锅，下姜丝、草菇、调味、下草鱼片，炒至鱼片刚熟，下葱花、湿茨粉炒匀即成。每日 1 次，或每周 1~2 次，佐餐食用。

4）伴高血脂：①山楂 30g，粳米 60g。先将山楂放入砂锅内加水煎取浓汁，去渣，然后加入粳米煮粥。供早、晚餐食用，7~10 日为 1 个疗程。②鲜芹菜 250g。将鲜芹菜洗净，放入沸水中烫 2 分钟，切碎绞汁。每服 1 小杯，每日 2 次。

2. 饮食禁忌

（1）忌长期食用高盐食物：食盐的摄入与高血压显著相关。食盐的主要成分是氯化钠，钠潴留可引起细胞外液增加，心排出量增多，血压上升。高血压危重患者给低盐饮食后，症状可得到改善，血压可逐渐降低，说明高盐是高血压的主要危险因素之一。

（2）忌摄入过量动物蛋白：蛋白质代谢产生的有害物质，可引起血压波动，故本病患者应限制动物蛋白（如动物肝脏、蛋类等）的摄入。平常饮食可选用高生物价优质蛋白，如鱼肉、牛奶等。某些蛋白（如氨基乙磺酸、酪氨酸等）有降压作用，可适当补充。

（3）忌长期食用高脂、高胆固醇食物：这些食物包括油炸食品、肥肉、动物内脏等。长期食用，可引起高脂蛋白血症，促使脂质沉积，形成动脉粥样硬化，加重高血压。

（4）忌长期饮食缺钙：钙可使血压下降，饮食中每日增加 1000mg 钙，连用 8 周，可降低血压水平。长期缺钙，则不利于高血压的治疗。含钙丰富的食物有黄豆及其制品、葵花子、核桃、牛奶等。

（5）忌长期低钾饮食：钾离子可促进新陈代谢，促进钠离子排出，扩张血管，降低血压。故本病患者应经常食用含钾丰富的食物，如龙须菜、豌豆苗、芹菜、茄子等。

（6）忌少吃水果、蔬菜：水果、蔬菜中含有大量维生素，其中维生素 C 可使胆固醇氧化为胆酸排出体外，改善心脏功能和血液循环。故少吃水果、蔬菜不利于高血压的防治。

（7）忌长期食入辛辣或精细食物：这些食物可使大便干燥难排，易导致大便秘结，患者排便时用力努挣，会使腹压升高，血压骤升，诱发脑出血。

（8）忌长期食用高热能食物：高热能食物（葡萄糖、蔗糖、巧克力等）可诱发肥胖，肥胖者高血压发病率比正常体重者高。临床上多数高血压患者合并超重或肥胖。所以，本病患者饮食上应限制热能。

（9）忌酒：长期饮酒，易诱发动脉硬化，加重高血压。故应戒酒。

（10）忌浓茶：高血压患者忌饮浓茶，尤其是忌饮浓烈火的红茶。因浓茶中所含的茶碱量高，可以引起大脑的兴奋、烦躁不安、失眠、心悸等不适，从而使血压上升。

（11）忌饮运动饮料：运动饮料能供给运动员机体一定的营养物质，可预防运动引起的低血糖和疲劳，但高血压患者饮用运动饮料会使血压升高，因为运动饮料含钠量较高。

（12）忌芋头：芋头含钾，高血压肾功能失调患者不宜食用。

（13）忌火腿：火腿中的脂肪和胆固醇含量均较高，应忌食。

（14）忌狗肉：高血压属阴虚阳亢，狗肉温肾助阳，食后能加重阴虚阳亢型高血压的病情。其他类型的高血压，或为肾虚肝阳上扰、痰火内积、瘀血阻络者，食用狗肉则躁动浮阳或加重痰火，助火燥血，均于病情不利。

（15）忌蟹黄：蟹黄含胆固醇较高，勿多食。

（16）忌泥鳅：高血压并发肾功能失调，应忌食含钾量高的泥鳅。

（五）药物治疗宜忌

1. 西医治疗

（1）降压药物治疗：近年来，抗高血压药物发展迅速，根据不同患者的特点可单用或联合应用各类降压药。目前常用降压药物可归纳为 6 大类，即利尿剂、β 受体阻滞剂、钙通道阻滞剂、血管紧张素转换酶（ACE）抑制剂、α 受体阻滞剂及血管紧张素 Ⅱ 受体阻滞剂（表 2 - 2）。

表 2 - 2　常用降压药物名称、剂量及用法

药物分类	药物名称	剂量及用法
利尿剂：	吲达帕胺	2.5 ~ 5mg，1 次/日
噻嗪类	氢氯噻嗪	12.5 ~ 25mg，1 ~ 2 次/日
	氯噻酮	25 ~ 50mg，1 次/日
保钾类	螺内酯	20mg，2 次/日
	氨苯蝶啶	50mg，1 ~ 2 次/日
	阿米洛利	5 ~ 10mg，1 次/日
袢利尿剂	呋塞米	20 ~ 40mg，1 ~ 2 次/日
血管紧张素转换酶抑制剂	卡托普利	12.5 ~ 50mg，2 ~ 3 次/日
	依那普利	5 ~ 10mg，2 次/日
	贝那普利	10 ~ 20mg，1 次/日
	赖诺普利	10 ~ 20mg，1 次/日
	雷米普利	1.25 ~ 10mg，1 次/日
	福辛普利	10 ~ 40mg，1 次/日
	西拉普利	2.5 ~ 5mg，1 次/日
	培哚普利	4 ~ 8mg，1 次/日
β 受体阻滞剂	普萘洛尔	10 ~ 20mg，2 ~ 3 次/日
	美托洛尔	25 ~ 50mg，2 次/日
	阿替洛尔	50 ~ 100mg，1 次/日

续表

药物分类	药物名称	剂量及用法
	倍他洛尔	10～20mg，1次/日
	比索洛尔	5～10mg，1次/日
	卡维地洛	12.5～25mg，1次/日
	拉贝洛尔	100mg，2～3次/日
钙通道阻滞剂	维拉帕米	40～80mg，2～3次/日
	维拉帕米*	240mg，1次/日
	地尔硫草	30mg，3次/日
	地尔硫草*	90～200mg，1次/日
	硝苯地平	5～20mg，3次/日
	硝苯地平*	30～60mg，1次/日
	尼卡地平	40mg，2次/日
	尼群地平	10mg，2次/日
	非洛地平*	2.5～10mg，1次/日
	氨氯地平	5～10mg，1次/日
	拉西地平	4～6mg，1次/日
血管紧张素Ⅱ型受体阻滞剂	氯沙坦	25～100mg，1次/日
	缬沙坦	80mg，1次/日
	伊贝沙坦	150mg，1次/日
α_1受体阻滞剂	哌唑嗪	0.5～2mg，3次/日
	特拉唑嗪	0.5～6mg，1次/日

注：有 * 者为控释片或缓释片

1）血管紧张素转化酶抑制剂（ACEI）：是治疗糖尿病高血压最常用的首选药物，ACEI可使糖尿病患者的血管壁异常结构、左心室肥厚及糖尿病肾病好转或逆转，这种作用与高血压水平下降有关，但血压降到正常以后，只要仍继续使用ACEI治疗，心脏、血管及肾脏的病变仍继续好转，这种作用已与降压无关，是药物直接的作用。ACEI极少引起阳痿，对糖及脂肪代谢无任何不良影响，可使利尿剂的不良反应减轻或消除，很少引起直立性低血压，使糖尿病并发肾病的白蛋白尿减轻，使肾脏病变进展减慢或逆转。

2）利尿剂：由于糖尿病高血压患者伴有血容量扩张，使用利尿剂是合理的，一般小剂量的氢氯噻嗪12.5～25mg/d，不良反应很小、剂量增大时，会引起低钾、血糖升高、高脂血症、高尿酸血症、血中尿素氮升高、阳痿。当血肌酐＞221～260μmol/L（2.5～2.94mg/d）时，噻嗪类利尿药无效，此时用袢利尿剂。保钾利尿剂应十分谨慎使用，对糖尿病患者易引起高血钾。特别是糖尿病肾病伴有氮质血症者禁用螺内酯，氨苯蝶啶伴有低醛固酮血症者更不宜使用，以免引起严重高血钾，导致心律失常。

3）β受体阻滞剂：多用于伴有心绞痛的糖尿病高血压患者。β受体阻滞剂可对胰岛素分泌产生抑制作用，使血糖升高，但作用轻微，如与利尿剂合用时，升高血糖作用加剧。有文献报道，普萘洛尔引起高渗性非酮症糖尿病昏迷。低血糖激活 β_2 受体，促使高糖素及儿茶芬胺分泌，出现心悸、颤抖、焦虑及汗出，升高血压；应用β受体阻滞剂的患者，出现低血糖时，无心悸、颤抖、焦虑等自觉症状，但仍有汗出、血压升高甚至高血压危象。β受体阻滞剂可使血浆胆固醇及三酰甘油水平增高，并使血浆高密度脂蛋白胆固醇水平降低。糖尿病患者有边缘性醛固酮缺乏者，在使用β受体阻滞剂时可使低醛固酮血症得以显露，引起高血钾。

4）钙拮抗剂：胰岛素及胰高血糖素从胰岛β细胞释放受 Ca^{2+} 的调节。钙通道的阻断可引起胰岛素分泌障碍，导致糖耐量减低，但各种制剂的作用不同。在非糖尿病患者及有糖耐量减低者，硝苯地平可引起轻度或明显的血糖升高。而非洛地平对血糖及血浆胰岛素水平无任何影响，而有些患者使用维拉帕米治疗时，高血糖的水平有些降低。在糖尿病肾病患者中，小剂量钙拮抗剂使高血压水平降低，能保护肾脏。但当血压水平正常时，因钙拮抗剂扩张入肾小动脉，使肾小球滤过率增加，会起到不利作用。

5）α受体阻滞剂：α受体阻滞剂如哌唑嗪、特拉唑嗪、多沙唑嗪等对血脂代谢无不良反应，而且能增加卵磷脂胆固醇乙酰转换酶活性，使高密度脂蛋白升高，三酰甘油及胆固醇降低，对尿酸及电解质无任何影响，有助于降低胰岛素抵抗，改善糖代谢，降低血液黏滞度，很少引起阳痿，甚至有的报告可使阳痿好转，但易出现体位性低血压。

6）血管紧张素Ⅱ受体阻滞剂：能加速血浆葡萄糖的清除，加强胰岛素的作用，可使血浆尿酸水平降低。可致体位性低血压，也可引起咳嗽，但较 ACEI 的作用弱。

7）其他：包括中枢交感神经抑制剂如可乐定、甲基多巴；周围交感神经抑制剂如胍乙啶、利血平；直接血管扩张剂如肼屈嗪（肼苯达嗪）、米诺地尔（长压定）等。上述药物曾多年用于临床并有一定的降压疗效，但因其副作用较多且缺乏心脏、代谢保护作用，因此不适宜长期服用。

我国不少中草药复方制剂其降压作用温和、价格低廉受到患者的欢迎，作为基本医疗之需要仍在一定范围内广泛使用，但有关药理、代谢及靶器官保护等作用尚缺乏深入研究，且有一定的副作用，因此未推荐为一线用药。

（2）高血压急症的治疗：高血压急症时必需迅速使血压下降，以静脉给药最为适宜，以便随时改变药物所要使用的剂量。常用治疗方法如下：

1）硝普钠：直接扩张动脉和静脉，使血压迅速降低。开始以每分钟 $10\mu g$，静脉滴注，密切观察血压，每隔 5~10 分钟可增加 $5\mu g/min$。硝普钠降压作用迅速，停止滴注后作用在 3~5 分钟内即消失。该药溶液对光敏感，每次应用前需临时配制，滴注瓶需用银箔或黑布包裹。硝普钠在体内代谢后产生氰化物，大剂量或长时间应用可能发生硫氰酸中毒，肾功能不全者慎用。

2）硝酸甘油：以扩张静脉为主，较大剂量时也使动脉扩张。静脉滴注可使血压较快下降，剂量从 5～10μg/min 开始，然后每 5～10 分钟增加 5～10μg/min 至 20～50μg/min。停药后数分钟作用即消失。副作用有心动过速、面红、头痛、呕吐等。

3）尼卡地平：为二氢吡啶类钙通道阻滞剂，用于高血压急诊治疗。剂量为：静脉滴注从 0.5μg/（kg·min）开始，密切观察血压，逐步增加剂量，可用至 6μg/（kg·min）。副作用有心动过速、面部充血潮红、恶心等。

4）乌拉地尔：α₁ 受体阻滞剂，用于高血压危象剂量为 10～50mg，静脉注射（通常用 25mg），如血压无明显降低，可重复注射，然后予 50～100mg 于 100mL 液体，静脉滴注维持，速度为 0.4～2mg/min，根据血压调节滴速。

2. 中医治疗

辨证治疗：

（1）阴虚阳亢

主症：头晕头痛，耳鸣眼花，失眠多梦，腰膝酸软，五心烦热，舌红苔少，脉弦数。

治法：滋阴潜阳，平肝息风。

方药：天麻钩藤饮加减。天麻 20g，钩藤 10g，石决明 20g，黄芩 15g，山栀子 10g，川牛膝 10g，杜仲 15g，桑寄生 10g，益母草 20g，夜交藤 20g，茯神 10g，夏枯草 20g。

加减：眩晕、肢麻甚者，加白僵蚕 10g，天南星 10g，息风通络；肥胖多痰者，加法半夏 10g，全瓜蒌 10g，以化痰；兼血瘀头痛者，加延胡索 15g，丹参 20g，以活血化瘀；兼失眠者，加酸枣仁 15g，以安神。

用法：水煎服，每日 1 剂。

（2）肝肾阴虚

主症：头晕耳鸣，目涩视朦、腰膝酸软，五心烦热，小便黄短，大便干结，舌红少苔或无苔、脉弦细或细数。

治法：滋补肝肾。

方药：杞菊地黄丸加减。枸杞子 20g，菊花 20g，熟地黄 20g，山茱萸 20g，山药 20g，泽泻 20g，牡丹皮 20g，杜仲 15g，怀牛膝 15g。

加减：若手足心热、盗汗、咽干、舌红少苔等虚火上炎者，加知母 15g，黄柏 10g，龟甲 10g（先煎），以滋阴泻火；若寒肢冷甚、小便清长、夜尿频数者，加鹿角胶 10g（烊化），淫羊藿 15g，以温补肾阳。

用法：水煎服，每日 1 剂。

（3）痰浊中阻

主症：头晕头重，困倦乏力，心胸烦闷，腹胀痞满，呕吐痰涎，少食多寐，手足麻木，舌淡苔腻，脉象弦滑。

治法：健脾化湿、除痰息风。

方药：半夏白术天麻汤加减。半夏 10g，白术 15g，天麻 20g，地龙 15g，厚朴 10g，茯苓 20g。

加减：若痰阻血瘀、心胸疼痛者，加丹参 15g，延胡索 15g，以活血止痛；若脘闷腹胀、纳呆便溏者，加砂仁 15g（后下），藿香 10g，以行气化浊止泻；若痰浊化热、舌苔黄腻者，加黄连 10g，以清热。

用法：水煎服，每日 1 剂。

（4）血脉瘀阻

主症：头痛经久不愈，固定不移，偏身麻木，心痛胸痹，面唇紫暗，脉象弦涩。

治法：活血祛瘀，疏通血脉。

方药：血府逐瘀汤加减。当归 20g，生地黄 15g，桃仁 10g，红花 10g，枳壳 10g，赤芍 15g，柴胡 15g，甘草 5g，桔梗 10g，川芎 15g，川牛膝 15g。

加减：兼气虚自汗者，加黄芪 30g，以补气固表涩汗；若兼血瘀化热者，加牡丹皮 15g，地骨皮 15g，以清瘀热。

用法：水煎服，每日 1 剂。

（5）气阴两虚

主症：眩晕，头目腹痛，眼花视朦，耳鸣，咽干，腰酸肢麻，心悸失眠，少气乏力，动则气短，形体肥胖，面足虚肿，大便溏，舌质淡胖，边有齿印，脉沉细。

治法：健脾利湿，气阴双补。

方药：四君子汤合六味地黄丸加减。党参 30g，茯苓 10g，白术 10g，甘草 5g，熟地黄 15g，山茱萸 15g，山药 10g，茯苓 15g，泽泻 15g，牡丹皮 15g，黄芪 20g。

加减：若自汗甚，加五味子 10g；若食欲不振、食后腹胀，加扁豆花 20g，鸡内金 15g。

用法：水煎服，每日 1 剂。

（6）阴阳两虚

主症：头晕眼花，头痛耳鸣，心悸气短，腰酸腿软，失眠多梦，遗精阳痿，肢冷麻木，夜尿频数或少尿水肿，舌淡苔白，脉象弦细。

治法：补肾养肝，益阴助阳。

方药：金匮肾气丸加减。桂枝 10g，附子 10g，熟地黄 20g，山茱萸 15g，山药 15g，茯苓 15g，牡丹皮 15g，泽泻 15g。

加减：若兼见手足心热、盗汗、咽干、舌红少苔等虚火上炎证，加知母 15g，黄柏 10g，龟甲 10g（先煎），以滋阴泻火；若畏寒肢冷甚、小便清长、面色苍白者，加鹿角胶 10g，杜仲 15g，以温肾补阳。

用法：水煎服，每日 1 剂。

3. 药物禁忌

（1）药食禁忌

1）利血平

① 不宜饮茶：茶叶中含有鞣质等成分，与利血平发生反应，降低药效。

② 不宜食含酪胺食物：含酪胺食物，如奶酪、青鱼、蚕豆、鸡肝、葡萄酒等与利血平同服，可使利血平的降压作用减弱。

2）帕吉林

① 不宜饮酒：在服用帕吉林期间或停药 2 周内，应禁饮酒或含乙醇的饮料，否则会增强帕吉林的毒副作用。

② 不宜食含酪胺食物：酪胺有升压效应。酪胺存在于扁豆、蚕豆、啤酒、红葡萄酒、乳酪、青鱼、鸡肝、香蕉等食物中。优降宁为单胺氧化酶抑制剂，能降低体内单胺氧化酶的活性。若服帕吉林后，再食用含酪胺的食物，就会造成酪胺在体内大量蓄积，诱发高血压危象、脑出血、心律失常及惊厥等。

（2）用药禁忌

1）忌有升压作用的药物：枳实、陈皮、玉竹、茯苓、生姜等中药有升压作用，药物配伍中应慎用。肾上腺素、多巴胺等有升压作用的西药属忌用之品。

2）忌睡前服降压药：某些高血压患者入睡后心率减慢，血流速度降低，如睡前服降压药物，可使血压降低，血流过缓，导致冠状动脉和脑部供血不足，诱发心绞痛、心肌梗死和脑血栓。

3）忌致水钠潴留药物：糖皮质激素，如泼尼松、地塞米松、氢化可的松、醛固酮等药物可引起水钠潴留，长期使用可致恶性高血压。

4）忌吲哚美辛：人体的前列腺素有扩张周围血管及冠状动脉的作用，前列腺素中有一类增加肾血流量，促进体内水、钠排出的物质。吲哚美辛可以抑制前列腺素的合成，使血管痉挛，外周阻力增高，降低肾血流量及水、钠排泄，从而导致血压升高。

5）忌过量使用降压药：高血压患者如果血压降得过低，易导致中风发生。所以，高血压患者在降压的同时，应注意改善血管弹性，不能超量服用降压药，以防导致靶器官缺血而诱发其他病。

6）忌复方制剂：复方制剂在降压的同时升高了血脂，在整体上并不延长寿命，所以提议多用单一制剂。进入 20 世纪 90 年代后，复方降压药物在逐渐被淘汰，选用降压药物应尽量避免复方制剂。

7）忌损肝肾阴精中药：如附子、肉桂、鹿角、麻黄、细辛等，均属燥热之品，可伤及肝肾阴精，致肝阳上亢，而使血压难以控制。

8）可乐定

①不宜与三环类抗抑郁药合用：三环类抗抑郁药（如丙咪嗪、阿米替林等）具有阻断 α 受体的药理活性，可对抗可乐定的降压作用，故二者不宜合用。

②不宜与 α、β 受体阻滞药合用：因 α、β 受体阻滞药（如柳胺苄心定）与可乐定合用，可使可乐定的降压作用减弱。

③不宜与普萘洛尔合用：因二者合用可相互增强作用，故对一般高血压患者应慎合用，严重高血压患者亦只短期合用。另有二者并用致死的报道，应予注意。

④慎与乙醇、镇静的抗组胺药合用：因可乐定与后者合用中枢抑制作用相互增加，故应慎重。

9）甲基多巴

①不宜与利血平同服：因二者并用可加重中枢神经抑制作用，使心率变慢，导致

抑郁、阳痿。

②忌与碳酸锂并用：因甲基多巴能使阻断锂从体内排出，二者并用可增强锂的毒性。

③忌与三环类抗抑郁药并用：因三环类抗抑郁药（如丙咪嗪、阿米替林等）能阻断 α 受体，使甲基多巴失去降压作用。

④忌与氟烷并用：因二药对肝脏均有毒性，并用可加剧对肝脏的损伤。

⑤慎与帕吉林合用：因甲基多巴与单胺氧化酶抑制剂帕吉林合用，可出现头痛、血压升高等症状。

⑥慎与普萘洛尔合用：因二者合用可引起血压升高，原因可能是周围血管 α 受体兴奋所致。

10）利血平

①慎与氯丙嗪合用：由于氯丙嗪具有中枢抑制作用，并能直接抑制交感神经，使血管扩张，血压下降。故二药合用，降压作用增强，精神抑郁症状也加重。

②慎与双氧丙嗪（克咳敏）合用：因镇咳平喘药双氧丙嗪可使利血平等降压作用减弱或失效，故二药不宜同用。

③慎与氟烷麻醉剂合用：因氟烷等麻醉药可使患者对利血平降压作用的敏感性增加，二者合用可显著增强本品的降压作用。

④服利血平前不宜用甲基多巴：因服甲基多巴后再用利血平可加剧彼此的毒副作用。

⑤慎与甘草及甘草制剂同用：甘草中含甘草次酸，易与降压药利血平发生反应，而降低药效。另外，甘草具有去氧皮质酮样作用，能引起水肿、血压升高，拮抗利血平的降压作用。

⑥不宜与丙咪嗪、阿米替林合用：因后者能阻碍交感神经末梢对去甲肾上腺素的摄取，从而提高受体区域去甲肾上腺素的浓度，使利血平降压作用减弱。

⑦慎与泼尼松龙合用：由于糖皮质激素泼尼松龙可产生盐皮质激素的作用，引起水钠潴留并促进排钾，导致血压升高。

⑧慎与去甲肾上腺素、肾上腺素合用：由于合用可引起突触前膜对去甲肾上腺素等的摄取受抑制，α 受体敏感化，升压作用明显增强。

⑨禁与单胺氧化酶抑制剂合用：利血平与单胺氧化酶抑制剂（如帕吉林、苯乙肼、丙咪嗪等）合用，会延缓体内去甲肾上腺素的灭活而引起蓄积，导致血压上升，兴奋狂躁，病情加重。另有报道，先用单胺氧化酶抑制剂后用利血平，可引起血压上升，将次序颠倒用药，则无此现象。

⑩不宜与拟交感神经药同用：因利血平能耗竭介质，使间接作用的拟交感神经药物尼可刹米、恢压敏、麻黄碱等的效应降低，具有拮抗作用。

⑪慎与奎尼丁合用：两者合用可引起心律失常。

⑫慎与间羟胺合用：利血平能通过耗竭交感神经末梢的去甲肾上腺素，使拟交感神经药间羟胺的升压作用减弱，同时利血平的降压作用亦降低。

⑬利血平、胍乙啶不宜与洋地黄合用：利血平能使交感神经递质耗竭，交感张力降低，故在心脏表现为迷走神经的功能相对亢进、心率变慢，而洋地黄亦兴奋迷走神经，故二药合用易造成心率失常，心动过缓，甚至传导阻滞。

⑭利血平、胍乙啶、帕吉林慎与含抗组胺的中成药同服：这类中成药主要有感冒清、抗感冒片、克感宁片等。因抗组胺药可对抗肾上腺素神经元阻断药，使利血平等疗效降低。

11）胍乙啶

①忌与烟酰胺合用：因维生素类药烟酰胺与胍乙啶合用，可使胍乙啶的降压作用逆转，引起高血压。

②不宜与哌甲酯合用：因中枢兴奋药哌甲酯能阻滞胍乙啶的吸收，使其降压作用减弱。

③忌与苯丙胺合用：因中枢兴奋药苯丙胺可使倍受欢迎乙啶的降压作用逆转，引起高血压。

④不宜与抗组胺药合用：因抗组胺药（如去敏灵、异丙嗪等）能阻断肾上腺素能神经元摄取胍乙啶，使胍乙啶的降压作用减弱。

⑤慎与含乙醇的中成药同用：含乙醇的中成药如风湿酒、国公酒、参茸精等与具有扩张血管作用的胍乙啶合用，可加重体位性低血压。

⑥慎与酚苄明、可卡因并用：酚苄明、可卡因均能阻止胍乙啶摄入神经元，从而拮抗其降压作用。

⑦慎与利血平合用：因二者合用虽可增强作用，但同时也可加重精神抑郁、心动过缓及体位性低血压，故合用应酌情减量。

⑧忌与拟肾上腺素类药物合用：因胍乙啶与拟肾上腺素类药物（如肾上腺素、去甲肾上腺素、多巴胺等）合用可阻滞去甲肾上腺素释放，引起α受体过度敏感，产生强烈的升压作用。

⑨胍乙啶、胍那决尔忌与三环类抗抑郁药合用：三环类抗抑郁药有丙咪嗪、阿米替林、去甲替林等。胍乙啶能被"胺泵"摄入囊泡内影响去甲肾上腺素再摄入而引起降压作用，而三环类抗抑郁药亦同样能被"胺泵"摄入而阻滞其降压作用；胍乙啶可与膨体细胞膜结合抑制其正常活动，使神经冲动时不能释放去甲肾上腺素，而三环类抗抑郁药在这种转运机制中能与胍乙啶竞争，从而阻碍胍乙啶进入肾上腺素能神经末梢。这两种竞争作用均可使胍乙啶及胍那决尔的降压作用减弱，因此应避免合用。

⑩胍乙啶、胍那决尔慎与氯丙嗪同用：吩噻嗪类药氯丙嗪与胍乙啶、胍那决尔同用，可使后者的降压作用减弱。

⑪胍乙啶、胍那决尔不宜与帕吉林并用：胍乙啶及胍那决尔与单胺氧化酶抑制剂帕吉林并用，会抑制神经末梢胞质内的去甲肾上腺素被单胺氧化酶破坏，易引起高血压危象。

⑫胍乙啶、胍那决尔不宜与麻黄碱同用：因麻黄碱能阻滞交感神经末梢对胍乙啶和胍那决尔的吸收，并能从神经末梢吸收部位置换胍乙啶，从而使胍乙啶等的降压作

用减弱，故两者不宜同用。如确需合用，应间隔给药。

12）哌唑嗪：哌唑嗪、多沙唑嗪忌与肾上腺素合用，因二者合用可致升压翻转，产生严重低血压。

13）吲哚拉明：吲哚拉明不宜与单胺氧化酶抑制剂合用。服用单胺氧化酶抑制剂如帕吉林的患者，不能再服用吲哚拉明，以免引起或加重不良反应。

14）阿替洛尔

①忌与氨苄西林同用：因氨苄西林可降低阿替洛尔的作用。

②喷布洛尔、阿替洛尔忌与维拉帕米同用：因喷布洛尔、阿替洛尔与钙拮抗剂维拉帕米（异搏定）合用，可增加心肌传导阻滞的发生。

15）噻吗洛尔：不宜与其他β受体阻滞剂并用，因噻吗洛尔与其他β受体阻滞剂（如普萘洛尔等）有协同作用。

16）拉贝洛尔：拉贝洛尔不宜与利尿药合用。因二者并用易引起体位性低血压。

17）帕吉林

①忌与麻黄类制剂同用：据临床报道，麻黄及含麻黄的中药制剂（如大活络丹、人参再造丸、止咳定喘丸等）和降压药单胺氧化酶抑制剂优降宁同时服用，可出现严重头痛、视力障碍和听觉异常。其原因是二者同时服用可使去甲肾上腺素、多巴胺、5－羟色胺等单胺类神经介质免于破坏，而贮存于神经末梢中的去甲肾上腺素大量释放，导致高血压危象甚至死亡。

②忌同时服用萝芙木及其生物碱制剂：萝芙木及其生物碱制剂（利血平、降压灵等）的降压机制是通过影响肾上腺素能神经递质的摄取、贮存和释放而使递质耗竭，产生降压作用。而帕吉林是单胺氧化酶抑制剂，与之合用，可使肾上腺素能神经递质去甲肾上腺素大量释放。因此若与帕吉林联合应用，血压不但不降，反而会急剧升高，甚至出现高血压危象。

③忌与酵母片同服：因酵母片中含有酪胺，而酪胺能从去甲肾上腺素贮存部位取代出不能被单胺氧化酶所破坏的去甲肾上腺素，使血压升高，毒副反应增加。

④慎与噻嗪类利尿药同服：由于噻嗪类利尿药（如双氢克尿噻等）可抑制优降宁在体内的代谢，出现蓄积，增强降压作用，但同时亦加重毒性反应。

⑤忌与三环类抗抑郁药合用：帕吉林与三环类抗抑郁药（如丙咪嗪、阿米替林、去甲替林等）合用，可产生严重的毒性反应，如痉挛、昏睡、高热、眩晕、呕吐及循环衰竭，甚至死亡。

⑥不宜与甲基多巴、胍乙啶合用：因合用优降宁可抑制单胺氧化酶，引起中枢神经强烈兴奋，血压升高，出现头痛、幻觉等症状。

⑦不宜与中成药羊肝丸、鸡肝散同服：因羊肝丸、鸡肝散中含动物肝脏，而动物肝脏中含有丰富的酪胺，如同服会引起高血压反应。

⑧忌与含乙醇的中成药同服：在服用帕吉林期间或停药2周内，服用含乙醇的中成药如风湿酒、国公酒、参茸精等，可产生恶心、腹痛、头晕、呼吸困难等毒副反应。

⑨不宜与苯丙胺、哌甲酯合用：帕韦林与具有中枢兴奋作用的苯丙胺、利他林合

用，可引起血压升高，产生严重的头痛、心律失常等毒副反应。

18）贝那普利：不宜与保钾利尿药或补钾药合用，贝那普利与保钾利尿药（如螺内酯等）或补钾药（氯化钾）合用，易导致高钾血症。

19）曲帕胺：不宜与巴比妥类及生物碱类麻醉药合用，因合用易引起直立性低血压。

20）二氮嗪：不宜与噻嗪类利尿药合用，二氮嗪与噻嗪类利尿药（如双氢克尿噻）合用，可使二氮嗪的不良反应（高糖血症、高尿酸血症）加剧。

21）克罗卡林：忌与磺酰脲类降血糖药合用：克罗卡林忌与磺酰脲类降血糖药（如格列吡嗪等）合用，可引起药物拮抗作用。

（六）预防

原发性高血压的确切病因尚不明确，因此对本病的病因预防缺乏有效方法。但某些发病因素已较为明确，如精神因素、钠摄入量、肥胖等，可针对这些因素进行预防。此外对高血压导致的靶器官损害并发症的二级预防也十分重要。可以结合社区医疗保健网，在社区人群中实施以健康教育和健康促进为主导的高血压防治，如提倡减轻体重、减少食盐摄入、控制饮酒及适量运动等健康生活方式；提高人民大众对高血压及其后果的认识，做到及早发现和有效治疗，提高对高血压的知晓率、治疗率、控制率。同时积极开展大规模人群普查，对高血压患病人群的长期监测、随访，掌握流行病学的动态变化等对本病的预防也具有十分重要的意义。

三、糖尿病心脏病

糖尿病导致的心脏病有冠心病、心肌梗死、心肌病、充血性心力衰竭、心跳骤停等。

糖尿病性冠心病是糖尿病并发的心血管病变之一，也是老年性糖尿病患者最常见的并发症。据国外文献报道，糖尿病并发冠心病是非糖尿病患者的 $2 \sim 3$ 倍，发病率为 $42\% \sim 52\%$，死亡率为 $40\% \sim 70\%$；国内的发病率为 $34.8\% \sim 38\%$。

糖尿病心肌梗死的发生率为 7.2%，远较一般人群为高，糖尿病心跳骤停的发生率未见报道，但临床上常有发生。男性糖尿病充血性心力衰竭发生率是非糖尿病患者的 2.4 倍，女性则高达 5.1 倍，随着超声心动图、选择性冠状动脉造影等检测方法的出现，发现相当一部分冠状动脉造影正常的糖尿病患者，在临床出现心力衰竭症状之前左心室功能不正常，说明心肌功能早已受损，糖尿病早已合并了心肌病。心脏自主神经病变也是糖尿病常见的并发症之一，在糖尿病患者中其发生率高达 $20\% \sim 40\%$。由上述流行病学资料可知，糖尿病容易导致心脏病。有研究报道：糖尿病患者 $70\% \sim 80\%$ 死于心血管病，其中 44 岁以下死亡者糖尿病患者是非糖尿病患者的 $10 \sim 24$ 倍。

（一）病因

一般认为，糖尿病患者容易并发心脏病与下列因素有关：

1. 长期反复高血糖，有利于脂肪进入血管壁。

2. 糖尿病患者常伴有高脂血症，易促进动脉粥样硬化的发生。

3. 糖尿病患者体内环境稳定性的改变，使心血管疾病的发生率增高。

4. 糖尿病患者体内血液易呈高凝状态而形成血栓，使微血管闭塞，组织缺氧。

5. 糖尿病患者常伴有高血压。

6. 2 型糖尿病患者中肥胖较多。

7. 2 型糖尿病伴有高胰岛素血症，增强了动脉（包括冠状动脉）内膜细胞的溶脂作用，而加速动脉硬化过程。

8. 糖尿病早期就可累及内脏微血管，以致动脉壁受损。

（二）诊断要点

1. 临床表现

糖尿病心脏病可出现心悸、心慌、胸闷、心前区疼痛等症状。也有相当一部分糖尿病患者没有临床症状，通过体检才发现患了糖尿病，糖尿病患者合并心脏病时，由于糖尿病患者可同时伴有被发现的末梢神经炎和自主神经功能障碍，常常掩盖了疼痛症状。有研究报道糖尿病心肌梗死有 33% 无典型心绞痛症状，发作后 1 个月内有 40% 死亡。因此，无论是初诊还是已确诊多年的糖尿病患者，每年均需到医院做血压、心电图、心脏彩超、眼底、血脂、血液流变学、心脏自主神经功能检测，以及糖尿病相关项目检查。如果某些项目异常，应在医生指导下定期复查。如出现心脏方面的症状则应马上去医院检查，以便及时发现糖尿病心脏病。与非糖尿病心脏病相比较，糖尿病心脏病具有以下一些特点：

（1）发病率高。

（2）常出现无痛性心肌梗死，心肌梗死发生率高，为非糖尿病心肌梗死的 2 倍，心肌梗死的死亡率高，也为非糖尿病 2 倍。

（3）糖尿病心肌病容易漏诊，其导致的充血性心力衰竭死亡率高。一般认为症状出现后 5 年生存率约 40%，10 年生存率只有 22% 左右。

（4）容易出现心脏骤停，且较非糖尿病心脏骤停更为复杂严重。

（5）易出现自主神经病变，且生存期短。具有自主神经病变症状与自主神经试验结果异常的糖尿病患者 2.5 年内病死率约 50%。

2. 生化检查

血糖、血清总胆固醇、血清高密度脂蛋白胆固醇（HDL－C）、空腹血清三酰甘油、血清尿酸、血清肌酐、血清钾、血红蛋白及血细胞比容、尿液分析（纤维素试纸检查辅以尿沉渣检查）、心电图、超声心动图、颈动脉（和股动脉）超声、C－反应蛋白、尿微量白蛋白、尿蛋白定量（如纤维素试纸检查为阳性）、眼底镜检查、心功能、心血管造影等检查有助于诊断。

（三）饮食宜忌

1. 饮食宜进

（1）饮食原则

1）饮食中的总热量宜低于正常生理需要。建议每天热量分配的比例为早餐 30%、午餐50%、晚餐20%，以防热量过多而导致肥胖。

2）宜限制脂肪摄入的质和量。一般认为膳食中的多不饱和脂肪酸、饱和脂肪酸、单不饱和脂肪酸之比以1：1：1为宜。患者每日胆固醇摄入量应控制在200~300mg以下，将有助于降低血清胆固醇的含量。

3）适当摄入碳水化合物，一般以不超过总热量的10%为宜。最好采用含纤维素较多的糖类食物。

4）多食富含维生素C、维生素E和镁的绿色蔬菜及含糖量低的水果，多食降血脂、降胆固醇的食物，以改善心肌营养代谢，预防血栓发生。

5）少量多餐，避免暴饮暴食，以防止心肌梗死的发生。每日盐的摄入量应限制在2~5g，以减轻心脏负担。

6）宜多食纤维素含量高的食品：维生素含量高的食物中毒，不仅可以延缓糖类的吸收、降低血糖，而且对人的血液有净化作用，可以使血液中的胆固醇含量减低，因此，对糖尿病和冠心病的治疗都有好处。维生素含量高的食物，主要有燕麦、大豆、柠檬、大麦、豌豆以及大多数蔬菜等。其中，以大豆和燕麦含有维生素为最多。在美国，曾有学者做过实验，证明每天吃50g大豆，有治疗糖尿病及冠心病的作用。用大豆及其制品，作为那些胆固醇含量高的患者的添加食品，持续的时间愈长，作用也就愈明显。

7）宜食一些含铜的食物：铜是一种微量元素，增进其摄入量，可以明显地减少冠心病的发生。含铜比较丰富的食物主要有：牡蛎、葵花子、核桃等坚果的果仁。

8）宜长期饮用脱脂优酪乳：脱脂优酪乳是脱脂后的牛奶经过发酵处理而成，它不仅保留了原牛奶中的营养成分，而且不含有一般牛奶中的胆固醇。更加令人满意的是，优酪乳中含有乳清酸和一种低分子化合物，这两种物质进入人体后，能够降低血液中的胆固醇含量，因此，是冠心病患者的一种理想保健食品。

9）宜多食山楂：据现代药理研究发现，山楂中含有多种维生素和大量的钙、铁等微量元素，具有散瘀、止血、提神、消积、化痰等多方面的效用。近年来又发现，山楂在强心、抗心律失常、扩张冠状动脉、降血脂方面有很好的功效。目前，临床上已经开始用山楂及山楂制品作为冠心病的辅助疗法，效果良好。

10）宜食大蒜和葱：大蒜具有很好的治疗冠心病的效用。而且，大蒜对糖尿病也有很好的疗效，可以降低血糖，提高胰岛素的效率。所以，糖尿病合并冠心病者，宜常吃大蒜。葱有治疗糖尿病的作用，能使血液中原来很高的胆固醇降下来。葱能防止血栓的形成，预防中风。糖尿病性冠心病患者，宜常食葱，最好是坚持长期食用。

（2）食疗方

1）伴心律失常：白豆蔻10g，茯苓30g，面粉500g，发酵粉7g。把豆蔻去壳，烘干打成细粉；茯苓烘干打成细粉；把面粉、豆蔻粉、茯苓粉、发酵粉和匀，加入适量水，揉成面团，令其发酵，发酵好后，如常规制成20g一个的馒头，上笼蒸20分钟即成。本品有补脾胃安心神之功效。

2）伴心绞痛：三七10g，红枣15枚，鲫鱼1条（约150g），陈皮5g，精盐、香油各适量。将鲫鱼洗净，去内脏备用；红枣去核后与切碎的三七、陈皮、鲫鱼同入锅中，加水适量，煎煮约30分钟，待鱼熟时加入精盐适量，不规则煮两沸，淋入香油即成，本品当菜佐餐，有活血化瘀止痛之功效。

3）心率增快：羊肉500g，山药50g，生姜15g，葱白30g，白胡椒6g，黄酒20g，食盐3g。将羊肉剔去筋膜，洗净，略划几刀，再入沸水锅中除去血水；生姜洗净拍破；葱白洗净待用。将山药洗净，用清水闷透后切成片，与羊肉一同放入锅中，加入清水适量，投入生姜、葱白、胡椒、黄酒。先用武火烧沸后，去浮沫，移小火上炖至酥烂，捞出羊肉晾凉。将羊肉切片，装于碗中，再将原汤中的姜、葱除去，略加调味，连山药一起倒入羊肉碗内即成。本品佐餐食用，具有补脾益肾、温中暖下之功效。

4）伴心悸失眠：干豆腐50g，白米100g，油7.5g，葱3根，胡萝卜丝少量，盐、酱油各1小匙。先将干豆腐切成丝状，产将香葱切碎，分别盛于容器内。将油4.5g置入锅内，中火烧至冒烟，放豆腐丝炒微黄，取出盛入容器中。将油3g置入锅内，炒米饭至饭粒全部散开，加香葱，再放入已炒好的豆腐丝，然后加盐及味精调味，并可加入1小匙酱油充分混合，加入适量胡萝卜丝以丰富色彩及营养。

5）伴少气懒言：生黄芪30～50g，乌鸡1只，盐适量，胡椒少许，姜少许。将鸡去毛弃内脏，洗净，鸡血留用。将乌鸡与黄芪、姜同放于压力锅内，炖至烂熟，弃黄芪，再加入鸡血同炖片刻，加少量胡椒，适量盐即成，食肉喝汤。

6）伴烦渴多饮：灵芝草10g。开水冲泡即可饮用。每日1剂，频饮服。

7）伴多汗异常：太子参10g，浮小麦15g。将以上两味药放入保温杯内，用开水冲泡即可饮用。每日1剂，频饮服。

8）伴倦怠乏力：茯苓20g，鲜猪肉250g，面粉500g，精盐、酱油、料酒、生姜、大葱、胡椒粉、芝麻油、骨头汤各适量。将茯苓去皮洗净，用水浸透，蒸软切片，每次加水适量，加热煮提3次药汁，3次药汁合并，滤净残渣待用。把面粉倒在案板上，加适量酵面，再加温热茯苓水适量，和成发酵面团。亦可将茯苓研成细末，直接加入面粉中。将猪肉剁成馅，倒入盆内，加酱油抖匀，再将姜末、精盐、料酒、葱花、胡椒粉、芝麻油、骨头汤等倒入盆中搅拌成馅。待面团发成后，调酸碱度，制成包子。将包好的包子摆入笼内，置沸水锅上，用武炎蒸约15分钟，关火后1分钟取出即成。每日午餐食用为宜，每次不宜超过200g。

9）伴口干咽燥：天冬10g，猪肉50g，面粉100g，藕粉、精盐、酱油、洋葱、嫩笋、芝麻油各适量，鸡蛋2个。将面粉堆放在面板上，于顶部打入蛋清1个，然后用淡盐水揉面，揉至面团软硬适度，做成小面团。将藕粉掺入面团，将面团擀成薄片，切成边长9cm的方烧卖皮。将天冬温水浸泡至软，把猪肉、洋葱、嫩笋、天冬剁碎，搅入鸡蛋、精盐、酱油、芝麻油。将馅包入烧卖皮中，包好后放入笼蒸约30分钟至皮透明即可食用。每日宜午餐食用。

2. 饮食禁忌

（1）忌过量饮食：饱餐后，胃的体积骤增可使横膈肌的活动受限，影响肺的呼吸功能和心脏的收缩功能，同时可刺激走神经兴奋，抑制窦房结起搏，从而减慢心率，增加心脏猝死的几率。

（2）忌脂肪餐：大量、长期食用高脂食物如油条、肥肉等，可导致冠状动脉粥样硬化，冠脉管腔变窄，心肌缺血缺氧，从而诱发或加重本病。

（3）忌酒：大量资料表明，长期酗酒者也是冠心病的高危人群，酒中乙醇等成分进入血液，可使心跳加快，血压升高，冠脉痉挛，心肌耗氧量增加，加重病情。

（4）忌辛辣刺激性食物：辛辣食物包括辣椒、生姜、大葱、大蒜、蜀椒等，这些食物性味辛温燥烈，食用后经吸收进入血液，可使心跳加快，加重心肌缺血缺氧情况，故心绞痛患者发病时严禁食用。

（5）忌喝鸡汤：鸡汤中的鸡油极易溶于水，属过饱和脂肪酸，喝了鸡汤能增加动脉脂肪，从而增加冠状动脉的硬化程度。

（6）忌富含胆固醇的食物：动物的脑子、骨髓、肝脏及其他内脏和蛋黄、少数鱼类（如墨鱼、鱿鱼等）及贝壳类（如蚌、蛏、蚬、蟹黄等）、鱼子，均富含胆固醇，经常食用，可使血浆不胆固醇升高，引起或加重冠心病。

（7）忌浓茶和浓咖啡：浓茶和浓咖啡中所含的大量茶碱和咖啡因可兴奋中枢神经、心血管，从而引起心跳加快、心律失常、兴奋不安，使心肌耗氧量上升，易引起心绞痛。

（8）忌高糖饮食：糖尿病患者最易并发冠心病，说明了血糖的升高与冠心病关系密切。因高糖饮食可使体内三酰甘油的合成增加，引起血脂升高。此外，血糖升高可使血液呈高凝滞状态，血糖流动减慢，引起或加重心肌缺血、缺氧。所以，冠心病患者忌高糖饮食。

（四）药物治疗宜忌

1. 西医治疗

（1）硝酸酯制剂

1）硝酸甘油：舌下含化后作用可持续半小时，对稳定型心绞痛患者在心绞痛发作前给予 0.3～0.6mg，舌下含化可预防心绞痛发作。

2）硝酸甘油缓释片：5～20mg，口服，12 小时 1 次。

3）硝酸甘油膜片：每片含硝酸甘油 25mg 域 50mg，贴于左胸前区作用可维持 12～24 小时，24 小时释放量 5mg（或 10mg）。

4）硝酸异山梨醇酯：5～10mg，口服，6～8 小时 1 次。

5）单硝酸异山梨醇酯：20～40mg，口服，8～12 小时 1 次。

6）硝酸异山梨醇酯喷雾剂：每喷一下含硝酸异山梨醇酯 30mg，每日 1 次，左胸前区皮肤喷雾，每次喷雾 1 下，最多每次 2 下。

注意事项：①硝酸酯制剂是急性心绞痛发作的首先药物；②副作用有血管扩张性头痛、面部潮红、头部搏动感、心悸等，偶可出现体位性低血压；③此类药可增加颅内压及眼压，故青光眼和颅内高压者禁用。

（2）β 受体阻滞剂

1）普萘洛尔（心得安）：10～20mg，口服，每日 3～4 次。

2）美托洛尔（倍他乐克）：50～100mg，口服，每日2次。

3）阿替洛尔（氨酰心安）：25～75mg，口服，每日2次。

4）纳多洛尔：40～80mg，口服，每日1次。

5）氧烯洛尔：20～40mg，口服，每日3次。

6）吲哚洛尔：5～20mg，口服，每日3次。

7）巴索洛尔：5mg，口服，每日1次。

注意事项：①该类药适用于劳力型心绞痛，禁用于心绞痛因冠状动脉痉挛发作者；②该类药应从小剂量开始，逐渐增加剂量直至心率在休息状态下保持56次/分以上，并达到心绞痛控制满意为止；③β受体阻滞剂与硝酸醋制剂有协同作用，因而两药合用时剂量应适当减小；④停用β受体阻滞剂时应逐渐减量，突然停用有使心绞痛恶化和诱发心肌梗死的可能；⑤有心功能不全、支气管哮喘以及心动过缓和房室传导阻滞者不宜服用此类药。

（3）钙离子拮抗剂

1）地尔硫草（合心爽）：30～90mg，每日3次；缓释剂90～180mg，口服，每日1次。

2）维拉帕米：80～120mg，口服，每日3次；缓释剂240～480mg，口服，每日1次。

3）硝苯地平缓释片（拜心同）：20mg，口服，每日2次；控释片30mg，口服，每日1次。

4）尼群地平：10～20mg，口服，每日3次。

5）氨氯地平（络活喜）：5～10mg，口服，每日1次。

6）非洛地平（波依定：）2.5～10mg，口服，每日1次。

注意事项：①变异型心绞痛以钙离子拮抗剂疗效最好，目前认为心绞痛发作时慎用短效二氢吡啶类钙离子拮抗剂如硝苯地平，因其可反射性增加心率，引起心肌氧耗增加；②停药应逐渐减量，以免发生冠状痉挛；③维拉帕米和地尔硫草与β受体阻滞剂合用时，对心脏有过度抑制的危险，应慎用。④钙离子拮抗剂不作为急性心肌梗死的常规用药。

钙离子拮抗剂适应证：①梗死后心绞痛与冠状动脉痉挛有关；②非Q波型心肌梗死无用钙离子拮抗剂禁忌证，在发病后48小时后开始应用；③经皮腔内冠状动脉成形术（PTCA）后，可预防冠状动脉痉挛。

（4）抗凝治疗

1）阿司匹林：75～150mg，每日1次，餐后服用。

2）噻氯匹定（抵克立得）：250mg，口服，每日2次。

3）氯吡格雷（波立维）：75mg，口服，每日1次。

（5）糖尿病合并冠心病、心肌梗死的急救原则

1）保证患者安静休息：让患者平卧，稳定情绪，尽量减少搬动。家属不要慌乱，切不可啼哭、喊叫，以免刺激患者，加重病情。若患者烦躁不安，可口服镇静药。

2）密切观察病情：密切观察患者的心率、心律、血压等变化，并记录下来，为赶来急救的医生分析病情提供依据。

3）镇痛：患者可能出现剧烈的胸痛症状，应尽量设法止痛。可给患者舌下含化硝酸甘油、麝香保心丸或复方丹参滴丸等。必要时吸入硝酸异山梨酯气雾剂（异舒吉）。如果这些治疗方法仍不能镇痛，可肌内注射哌替啶（度冷丁）。

4）吸氧：如果患者出现发绀或胸闷症状，可给患者吸入氧气（有冠心病患者的家庭，应该准备好家用氧气袋）。

5）警惕心力衰竭：如果患者出现呼吸困难，口吐大量粉红色泡沫状痰时，应警惕有发生急性心力衰竭的可能，应立即扶患者采取半卧位，减少静脉回流，以减轻心脏负担。

6）预防休克：如果患者出现面色苍白、大汗淋漓、四肢冷厥、脉搏细弱、血压下降等症状，提示可能发生休克，这时应轻轻地将患者头部放低，以增加头部血流量。另外，可采取针刺患者的人中、合谷、涌泉等穴位。有条件的可喂独参汤（野山参熬出的汤汁）。

7）排便切忌屏气：如果遇到患者提出要排大便，千万不可让患者用力屏气，否则，会通过迷走神经反射，偶可引起心搏骤停。

（6）对心绞痛频繁发作，或急性心肌梗死早期，应尽早行冠状动脉造影术，依据病情，可安放支架或行冠状动脉置换术。

2. 中医治疗

（1）辨证治疗

1）糖尿病胸痹心痛证：主要见于糖尿病并发或伴发非特异性冠状动脉粥样硬化性心脏病。

①气阴两虚，痰浊阻滞

主症：平时口干欲饮，神疲乏力，气短懒言，或有心悸，自汗，盗汗，时有劳累后胸闷隐痛，发时胸闷痛如窒，痛引肩背，心下痞满，多伴肢体重着，形体肥胖，痰多，或便溏不爽，舌体胖大或边有齿痕，舌质淡或暗淡或嫩红。苔厚腻或黄腻，脉滑、沉无力。

治法：益气养阴，化痰宽胸。

方药：生脉散（《内外伤辨惑论》）、瓜蒌薤白半夏汤（《金匮要略》）加减。人参（太子参30g）、醋五味子、薤白各6g，茯苓、麦冬、瓜蒌各15g，清半夏、陈皮、枳实、炒白术各10g。

加减：气虚明显，倦怠乏力、气短，劳累后诱发胸痹心痛者，加黄芪、炙黄精益气；舌嫩红口干渴明显者，系偏于阴虚，可加生地黄、玄参滋阴清热；气虚生痰者，痰多从寒化，胸闷畏寒，痰色白而稀易咳，苔白滑腻，或痰化水饮，胸闷不得卧者，可加干姜、桂枝、细辛温阳化饮，通脉止痛；水湿明显，下肢水肿，畏寒肢冷者，可重用茯苓，加桂枝、黑附子温阳利水；阴虚者，痰多从热化，口干苦而黏，苔黄腻，加黄连、川贝清热化痰；阴虚阳亢，头痛头晕胀者，加牛膝、生牡蛎、醋鳖甲、天麻滋阴潜阳；心悸明显者，加炒柏子仁、琥珀养心安神；汗出多者，系心液外泄，可重用五味子，加炙山茱萸收敛心液；舌暗红者，系气病及血，可加丹参、赤芍活血通络止痛。

用法：水煎服，每日 1 剂。

②气阴两虚，心脉瘀阻

主症：平时口干欲饮，神疲乏力，气短懒言，或有心悸，动则汗出，或有盗汗，时劳累后胸闷隐痛，"其人常欲蹈其胸上"，发作甚时或心痛如刺如绞，固定不移，痛常引及肩背、内臂，舌质紫暗，脉细涩或结代。

治法：益气养阴，活血通络止痛。

方药：生脉散（《内外伤辨惑论》）、丹参饮（《医宗金鉴》）加减。人参（太子参 30g）、醋五味子、檀香、砂仁各 6g，北柴胡、炒枳壳各 10g，丹参、醋延胡索各 30g，麦冬、赤芍各 15g。

加减：倦怠乏力气短者，偏于气虚，加黄芪、炙黄精益气；舌嫩红口干渴明显者，系偏于阴虚，可加生地黄、玄参滋阴清热；气虚及阳，畏寒肢冷者，可加干姜、桂枝温阳通脉止痛；水肿者加茯苓、猪苓、泽泻、桂枝通阳利水；阴虚内热，潮热盗汗者，加胡黄连、醋鳖甲、银柴胡滋阴阳；心悸明显者，加炒柏子仁、琥珀养心安神；胸闷苔腻，系夹痰湿，可加瓜蒌皮、半夏、薤白，化痰散结，通心胸之阳；心痛甚者加三七、川芎，活血止痛；脉结代者，重用人参至 10g，可加甘松、桂枝，温阳行气通络。

用法：水煎服，每日 1 剂。

③气阴两虚，气滞心胸

主症：平时口干欲饮，神疲乏力，气短懒言，或有心悸，每因情志刺激而诱发心胸满闷，隐痛阵作，或痛无定处，多伴脘胀嗳气，时欲太息，或得嗳气，矢气则舒，苔薄或薄腻，脉细弦。

治法：滋阴益气，疏肝理气。

方药：生脉散（《内外伤辨惑论》）、柴胡疏肝散（《景岳全书》）加减。太子参、醋延胡索各 30g，醋五味子、陈皮、砂仁各 6g，北柴胡、炒枳壳各 10g，赤芍、麦冬、醋香附各 15g。

加减：舌嫩红口干渴明显者，可加生地黄、玄参滋阴清热；肝气犯胃，嗳气呃逆者，加沉香、旋覆花、炒莱菔子顺气降逆；阴虚肝郁易于化热，而心烦口干苦者，加黄芩、炒山栀子、生地黄、清肝滋阴；阴虚阳亢，头痛头晕胀者，加生石决明、牛膝、生牡蛎、醋鳖甲滋阴潜阳；心悸失眠者，加炒酸枣仁、琥珀、合欢花养心安神；胸闷苔腻，系夹痰湿，可加瓜蒌皮、半夏、薤白，宽胸化痰，散结通阳；舌暗红或有瘀点，系夹血瘀，可加丹参、郁金活血祛瘀。

用法：水煎服，每日 1 剂。

④心肾阳虚

主症：猝然心痛，宛若刀绞，胸痛彻背，胸闷气短甚者喘不得卧，畏寒肢冷，心悸怔忡，自汗出，面色㿠白，舌质淡或紫暗，苔白，脉沉细或沉迟。

治法：益气温阳，通络止痛。

方药：人参汤（《金匮要略》）、真武汤（《伤寒论》）加减。人参（另炖）、黑附子（先煎）、白芍、干姜、桂枝各 10g，炒白术 15g，茯苓 30g。

加减：面色苍白、四肢厥逆，加大人参、制附子用量；大汗淋漓，加炙山茱萸、炙五味子、黄芪、煅龙骨、煅牡蛎；咳逆不得平卧，可合用《金匮要略》葶苈大枣泻肺汤，泻水逐饮。

用法：水煎服，每日 1 剂。

2）糖尿病心悸证：主要见于糖尿病心肌病变、糖尿病心脏自主神经功能紊乱、糖尿病心脏血管病变等所致的心律失常及心功能不全，临床以心悸为主要表现。

①心脾气虚，心神失养

主症：心悸不安，常因劳累诱发，静则悸缓，多伴善惊易恐，疲倦乏力，动则气短，自汗出，多梦易醒，食后腹胀，大便多溏，舌淡红，舌体多有齿痕或舌体偏胖大，苔薄白，脉结代或促，但多沉弱无力。

治法：养心安神，健脾益气。

方药：五味子汤（《景岳全书》）加减。炒白术 10g，人参（太子参 30g）、砂仁各 6g，黄芪 30g，麦冬、醋五味子、茯神、炒柏子仁各 15g。

加减：失眠多梦，加枣仁、炙远志安神；汗多，加浮小麦、炙山茱萸，益心气止汗；气虚及血、面黄无华、头晕肢麻，加当归、龙眼肉、白芍，养心血；气虚及阳，畏寒肢冷、精神萎靡，加桂枝、附子，温阳气；气虚水湿内停，舌胖便溏，重用苓、术，加泽泻利水；气虚生痰、胸闷肢重，加陈皮、半夏、瓜蒌皮、枳实化痰。

用法：水煎服，每日 1 剂。

②心阴虚，心神失养

主症：心悸易凉，胸中烦躁或急躁易怒，失眠多梦，头晕目眩，口燥咽干，五心烦热，盗汗，舌红少津，苔少或无，脉细或数。

治法：滋阴宁心。

方药：天王补心丹（《妇人校注良方》）加减。太子参 30g，生地黄、玄参、天冬、麦冬、茯神、炒酸枣仁各 15g，当归、丹参、炙远志各 10g。

加减：上消消心，心火炎上，心胸烦躁明显者，加黄连、炒山栀子清心火除胸烦；阴虚火旺，潮热盗汗，加盐知母、黄柏、龟甲、熟地黄、地骨皮滋阴退热；心神不宁，善惊多梦，加龙骨、牡蛎、首乌藤镇心安神；阴虚津少，口干舌燥或多饮，加天花粉、盐知母、石斛清热生津止渴；大便干燥，加麻仁、瓜蒌、熟大黄养阴化痰，清热通便；兼有气短、神疲乏力，系气阴两虚，加黄芪、黄精、五味子益心气，宁心神。

用法：水煎服，每日 1 剂。

③痰火扰心

主症：心悸时发时止，受惊易作，胸闷烦躁，失眠多梦，体胖痰多，晨起欲呕，口干口中黏腻而苦，大便秘结，小便短赤，舌红苔黄腻，脉弦滑。

治法：清热化痰，宁心安神。

方药：黄连温胆汤（《六因条辨》）加减。黄连、陈皮、法半夏、枳实、姜竹茹、黄芩、炙远志各10g，瓜蒌、茯神、炒酸枣仁、太子参各15g。

加减：口苦，可加柴胡10g，清解肝火；心悸受惊易作，失眠者可加生龙骨、生牡蛎、珍珠母镇心安神；若大便秘结，加生大黄泻热通腑；火热伤阴口干渴明显者，加沙参、麦冬、玉竹、天冬、生地黄滋阴养液。

用法：水煎服，每日1剂。

④气阴两虚，心肝气郁

主症：平时口干欲饮，神疲乏力，气短懒言，常因情志刺激而诱发心悸不适，失眠多梦，多伴脘胀嗳气，时欲太息，或得嗳气、矢气则舒，苔薄或薄腻，脉细弦。

治法：滋阴益气，疏肝理气。

方药：生脉散（《内外伤辨惑论》）、柴胡疏肝散（《景岳全书》）加减。太子参30g，北柴胡、炒枳壳、香橼、佛手各10g，醋五味子、砂仁、陈皮、炙远志各6g，麦冬、醋香附、炒酸枣仁各15g。

加减：舌嫩红口干渴明显者，可加生地黄、玄参滋阴清热；肝气犯胃、嗳气呃逆者，加沉香、旋覆花、炒莱菔子顺气降逆；阴虚肝郁易于化热，而心烦口干苦者，加黄芩、炒山栀子、生地黄清肝滋阴；阴虚阳亢，头痛头晕胀者，加生石决明、牛膝、生牡蛎、醋鳖甲滋阴潜阳；心烦悸失眠者，加生龙骨、生牡蛎、琥珀、珍珠母镇心安神；舌暗红或有瘀点，系夹血瘀，可加丹参、郁金活血祛瘀。

用法：水煎服，每日1剂。

⑤心脉瘀阻

主症：心悸不安，胸闷不舒，时有心痛，舌质暗红，或紫暗，或有瘀斑点，脉动涩，或结或代。

治法：活血化瘀，理气通络。

方药：血府逐瘀汤（《医林改错》）加减。桃仁、红花、川芎、赤芍、牛膝、当归、生地黄、北柴胡、枳壳各10g，炒香附、炒柏子仁各15g。

加减：糖尿病心悸病证之血瘀的产生，多由糖尿病病久，气虚不能行血、阴虚血脉不利、气滞淡湿阻碍血行。兼疲倦乏力、短气者为有气虚，加生黄芪、人参益气行血；兼阴虚口干燥，加女贞子、麦冬、墨旱莲、火麻仁滋阴祛瘀；气阴两虚者，合生脉散益气养阴；气滞窜痛、叹息者，加合欢花、玫瑰花、郁金理气活血安神；痰湿胸闷苔腻者，加瓜蒌皮、半夏、远志祛痰安神；心痛明显，加延胡索、乳香、没药活血止痛。

用法：水煎服，每日1剂。

（2）中成药

1）复方丹参滴丸、冠心丹参滴丸、速效救心丸：急性发作时每次10粒。功效活血理气、止痛、治疗冠心病胸闷憋气，心前区疼痛（注：速效救心丸中含有硝酸甘油）。

2）苏合香丸、麝香保心丸：每服1～4丸，疼痛时用。功效芳香湿通、理气止痛。

治疗胸痹心痛，寒凝气滞证。

3. 药物禁忌

（1）药食禁忌

1）服双嘧达莫慎饮茶及咖啡：因为双嘧达莫是通过增强体内腺苷而选择性地扩张冠状血管，而茶叶和咖啡的主要成分为嘌呤类生物碱咖啡因和茶碱，这些成分有对抗腺苷的作用，因而能降低双嘧达莫的作用。

2）服硝酸甘油慎饮酒：因硝酸甘油与酒同服可引起血管扩张，易出现低血压。

3）用吗啡忌饮茶：吗啡与咖啡因（茶中含有）合用有拮抗作用，因而咖啡因可作为吗啡中毒后的解毒剂。

4）洋地黄

①忌饭前服用洋地黄类药物：因洋地黄类药物（如地高辛、洋地黄毒苷等）对胃肠道有刺激作用，饭前服易加重胃肠道反应。

②服洋地黄期间禁过食含钙高的食物：因钙离子能增强洋地黄的作用和毒性，所以服洋地黄期间应禁忌牛奶、乳制品、钙质饼干、海带、黑木耳、芹菜、田螺等含钙高的食物。

③服洋地黄期间忌过食含钾高的食物：含钾高的食物如蘑菇、大豆、菠菜、榨菜、川冬菜等，如果在服洋地黄期间食入过多，可降低洋地黄效力，影响治疗效果。

④服洋地黄期间忌饮酒：因酒中的乙醇可降低血钾浓度，增加心肌对洋地黄的敏感性，易诱发洋地黄中毒，故用药期间严禁饮酒。

⑤服地高辛不宜过食碱性食物：因碱性食物如胡萝卜、黄瓜、菠菜、茶叶、椰子、粟子等可减少本品的吸收，故服药期间不宜过食。

（2）用药禁忌

1）忌过量服用降压药：如血压降得过低，可使冠状动脉血流速度减慢，血流量减少，诱发或加重心肌梗死。因此，本病患者血压不可降得过低，以免发生意外。

2）忌长期用镇痛药：镇痛药（如哌替啶、吗啡等）有暂时止痛作用，但如长期应用可成瘾，产生依赖性。因此，用止痛药应小量、短期、间隔应用。

3）慎用镇静剂：镇静催眠药如氯丙嗪、苯巴比妥等对呼吸和心跳具有抑制作用，可加重二氧化碳潴留，使心肌收缩减弱。

4）慎用β受体阻滞剂：普萘洛尔、吲哚洛尔等非选择性β受体阻滞剂可引起气管收缩，气道受阻，心肌抑制。

5）忌补气药物：本病患者多属气滞血瘀，常出现胸闷气短的症状，故一般不宜使用补气药如人参等。

6）忌大量输液：一次大量输液，可迅速增加有效循环血量，加重心脏负担，加重病情，甚至诱发心衰而死亡。

7）忌血管收缩药：冠心病患者血管腔变窄，血流量减少，因此慎用血管收缩药对防止血流减少是很有意义的。肾上腺素类药物如肾上腺素、去甲肾上腺素、间羟胺、多巴胺等能收缩血管，致心脏缺血，故均当忌用。

8）慎用补益药物：人参、黄芪、十全大补丸等补益类药物用后易加重胸闷症状，不利于本病的治疗。

9）硝酸酯制剂

①慎与巴比妥类药物同用：巴比妥类药物是肝脏酶诱发导剂，能加速肝脏对硝酸酯制剂的代谢，从而使硝酸酯的血药浓度下降，作用减弱。

②硝酸甘油慎与含乙醇的药酒或酊剂同服：因为乙醇和硝酸甘油合服后，可引起血管扩张，出现低血压。常用的药酒和酊剂包括舒筋洛络酒、胡蜂酒、丁公藤风湿酒、远志酊、姜酊、颠茄酊等。

③硝酸甘油、双嘧达莫慎与肝素合用：临床资料显示，硝酸甘油可抑制肝素的抗凝血作用。已用肝素的患者，如果再用硝酸甘油，应增加肝素剂量；如果停用硝酸甘油，则应减少肝素剂量，否则可导致出血。而肝素与双嘧达莫合用，则有加重出血的倾向。

④硝酸异山梨醇酯（消心痛）忌与酒精同用：同硝酸异山梨醇酯与酒精同用常可增加皮疹发生率，甚至发生剥脱性皮炎。

10）布库洛尔

①不宜与丙吡胺、普鲁卡因胺合用：可过度抑制心功能。

②不宜与可乐定合用：因二者合用可增强可乐定停药后的反跳现象。

11）阿普洛尔忌与乙醚麻醉药合用：因二者合用可增强对心肌的抑制作用，易引起心律失常等不良反应。

12）钙通道阻滞剂

①慎与洋地黄类药物同用：服用维拉帕米、硝苯地平、硫氮草酮等钙通道阻滞剂的患者，如同时用洋地黄类药物（如地高辛、毛花苷 C 等），很容易发生洋地黄中毒。因钙通道阻滞可使洋地黄类药物在体内清除率下降，半衰期延长，从而诱发中毒，出现抑制心肌自律性和传导性的毒副反应。所以，必须同时服用洋地黄时，应减少其用量。

②忌与β受体阻滞剂同用：维拉帕米、硫氮草酮、硝苯地平等钙通道阻滞剂与β受体阻滞剂合用时，会产生相加的负性传导、负性肌力和负性频率作用，可出现低血压、严重心动过缓、房室传导阻滞，甚至心脏停搏，故禁忌同用。

③硫氮草酮慎与利血平等降压药合用：硫氮草酮与利血平等降压药合用，会增加降压作用，加剧心动过缓。

13）双嘧达莫：不宜与抗血凝药同用，因为双嘧达莫能抑制血小板的黏滞性，若与肝素、双香豆素等抗凝药合用，可引起出血现象。

14）吗啡及哌替啶

①吗啡忌与中药牛黄同用：因为牛黄与吗啡等药合用可发生拮抗作用，所以二者不宜联合应用。

②吗啡不宜与氯丙嗪、异丙嗪同用：因氯丙嗪、异丙嗪能增强吗啡的呼吸抑制作用，所以二者一般不宜同用。如必须合用时，应减少剂量到 1/2～1/4。

③吗啡忌与多巴胺合用：因为多巴胺能拮抗吗啡的镇痛作用，故忌同用。

④吗啡慎与利尿药同用：因吗啡与利尿药（如双氢克尿噻、呋塞米等）合用易引起体位性低血压。

⑤吗啡、哌替啶不宜与单胺氧化酶抑制剂同用：因单胺氧化酶抑制剂（如帕吉林、痢特灵等）能增强吗啡对中枢的抑制作用，并能阻止哌替啶的去甲基过程和去甲哌替啶的水解过程，从而引起各种严重毒性反应。

⑥哌替啶忌与异烟肼及其衍生物合用：哌替啶与异烟肼及其衍生物合用，可产生严重的毒副反应，如昏迷、低血压、周围血管萎陷等。这种反应可用静脉注射氢化可的松和增压素来对抗。

15）芬太尼、曲马朵

①芬太尼、曲马朵忌与单胺氧化酶抑制剂合用：因单胺氧化酶抑制剂（如帕吉林、丙咪嗪等）能增强芬太尼、曲马朵的作用，二者合用可引起严重低血压、呼吸抑制等不良反应。

②曲马朵忌与酒精、镇静剂、镇痛剂合用：因曲马朵与后者合用会引起急性中毒。

16）间羟胺

①间羟胺忌与环丙烷、氟烷及其他卤代麻醉剂合用：因合用易诱发心律失常。

②间羟胺不宜与单胺氧化酶抑制剂合用：单胺氧化酶抑制剂（如丙咪嗪、异烟肼、帕吉林等）可使间羟胺升压作用增强，二者合用可因血压骤升而引起严重不良反应。故凡2周内使用过单胺氧化酶抑制剂者，均不宜使用间羟胺。

③间羟胺不宜与洋地黄或其他拟肾上腺素药并用：因间羟胺与洋地黄制剂（如地高辛、毛花苷C等）或其他拟肾上腺素药（如麻黄碱、异丙肾）合用易导致异位节律。

16）去甲肾上腺素

①不宜与呋塞米合用：因呋塞米能降低动脉对去甲肾上腺素等升压药的反应，减弱本品疗效。

②忌与氯仿、氟烷、奎尼丁、洋地黄合用：因合用可诱发心律失常，甚至室颤。

③慎与利血平、胍乙啶、可卡因及三环类抗抑郁药合用：因利血平、胍乙啶、可卡因及三环类抗抑郁药（如丙咪嗪、阿米替林等）可抑制肾上腺素能神经突触前摄取去甲肾上腺素，合用可引起严重高血压。

17）美芬丁胺

①不宜与双氯麦角碱合用：因双氯麦角碱可拮抗美芬丁胺的作用。

②忌与单胺氧化酶抑制剂合用：单胺氧化酶抑制剂（如甲基多巴、胍乙啶、左旋多巴、帕吉林等）可增强本品的升压作用，故2周内应用过单胺氧化酶抑制剂者禁再用本品。

③忌与氯丙嗪及α受体阻滞剂合用：因氯丙嗪和α受体阻滞剂（如酚妥拉明、酚苄明等）可引起血压下降，若再用美芬丁胺可导致血压进一步下降。

18）酚苄明：忌与肾上腺素并用。二药并用可因酚苄明对α受体的阻断作用而翻转肾上腺素的升压作用，导致低血压，并可出现心动过缓等反应，故二药禁忌并用。

19）尿激酶：不宜与抗凝剂并用。尿激酶与抗凝剂（如肝素、双香豆素、华法林等）并用，可引起或加重出血等不良反应，故应用本品期间应避免并用抗凝剂。

（五）预防

1. 注意饮食，控制体重

不要过食，控制胆固醇、脂肪和糖分的摄取量。多食含有大量水果和蔬菜的均衡饮食。通过适当的饮食和运动来除去多余的脂肪，减轻心脏负担。

2. 适当运动

适当运动不仅可以让生活更充满活力，而且可以减轻体重，改善心功能。建议生活中多走动，但运动量一定要适中，过量运动反而会增加心脏负荷。

3. 在医生指导下使用胰岛素

胰岛素能有效地控制糖尿病，间接地防止或延缓血管硬化。所以如有必要应适当地使用胰岛素。

4. 减轻精神压力

寻求各种途径来调解生活上的压力。可以通过培养嗜好或运动来松懈日常生活中的紧张情绪。

5. 控制高血压、高胆固醇和糖尿病

定时检查身体并遵照医生的指示去做。

6. 戒烟

不吸烟者不要开始吸烟，吸烟者现在就开始戒烟。

四、糖尿病性脑血管病

糖尿病性脑血管病（又称脑卒中、脑中风或糖尿病性脑血管意外）。是以突然昏倒，不省人事，伴有口眼歪斜，语言不利，半身不遂，或未昏倒而突然出现半身不遂为主要症状的一类疾病，包括脑出血、蛛网膜下隙出血、脑梗死、脑血栓、短暂性脑缺血发作等。

糖尿病性脑血管病可分为两大类：一类为出血性脑血管病，另一类为缺血性脑血管病。本病发生的根源在于糖尿病本身。由于糖尿病患者胰岛 β 细胞分泌胰岛素绝对或相对不足，引起糖、脂肪、蛋白质代谢紊乱，尤以糖代谢紊乱明显。胰岛素不足使葡萄糖转化为脂肪，大量脂肪被分解成三酰甘油和游离脂肪酸，胆固醇增加更为显著，以致造成血脂异常，加速了糖尿病患者的动脉硬化，是引起脑血管病的病理基础。脑动脉硬化主要发生在脑部的大动脉和中等动脉，使累及的动脉管腔狭窄或痉挛。在各种诱因刺激下，造成血管破裂或堵塞，使脑血流循环障碍，形成部分脑组织缺血。当脑血管进一步阻塞时，势必发生脑梗死，从而出现一系列的脑血管意外的症状。

糖尿病合并脑血管疾病的发病率约为25%，且有逐年升高的趋势。糖尿病患者合并脑血管疾病是非糖尿病患者的2~4倍。在脑血管病死亡的患者中，糖尿病患者是非糖尿病患者的2倍以上。本节主要介绍糖尿病合并脑梗死。

（一）诊断要点

1. 临床表现

（1）病史：本病多见于50~60岁以上的老年人，多有动脉粥样硬化、高血压或冠心病等病史。常在安静或睡眠时发病，一般无头痛、呕吐、昏迷等症状。如系脑干梗死则发病时即有昏迷。出现局灶梗死后随之出现大脑半球大片梗死，意识障碍逐渐加重，严重者可因形成脑疝而死亡。本病有明确的定位症状及体征，病情可在数小时后逐渐加重。

（2）症状：血栓发生部位不同，局灶性症状亦不相同。

1）颈内动脉血栓形成：可出现病侧偏盲和对侧肢体偏瘫、偏身感觉障碍的三偏征。主侧半球受累可有失语，少数病例可有昏迷。

2）大脑中动脉血栓形成：最为多见。主干闭塞有三偏征，主侧半球病变尚有失语。重者可产生意识障碍。

3）大脑前动脉血栓形成：表现为对侧肢体的运动和感觉障碍，以下肢症状为重，可伴有排尿障碍，肌张力不高，腱反射亢进，锥体束征阳性。情感淡漠及失语少见。

4）椎－基底动脉血栓形成：较少见。主要发生于脑桥、中脑及两侧枕叶。主要表现为交叉性瘫痪和感觉障碍、眼肌麻痹、眼球震颤、瞳孔缩小、眩晕、共济失调和吞咽困难。严重者可出现昏迷、高热，甚至死亡。

2. 先兆征象

（1）近期先兆征象

1）头晕、头痛突然加重，或由间断性头痛变为持续性剧烈头痛。头晕、头痛多为缺血性脑血管病的早期征象。

2）肢体麻木或半侧面部麻木，或舌麻、口唇发麻，或　侧肢体麻木。

3）突然一侧肢体无力，活动失灵，且反复发生。

4）突然性格改变或出现短暂的判断能力或智力障碍。

5）突然或短暂性说话不灵，吐字不清。

6）突然出现原因不明的跌跤或晕倒，出现昏昏沉沉的嗜睡状态。

7）突然出现眼睛一时视物不清，甚至一时失明。

8）恶心、呃逆或喷射性呕吐，或血压波动。

9）鼻出血，尤其是频繁性鼻出血。

（2）远期先兆征象

1）剧烈的头痛和颈项疼痛。

2）眩晕或晕厥。

3）运动或感觉障碍。

4）鼻出血。

5）无视乳头水肿的视网膜出血。

3. 理化检查

血糖、血清总胆固醇、血清高密度脂蛋白胆固醇（HDL－C）、空腹血清三酰甘油脂、血清尿酸、血清肌酐、血清钾、血红蛋白及血细胞比容、尿液分析（纤维素试纸检查辅以尿沉检查）、心电图、颈动脉超声、C 反应蛋白、尿微量白蛋白（糖尿病患者的必查项目）、尿蛋白定量（如纤维素试纸检查为阳性）、眼底镜检查、脑功能、计算机辅助成像（CT）、头部磁共振成像。

（二）饮食宜忌

1. 饮食宜进

（1）饮食原则

1）一般情况下，中风患者的饮食均为每日三餐。若有的患者牙齿咀嚼功能较差，消化能力低，最好少量多餐。合理、科学地安排进餐次数，以利促进疾病的康复。

2）饮食提倡"早吃好、午吃饱、餐吃少"的原则，每餐进食要缓慢，以八分饱即可，每日主食约300g，切忌暴饮暴食或偏食。

3）多吃蔬菜，少吃动物脂肪，食物制作宜细、烂、软，减轻咀嚼力量。提倡高蛋白饮食，预防因长期低蛋白血症造成的记忆力减退。

4）适当进食蔬菜，特别是绿叶菜，有助于增强记忆，振奋精神，补充体内微量元素、维生素。

5）含微量元素的食物：有些微量元素，如锰、镁、铬、矾等对血管有益，应注意摄入。

6）食新鲜水果：可使人体获得丰富的维生素、无机盐和纤维素。纤维素可减低胆固醇的生成，有助于人体对食物的消化吸收。

7）橄榄油：因其含有单链不饱和脂肪酸。

8）含水溶性纤维素的食物：因其可降低人体中的胆固醇含量，对于防止脑梗死有非常重要的意义。如柠檬、大麦、燕麦和豌豆等，其中以燕麦和大麦中的含量最高。

9）含酮的食物：微量元素酮的充分供应可明显减少脑动脉硬化的发病。含酮丰富的食物有牡蛎、葵花子、核桃仁和果仁等。

（2）宜吃的食物：糖尿病合并脑梗死者宜吃降压及降脂食物，如葡萄、香蕉（不宜多食）、菠菜、杏仁、豆制品、大蒜、洋葱、牛奶、红薯（不宜多食）、赤豆、绿豆、山楂、香菇、芹菜、茄子、胡萝卜、荠菜、淡菜、海带、花生（不宜多食）等。

（3）食疗方

1）伴麻木：天麻50g，川芎、茯苓各10g，鲜鲤鱼1尾（约1500g）。将鲤鱼去鳞、鳃和内脏，洗净，川芎、茯苓切成片，用米泔水泡，再将天麻放入泡过川芎、茯苓的米泔水中浸泡4～6小时，捞出天麻置于米饭上蒸透，切成片待用。将天麻片放入鱼头和鱼腹内，置盆内，然后放入葱、生姜，加入适当清水后，上笼蒸约30分钟。将鱼蒸好后，拣去葱和生姜，另用水淀粉、清汤、食盐、味精、胡椒面、香油烧开勾芡，浇在鱼上即可。本品作为佐餐用，有行气活血之功效。

2）伴偏瘫：鲜山药2000g，鲜鸡块1000g，葱2根（切段），姜片3片，芝麻油、盐、胡椒粉各少许。将山药切成段，用高压锅将鸡块稍压三成熟后倒入山药段并加入辅料，再用微火烧 20 分钟即可。本品有健脾胃、强四肢功效。

3）伴智力障碍：西芹 250g，鲜百合 1 头，蘑菇精、盐适量，橄榄油 1 汤匙（15mL），香油 1 茶匙（5mL）。将芹菜摘去叶子，用水焯一下，破丝，切段；百合剥成一瓣瓣的，除百合老衣；炒锅放橄榄油烧至七成热，放入焯好的芹菜，略翻，放百合，待百合边缘变透明，加盐和蘑菇精，迅速翻炒至匀，淋少许香油，即可食用。百合性味甘凉，本品有祛风清心安神之功效。

4）嗜睡状态：炒薏苡仁 30g，炒陈皮 10g，绿茶 3g。取洗净的薏苡仁置于锅内用小火炒至微黄色，取出放凉备用；晒干的陈皮亦入锅内炒至微黄色；将薏苡仁、陈皮以及绿茶再入锅内，加水适量，大火煮沸后改文火煎煮 30 分钟，去渣取汗即成。本品代茶饮用，每日数次，有祛痰化浊、振奋清阳之功效。

5）伴高血压：芹菜 150g，淡菜 30g，姜丝、蒜茸、茨粉、油、盐等调味品适量。将淡菜浸润，洗净，下开水焯过，备用。芹菜去根，叶洗净，切段。起油锅，将芹菜炒至八成熟，滤去水分，备用。起油锅，下姜丝、蒜茸爆香，下淡菜微炒，再加高汤（或清水）少许，炒熟，加入芹菜拌炒，下茨粉即可。

6）伴血脂异常：凤尾菇 500g，生姜、葱白、麻油、植物油、茨粉、盐等适量。将凤尾菇剪去菇脚，洗净，把大朵的凤尾菇切成小块，用开水焯过，滤干水分备用。起油锅，下油、下姜丝、葱白爆香，放入凤尾菇，调味，下茨粉炒匀，放麻油上碟即可。

7）伴食欲不振：牛肉 60g，番茄 250g，油、盐、生姜适量。将番茄洗净，切片；牛肉洗净，切片，用调料腌制备用；生姜刮皮，洗净，切丝。起油锅，下姜丝，将牛肉炒至七成熟，取出备用；另起油锅，下番茄，用盐调味加入牛肉炒熟即可。

2. 饮食禁忌

（1）忌饮水不足：如患者饮水少，可导致血液更黏稠，加重病情。因此，本病患者要多饮水，以起到稀释血液的作用。

（2）忌饱餐：饱餐能使大脑中酸性纤维芽细胞生长因子大量增加，会促进脑动脉粥样硬化的形成，进而诱发或加重本病。因此，本病患者吃饭应定时定量饥饱有常。

（3）忌饮酒：酒精能顺利进入人体的血液，也很容易进入人的大脑，损害脑细胞，不利于本病的治疗。

（4）忌食高脂、高胆固醇食物：高脂肪食品（如肥肉、油炸食品）可引起脂质代谢紊乱，还容易导致血液黏稠度增加，加速脑血栓形成。过食高胆固醇食物（如肝、脑、肾等动物内脏及鸡蛋黄、小虾米等）是引起动脉硬化的重要因素。

（5）忌食辛辣物：如辣椒、辣油、辣酱、芥末、大蒜、生葱、洋葱、生姜等，可刺激机体产热，加快血液流速，加强心肌收缩，从而使脆硬的动脉破裂的机会增加。

（6）忌食驴肉：驴肉多食可生痰化风，又可凝滞气血，加重脑梗死患者的病情，故脑梗死患者不宜食用。

（7）忌食公鸡肉：鸡肉性温热，易助火动风，公鸡肉、公鸡的头、翅、爪更易助热动风，脑梗死先兆患者食用，容易诱发脑梗死疾病。

（8）忌食鲤鱼：鲤鱼虽性平，久食则可加重病情，脑梗死患者不宜食用。

（9）忌食鲚鱼：鲚鱼温热且味甘易生痰湿，多食可以引起痰火，脑梗死患者食用，必加重病情。

（10）忌食酱：酱能产气，多食积久，痰浊阻遏经络，容易导致脑梗死，脑梗死先兆症者不宜多食酱制品。

（11）忌多饮茶：茶含茶碱、咖啡因、鞣酸和挥发油物质，这些物质对中枢神经有明显的兴奋作用，能加快大脑皮质的兴奋过程，会使大脑血管运动中枢在兴奋之后引起脑血管收缩而加重供血不足，使脑血流缓慢，促使脑梗死的发生。

（12）忌食发物：发物热性大，滋补性大，食后会使血压升高，甚至导致脑血管破裂出血，而使病情加重，如狗肉、羊肉、雀肉、鹌鹑蛋等。

（13）忌营养失调：本病患者由于偏瘫或运动障碍，活动减少，影响进食量，久则导致营养失调。如果没有足够的维生素、磷脂、必需氨基酸和足够的热能，必然会影响患者的预后和康复。因此，应注意改善饭菜花样，提高患者食欲，加强营养，促进身体的康复。

（三）药物治疗宜忌

1. 西医治疗

（1）缓解脑水肿：可用20%甘露醇250mL，快速静脉滴注，以降低颅内压，注意严密观察以调节给药的次数，须注意掌握用药时间及剂量，以免脱水过度造成血容量不足和电解质紊乱。

（2）改善微循环和稀释血液：可用右旋糖酐40～500mL，静脉滴注，每日1次，8～10天为1个疗程，以降低血黏度和改善微循环。血糖过高、心功能不全及严重脑水肿患者慎用。

（3）溶栓：目的是溶解血栓，宜在起病6小时内进行。常用尿激酶（UK）100万U静脉给药，其中10%首次静脉注射，其余的在1小时内静脉滴注。治疗时须排除颅内出血性疾病，用药后一定要注意监测凝血时间和凝血酶原时间。还可选用链激酶（SK）、阿替普酶、瑞替普酶、替奈普酶。

（4）抗凝：可用肝素12 500～25 000U溶于10%葡萄糖液500～1000mL，静脉滴注1～2次，同时口服双香豆素，第1天200～300mg，以后维持50～100mg/d，或口服醋硝香豆素，第1天20mg，第2天16mg，以后维持4～8mg/d。或低分子肝素，4000U，每日2次，腹壁皮下注射，较安全。

（5）抗血小板聚集：已成为常规疗法，溶栓前即应使用和预防复发用药。常用药物有：①阿司匹林：无禁忌证者即服阿司匹林150～300mg，然后每日1次，3日后改为75～150mg，长期服用。②噻氯匹定：多用于对阿司匹林过敏或禁忌者，初始剂量250mg，每日2次，1～2周后改为每天1次维持。③氯吡格雷：口服后起效快，初始300mg，每日1次，维持量75mg/d。

（6）及早治疗和控制糖尿病及其并发症：如高血压、心脏病、高脂血症、脑动脉硬化症等，病情严重应行手术治疗。

（7）恢复期治疗：加强肢体功能锻炼和语言功能训练，可配合理疗、体疗和针灸等治疗。可长期服用阿司匹林，有助于防止复发。

2. 中医治疗

（1）辨证治疗

1）肝阳上亢

主症：猝然昏仆，口眼歪斜，半身不遂，肢体麻木，头痛头昏，舌强难言，舌红少苔，脉弦细数。

治法：滋阴潜阳，平肝息风。

方药：天麻钩藤饮加减。天麻10g，钩藤、川牛膝各15g，石决明、桑寄生、夜交藤、桑枝、丹参各30g，山栀子、黄芩、炒杜仲、益母草、川芎各15g。

方解：方中天麻、钩藤、石决明平肝息风；山栀子、黄芩清热泻火；益母草活血利水；牛膝、杜仲、桑寄生补益肝肾；夜交藤安神定志；丹参、川芎、桑枝活血通络。

加减：便结加玄参、生地黄、火麻仁，以养阴生津，润肠通便；肩关节痛加独活、青木香，以通经活络止痛。

用法：水煎服，每日1剂。

2）肝肾阴虚，风痰上扰

主症：突发眩晕，视物不清，声音嘶哑，吞咽困难，口眼歪斜，走路不稳，半身不遂，四肢瘫痪，头晕耳鸣，五心烦热，舌红或暗红，苔黄或黄腻，脉弦滑或细数。

治法：滋阴潜阳，平肝息风。

方药：镇肝熄风汤（《医学衷中参西录》）加减。生龙骨、牡蛎、龟甲各30g，代赭石15g，生地黄20g，牛膝、白芍、玄参、天冬、炒杜仲各15g，竹茹10g。

方解：方中用牛膝补益肝肾、引血下行，代赭石、龙骨、牡蛎降逆潜阳、镇肝息风，龟甲、玄参、生地黄、白芍滋阴潜阳，杜仲补肾壮骨，竹茹化痰通络。加减：便结加大黄。失眠加夜交藤、酸枣仁。

用法：水煎服，每日1剂。

3）肝风内动，痰浊壅闭

主症：突然昏仆，神识不清，口眼歪斜，半身不遂，痰涎上升，声如牵锯，面色潮红，呼吸急促，舌质红，苔白或滑，脉滑或弦滑。

治法：辛温开窍，豁痰息风。

方药：急用苏合香丸以辛温开窍，继以涤痰汤（《奇效良方》）祛湿化痰。陈皮、半夏、茯苓、枳实、党参、竹茹各15g，石菖蒲10g，胆南星、生姜各5g，甘草3g。

方解：方中陈皮、半夏、茯苓、甘草、竹茹以祛湿化痰；菖蒲、胆南星化痰开窍；枳实降气和中；党参益气健脾，甘草调和诸药，生姜为引。

加减：痰涎壅盛亦可加蛇胆、陈皮末、皂角炭，以加强化痰之力；若风盛可加天麻、钩藤、石决明，以平肝息风。

用法：水煎服，每日1剂。

4）气虚血滞，脉络瘀阻

主症：后遗偏枯、肢软无力、口眼歪斜，偏身麻木，口角流涎，言语謇涩，心慌气短，手足肿胀，舌淡或紫暗，苔白，脉细涩或虚弱。

治法：益气活血，通经活络。

方药：补阳还五汤加减。黄芪、鸡血藤各 30g，当归尾、赤芍、川芎、川牛膝各 15g，桃仁、红花、地龙各 10g，全蝎 5g。

方解：方中重用黄芪以益气健脾，使气旺血行，当归尾、赤芍、川芎、桃仁、红花活血祛瘀，地龙通经活络，鸡血藤、牛膝、全蝎活血通络。

加减：言语謇涩加菖蒲、郁金；便溏去桃仁，加炒白术；便秘加火麻仁；手足肿胀加茯苓、桂枝。

用法：水煎服，每日 1 剂。

（2）验方

1）磁母镇静息风汤：磁石、龙骨、牡蛎、白芍、天冬、麦冬、天竺黄各 15g，珍珠母、玄参、石菖蒲、鳖甲、菊花、牡丹皮、钩藤、栀子、南星、生大黄各 9g（单包，冲），朱砂（单包）、羚羊角各 3g（单包冲煎），生石决明 30g，生地黄 12g。水煎服，每日 1 剂。适用于抽搐，神志不清，言语不利。

2）治中风偏瘫方：桂枝 6g，黄芪 12g，防风 3g，防己 9g，僵蚕 12g，白芍 12g，川芎 6g，石菖蒲 15g，石决明 15g，紫贝齿 15g，附片 9g。水煎服，每日 1 剂。适用半身不遂，头脑胀痛，手足不温，夜寐不酣，脉弦细，舌苔白腻。

3）辛温开窍方：白附子 10g，远志 6g，石菖蒲 10g，白蒺藜 15g，全蝎 6g，丹参 15g，水煎服，每日 1 剂，配用苏合香丸 2 丸。适用于中风不语。

4）通脉舒络汤：黄芪 30g，红花 10g，川芎 10g，地龙 15g，川牛膝 15g，丹参 30g，桂枝 6g，山楂 30g。水煎服，每日 1 剂。适用于中风气虚血瘀诸证。

5）治口眼歪斜方：全蝎 6g，僵蚕 10g，白附子 3g，羌活 6g，防风 10g，当归 10g，赤芍 15g，香附 10g。水煎服，每日 1 剂。

6）治偏身麻木方：夏枯草 10g，黄芩 10g，薄荷 6g，防风 6g，菊花 10g，钩藤 15g，赤芍 15g，红花 10g，鸡血藤 30g，地龙 10g，乌梢蛇 6g。水煎服，每日 1 剂。

3. 药物禁忌

（1）药食禁忌

1）口服抗凝血药忌与药酒及含醇饮料同服：乙醇可使肝药酶代谢的竞争性受抑制，而使抗凝血药醋硝香豆素、双香豆素等作用加强，导致用药后发生意外而加重病情。

2）口服抗凝药忌过食富含维生素 K 的食物：维生素 K 可抵消抗凝作用，减低抗凝血药（如双香豆素、醋硝香豆素）等的疗效。因此，应用抗凝血药期间不宜过食猪肝、苜蓿、绿叶蔬菜、西红柿等富含维生素 K 的食物。

（2）用药禁忌

1）忌血管收缩药物：脑梗死患者血管腔变得狭窄，血流量减少，从而引起脑部缺血、缺氧，因此慎用血管收缩药对防止血栓形成是很有意义的。肾上腺素类药物（如肾上腺素、去甲肾上腺素、间羟胺、多巴胺等）能收缩血管，应避免使用。

2）忌睡前服降压药：人体睡眠时，心率下降，血流速度减慢，体温降低，代谢减弱，血压降低，如睡前服用降压药，可加重血流速度的减慢，加重脑梗死。

3）忌急速降压：脑血栓患者的血压如偏高，不宜快速降到正常，否则可加重脑组织血液灌注不足，加重病情。因此，降压应缓慢，并注意不可降得过低，以免发生意外。舒张压在120mmHg以上时可行降压，伴有颅内压增高时，不宜应用硝酸甘油或用其降压。

4）忌温热壮阳药物：脑梗死急性期多由于肝阳暴张，内风旋动，气血逆乱，横窜经脉，蒙蔽心窍而发生，治疗当用苦寒、甘凉之品。如果使用温热壮阳的药物，如肉桂、附子、干姜，势必助热生火，耗伤津液，气火俱浮，迫血上涌致中风危证，因此温热壮阳的药物不宜用。

5）脑梗死有出血倾向者，忌用抗凝药物治疗：如双香豆素、双嘧达莫、肠溶阿司匹林、噻氯匹定；伴有高血压、消化性溃疡、血液病、严重肝肾疾病及孕妇，也均忌用抗凝药物口服。

6）忌单独大量应用止血药物：止血药物主要有三七粉、仙鹤草、侧柏叶、血余炭等，可诱发血栓形成，加重病情，故需慎用。如需应用，应在辨证基础上配伍他药而用。

7）慎用避孕药物：女性长期服用避孕药，可增加脑梗死的几率，因此应慎用该类药物。

8）慎用利尿药：长期利尿，可使患者血液黏稠度增加，诱发或加重本病。

9）抗凝血药

①抗凝血药忌与维生素K同用：维生素K可抵消抗凝作用，减低抗凝血药的药效，因此应注意不要同时应用。

②肝素慎与磷酸氢钠、乳酸钠合用：因磷酸氢钠、乳酸钠均可增加肝素的抗凝血作用，故两者合用时应慎重。

③肝素慎与维生素C并用：维生素C可对抗肝素的抗凝血作用，并同时可使凝血酶原时间缩短，因此两者并用时应慎重。

④肝素不宜与大剂量苯海拉明、异丙嗪及吩噻嗪类药合用：因大剂量的苯海拉明、异丙嗪、吩噻嗪类药（如氯丙嗪、氟奋乃静等）能降低肝素的抗凝血作用，故不宜合用。

⑤肝素慎与水杨酸类药、依他尼酸合用：水杨酸类药和依他尼酸易引起胃黏膜损伤出血，若与抗凝血药肝素合用，则可加剧出血倾向。

⑥肝素慎与双嘧达莫、右旋糖酐合用：双嘧达莫、右旋糖酐均有抑制血小板聚集、加强抗凝血的作用，故与肝素合用应注意用药剂量，以防引起出血反应。

⑦抗凝血药慎与苯氧丁酸类降血脂药合用：因苯氧丁酸类降血脂药可增强抗凝血药的作用，故合用应慎重。一般抗凝血药的用量应减少1/3～1/2，并应经常测定凝血酶原时间，以防出血。

⑧口服抗凝血药慎与胺碘酮合用：因胺碘酮可使口服抗凝血药的作用增强，甚至

导致严重出血倾向，故两者合用须予慎重。一般抗凝血药的用药剂量应减少 1/3~1/2。

⑨口服抗凝血药慎与广谱抗生素合用：因广谱抗生素（如氯霉素、四环素及氨基糖苷类、磺胺药）能抑制胃肠道内细菌的繁殖，阻碍其参与维生素 K 的生物合成，因而也减少了凝血酶原的合成（因凝血酶原合成时须维生素 K 的参与），所以两者合用可使抗凝血药作用明显增强，甚至引起出血，如临床并用应适当调整抗凝血药的用药剂量。

⑩口服抗凝血药慎与蛋白同化激素合用：由于蛋白同化激素（如苯丙酸诺龙、司坦唑醇等）能增强口服抗凝血药对受体的亲和力，使抗凝血作用增强，故两者并用时应注意出血倾向。

⑪口服抗凝血药慎与肝药酶抑制剂合用：因肝药酶抑制剂（如氯霉素、异烟肼、甲硝唑、西咪替丁等）能使抗凝血药代谢减慢，抗凝作用增强，同时引起自发性出血等不良反应。

⑫口服抗凝血药慎与血浆蛋白亲和力较强的药物同用：因为血浆蛋白亲和力较强的药物（如保泰松、羟基保泰松、水合氯醛、甲状腺片、甲芬那酸、甲苯磺丁脲、依他尼酸）能使抗凝血药从血浆蛋白结合部位置换出来，血药浓度增高，抗凝作用增强，故两者合用易引起出血。

⑬口服抗凝血药不宜与阿司匹林合用：由于阿司匹林具有抑制血小板聚集的作用，并能引起血浆蛋白结合部位的置换，所以两者合用可使抗凝血作用明显增强，更易引起出血等。

⑭口服抗凝血药不宜与灰黄霉素同服：因灰黄霉素为酶促药物，能促进口服抗凝血药（如醋硝香豆素、双香豆素等）的代谢，使其血药浓度降低，抗凝作用减弱。

⑮双香豆素不宜与碳酸氢钠合用：因碳酸氢钠碱化尿液，可减少双香豆素重吸收，促进排泄使其疗效减弱，但据此可用于双香豆素的解救。

⑯双香豆素禁与考来烯胺并用：考来烯胺属阴离子交换树脂，因静电吸附作用可与双香豆素形成复合物，减少本品的吸收，使作用降低。

⑰双香豆素忌与利福平合用：因为利福平能促进凝血因子合成，并促进抗凝血药物代谢，因而合成后，双香豆素的抗凝血作用降低。

⑱双香豆素忌与肝素合用：因两者有药理拮抗作用。

⑲双香豆素不宜与镇静催眠药合用：因为镇静催眠药（如巴比妥类、格鲁米特、甲丙氨酯、水合氯醛等）有酶促作用，能诱导肝微粒体中的药物代谢酶，使醋硝香豆素、双香豆素代谢加快，血药浓度降低，半衰期缩短，从而使其作用减弱。

10）甘露醇：不宜与箭毒、氨基糖苷类、两性霉素 B 合用。甘露醇与箭毒合用，可增加神经肌肉阻滞作用；与氨基糖苷类（如链霉素、庆大霉素等）合用，可增加耳毒性；与两性霉素 B 合用，易引起肾损害。

（四）预防

对糖尿病患者来说，并不只是要求将血糖降至正常范围，合并高血压的患者将血压维持在正常范围内，还必须使血液流变学指标、微循环、血小板功能、脑循环动力学指标、低密度蛋白等均保持在正常范围内，才能有效预防糖尿病患者的脑血管意外。

1. 积极控制糖代谢紊乱。糖尿病患者发生脑动脉硬化较非糖尿病患者高出 1 倍，且发生于较年轻的时期，与糖尿病的病程和血糖控制不良密切相关。有报道，病程在 5 年以下的糖尿病患者，脑动脉硬化发生率为 31%，5 年以上者为 70%。因此，积极控制糖代谢紊乱是减少脑血管病的重要条件。特别是年龄大的糖尿病患者，更要重视血糖的监测和将血糖控制在理想范围内。以有效降低糖尿病并发脑血管病的风险。

2. 不仅要关注血糖的监测及控制，还要注意监测血脂、血压，并加以治疗与控制。同时，肥胖患者还应控制体重的增长，通过饮食和运动锻炼，促进体重下降或避免体重继续增长，以消除糖尿病并发脑血管病的其他高危因素，将代谢综合征的负面影响降到最低限度。

3. 戒烟、戒酒、控制体重，避免肥胖。

4. 对平日出现的头昏、头晕和肌无力等现象不可小觑，应及时去医院检查。因为糖尿病并发脑血管病的早期类型多以腔隙性脑梗死为主，如果没有早期发现和处理，就有可能进一步发展成为多发性脑梗死或出现典型的脑血管病发作。

5. 注意生活方式的调理，保证足够的休息和睡眠。做到劳逸结合，避免过度劳累和情绪激动，禁止饮酒与吸烟，参加适宜的运动，保持心理稳定等，以减少并发脑血管病的诱因和促发因素。

6. 若患者突然出现眩晕、半身肢体麻木，活动无力、语言不利，以及精神恍惚、意识不清等情况时，应及时考虑糖尿病并发脑血管病的可能性，立即送患者住院治疗，以便早发现、早救治，降低致残率和致死率。

五、代谢综合征

代谢综合征（metabolic syndrome，MS）是指多种代谢异常簇集发生在同一个体的临床状态。1988 年，Reaven 首次将上述多种代谢异常表现联系在一起，称之为"X 综合征"，也有人称之为"Reaven 综合征"。1989 年，Kaplan 将以高胰岛素血症为基础的内脏性肥胖、糖耐量异常、高 TG 血症和高血压作为冠心病的危险因素，概括为"死亡四重奏"。1991 年，De Fronzo 将这组代谢异常命名为"胰岛素抵抗综合征"。1995 年 Stern 提出共同土壤学说，认为胰岛素抵抗（insulin resistance，IR）是滋生上述疾病的共同危险因素。鉴于此综合征与多种代谢性疾病联系密切，1998 年，世界卫生组织（WHO）对该综合征推荐使用"代谢综合征"来命名。

代谢综合征（MS）包括了中心性肥胖、高胰岛素血症、糖耐量减低和（或）糖尿病、高血压、血脂异常、微量白蛋白尿等一系列代谢紊乱症候，越来越多的研究发现MS 不是以上症候的简单累加，而是有其独特病理生理基础的独立疾病，其最直接的后果是心血管疾病的患病率和病死率大为增加。因此有人将肥胖、高血压、血脂异常和糖尿病看作是四个"难兄难弟"。代谢综合征中三酰甘油增高、肥胖和糖耐量低下构成三大危险因素，并已明确是糖尿病和心脏病的先兆。在发展中国家，代谢综合征的发病率呈现逐年增高的趋势。

对于糖尿病来说,最关键的问题是要控制各种并发症。因此要注意以下三点:①控制血糖。降糖是控制糖尿病及其并发症的第一要素。②调整血压和血脂。并非所有的并发症都是由高血糖引起的,有一些并发症与高血压和血脂异常有密不可分的关联。③全面防控。特别是在微血管和大血管方面,在病发前就要进行干预治疗,绝不能谈病色变。其实,无论是糖尿病还是代谢综合征都可以通过合理的饮食和运动预防延缓,通过生活方式的干预、加强运动、调整心态等有效措施,都能达到良好的治疗效果。

(一) 诊断标准

关于代谢综合征的诊断标准,1999 年世界卫生组织 (WHO) 给出了代谢综合征的工作定义,2001 年美国第三次胆固醇教育计划 (ATPⅢ) 提出了诊断标准,2004 年中华医学会糖尿病分会给出了适用于中国人群的诊断标准,国际糖尿病联盟 (IDF) 在 2005 年 4 月颁布了代谢综合征的全球共识定义。

1. 世界卫生组织 (WHO) 关于 MS 的工作定义 (1999 年)

1999 年,WHO 在 "糖尿病定义、诊断及分型" 的咨询报告中提出了 MS 的工作定义。

基本要求:糖调节受损 (IGT 或 IFG) 或糖尿病及 (或) 胰岛素抵抗 (由高胰岛素葡萄糖钳夹技术测定的葡萄糖利用率低于下四分位数),尚有下列两个或更多成分:

动脉血压 ≥ 140/90mmHg (18.7/12.0kPa);血浆三酰甘油增高 > 150mg/dL (1.7mmol/L);及 (或) 低高密度脂蛋白胆固醇 (HDL – C),男性 < 0.9mmol/L (35mg/dL),女性 < 1.0mmol/L (39mg/dL);中心性肥胖,即腰臀比 (WHR) 男性 > 0.9,女性 > 0.85 及 (或) 体质指数 (BMI) > 30kg/m²;微量清蛋白尿,尿清蛋白排泄率 ≥ 20μg/min 或清蛋白/肌酐比值 ≥ 30mg/g。

2. NCEP – ATPⅢ (2001 年)

2001 年,美国 "国家胆固醇教育计划成人治疗组 (National Cholesterol Educahon Program – Adult Treatment Panel)" 第三次报告 (NCEP – ATPⅢ) 提出 MS 的另一个诊断标准。

符合下列条件中的 3 项及以上者,可诊断为代谢综合征:①腹型肥胖,男性:腰围 > 102cm,女性:腰围 > 88cm。②血浆三酰甘油增高 ≥ 150mg/dL (1.7mmol/L)。③低 HDL – C,男性 < 40mg/dL (1.04mmol/L),女性 < 50mg/dL (1.30mmol/L)。④动脉血压增高 ≥ 130/80mmHg (17.3/107kPa)。⑤空腹血糖 ≥ 110 ~ 126mg/dL (≥ 6.1 ~ 7.0mmol/L)。

3. 中华医学会糖尿病分会 (CDS, 2004 年) 诊断标准

具有以下 4 项中的 3 项或全部者即可确诊:超重或 BMI ≥ 25kg/m²,和 (或) 腰围男 ≥ 85cm,女 ≥ 80cm;空腹血糖 (FPG) ≥ 6.1mmol/L 和 (或) 75g 葡萄糖负荷后 2 小时血糖 (2h PG) ≥ 7.8mmol/L (140mg/dL) 和 (或) 确诊为 DM 并治疗者;BP ≥ 140/90mmHg 和 (或) 已确诊断为高血压并治疗者;三酰甘油 (TG) ≥ 1.0mmol/L 和

（或）HDL – C 男 <0.9mmol/L，女 <1.0mmol/L。

4. 国际糖尿病联盟（International Diabetes Federation，IDF）关于代谢综合征的定义

2005 年 IDF 公布了 MS 的国际通有定义，根据 IDF 的新定义有下列情况者可诊断为 MS：①腹型肥胖（欧洲男子腰围≥94cm，欧洲妇女 80cm，不同人种各有具体腰围值）加以下 4 项中的 2 项：②血浆 TG 增高：>150mg/dL（1.7mmol/L）或已服针对此种脂质异常的药物。③血浆 HDL – C 水平低：男性：<40mg/dL（0.9mmol/L），女性 <43mg/dL（1.1mmol/dL）或已服针对此种脂质异常的药物。④高血压：收缩压 ≥130mmHg（17.3kPa）或舒张压≥85mmHg（11.3kPa），或已诊断为高血压并接受治疗。⑤空腹血糖（FPG）水平高≥100mg/dL（5.6mmol/L），或以前已诊断为 2 型糖尿病。若 >100mg/dL，应大力建议检查口服糖耐量试验（OGTT），但要明确有无代谢综合征则有无此必要。

（二）饮食宜忌

1. 饮食宜进

（1）饮食原则

1）合理热量摄入：制订高脂血症患者最佳的主食结构首先必须注重热量摄入，标准体重乘以 30 即为每日总热量。但必须根据性别、年龄、劳动强度等适当加以调整，需个体化。

2）注重营养平衡：对有关的营养成分规定一个限度。具体说来，高脂血症患者最佳的主食结构如下：①脂肪：应限制脂肪摄入，一般而言，总脂肪应不超过总热量的 30%，病情严重者控制在 20% 以下。②碳水化合物：碳水化合物应超过总热量的 55%，主要是复杂碳水化合物（米、面、杂粮等），简单碳水化合物避免或不摄入。但对于单纯高三酰甘油血症患者来说，碳水化合物摄入比例应适当减少，宜在 50% 左右。③蛋白质：蛋白质应占总热量的 15% 左右，其中动物性蛋白质应占总蛋白质的 20% ~30%，但不宜超过 50%。比较理想的蛋白质比例为动物蛋白质占 1/4，豆类蛋白质占 1/4，其余由谷类等供给。④胆固醇：应限制摄入，一般病例低于每日 300mg。重症病例应考虑低于每日 200mg。禽蛋及动物内脏（如肝、脑、肾、肺、胃、肠等）均含有较多的胆固醇，应予节制食用。⑤其他：注意食物纤维摄入，多食用蔬菜。平时尚可多食一些粗粮、水果以提供维生素。每日饮一袋牛奶（约 250g），可有效改善我国居民膳食结构中钙摄入量普遍偏低的现象。

3）限制盐摄入：高脂血症患者盐的摄入量尤应限制，每人每日食盐量应控制在 6g 以下。

（2）宜食的食物

1）绿豆：绿豆味甘，性寒，有清热解毒、清暑利水等功用，绿豆粉能有效降低高脂血症，特别适用于高脂血症伴有肥胖或糖尿病的患者食用。

2）山楂：山楂的许多制剂都具有明显的降脂作用，对降低胆固醇和三酰甘油均有一定效果，是降脂复方中最常用的药物之一。

3）香菇：味甘，性平，有益气补虚、健胃、透疹等功效，可用于食欲不振、吐泻乏力、小便淋浊、痘疹不出等症。近年来研究发现,香菇还有降血压、消食去脂、抗病毒、抗癌等作用。

4)玉米:具有降低血清胆固醇,防止高血压、冠心病、心肌梗死的功能,并具有延缓细胞衰老和脑功能退化的作用。玉米油是动脉硬化、冠心病、高血压、肥胖症和老年人的理想食用油。

5)莜麦:有降低血清胆固醇、三酰甘油、β-脂蛋白等功能,故常食莜麦有预防心、脑血管疾病的作用。

6)苹果:可防止血中胆固醇的增高、减少血液中的含糖量。高血压、动脉粥样硬化症、冠心病患者宜长年不间断地食用苹果,至少每天吃1~2个(餐前、后1~2小时),持之以恒,必见效益。

7)猕猴桃:可降低血胆固醇及三酰甘油水平,有稳定血压及降低血压的作用。适用于冠心病、高血压、动脉硬化症等。冠心病、高血压及动脉硬化症患者,可经常食用猕猴桃鲜果、桃汁饮料及罐头制品。

8)醋:味酸苦,性温,具有散瘀、止血、解毒、杀菌等功效。实践证明,醋具有防治动脉硬化之功效。应用举例如下:每日吃醋泡花生数粒,可降血压及降低血中胆固醇浓度。研究证明:经常食用醋蛋,对防治动脉硬化、脑血栓、高血压、心肌梗死等有较好疗效。

9)洋葱、大蒜:具有降脂和抗凝血作用

10)茶叶:茶叶含茶色素,具有一定的降脂、抗凝、促进纤溶、减少血小板聚集黏附、清除自由基等作用。

11)燕麦粉或片:燕麦中的可溶性纤维,配合低饱和脂肪与低胆固醇的营养均衡膳食,可降低患心脏病的几率。

(3)食疗方

1)伴食后腹胀:白豆蔻细粉100g,面粉1000g,酵面50g,碱水适量。将面粉倒入盆内,加入酵面,揉匀成团,适当发酵。白豆蔻磨粉备用。加入适量碱水,撒入白豆蔻粉后开始揉面,以碱液均匀面无酸涩味为度,做成每个约50g的生坯。将生坯放入笼内摆好,水沸时上笼,武火蒸约15分钟即成。

2)伴胃寒喜暖:豆腐500g,草鱼1条(约1000g),砂仁10g,青蒜25g,植物油、鸡汤、酱油、料香油各适量。将草鱼去鳞与内脏,洗净切段。豆腐切成小方块。青蒜洗净,切段。砂仁用纱布装好紧口,备用。锅内加入植物油烧熟,放入鱼、料酒、酱油和鸡汤、砂仁袋炖之。待鱼熟,拣出砂仁袋,放入豆腐。先用武火烧开,后改文火焖5~10分钟,放入青蒜和香油即成。分顿食之,喝汤吃鱼豆腐。

3)伴水肿身重:冬笋250g,香菇50g,酱油、醋、盐、湿淀粉、花生油各适量。将冬笋去皮后洗净,切成滚刀块。将油烧熟,把洗净的冬笋与香菇一同放入锅内翻炒20分钟。加汤少许,并加酱油、醋、盐煮沸,用淀粉勾芡,再炒,汤汁稠即成。

4)伴恶心呕吐:猪肚1具(洗净)砂仁、肉桂各6g,生姜30g,盐、味精各适量。将猪肚洗净切块备用;生姜去皮洗净;砂仁、肉桂洗净。将上物一同放入砂锅内,加水适量，炖烂熟后加入盐、味精适量，稍炖即可。

5）伴头晕肢麻：鲜蘑菇250g，瘦猪肉100g，花生油25g，料酒、盐、葱、姜、胡椒各适量。将鲜蘑菇洗净，撕成小块。将瘦猪肉洗净切成片备用。将炒锅置于火上烧熟，放入花生油，待热时炒肉片、鲜菇，再加上述调味品翻炒至熟即成。

6）伴大便稀溏：水发海参300g，党参、枸杞子各10g，玉兰片50g，酱油20mL，黄酒15mL，味精适量，淀粉25g，清汤75mL，植物油35mL，葱、椒油少许。将党参切片，按水煮提取法，提取党参浓缩汁10mL。把枸杞子洗净，置小碗上，上笼蒸。将发好的海参顺直切，大的切3块，小的切2块。葱切段，玉兰片切薄片，均先用沸水烫过。炒锅加油，待热时，加葱，将烫好的海参放入，加入酱油、料酒翻炒。汤沸时，移至小火煨烤，烤至汤汁适宜时，加入党参浓缩汁及玉兰片。用味精调好口味，再加入蒸熟的枸杞子，清汤用淀粉勾芡，加椒油浇上即成。

7）伴腹胀便秘：大白菜150g，白萝卜1根，干海带芽1大匙，紫菜包1包，葱3根，决明子35g，枸杞子7.5g，味噌4大匙。将大白菜洗净，切块；白萝卜去皮，洗净，切块；味噌放入碗中，加入适量水轻轻搅拌至化开；葱洗净，切段；枸杞子洗净备用。将决明子放入锅中，加半锅水煮30分钟至味道释放，捞出药材，汤汁继续加热，放入大白菜、白萝卜块、葱段、紫菜包和枸杞子，大火煮滚，转小火煮10分钟，熄火前加入味噌调匀，再加入海带泡至胀开即可。

2. 饮食禁忌

（1）忌高脂肪饮食：高脂肪饮食是指肥肉、动物油、油炸食品等含脂肪较高的食物。高脂血症或高脂蛋白血症是由于血浆脂质浓度过高所致，而血浆中的脂质一部分源于食物，如果食物中的脂肪成分过高，势必加速本病症的形成和发展。

（2）忌高胆固醇食品：胆固醇是广泛存在于人体内的脂类物质，是血浆脂质的主要组成部分，如果胆固醇含量较高的食物（如肝、肺、肾、脑等动物内脏以及蛋黄、蟹黄、小虾米、甲鱼、鱿鱼、蚬子、黄油）摄入过多，血脂增高，则可加重本病，故患者饮食应适量增加食物纤维素成分，将胆固醇摄入量限制在每天250~300mg。

（3）忌食糖过多：糖和脂肪在体内可以互相转变，当食入的糖量超过了人体内的贮存限度时，就会转变为脂肪。因此，应严格限制糖的摄入量，尤其是单糖如葡萄糖、果糖和蔗糖，把糖类食物的摄取限制在每日125g左右。

（4）忌偏食：本病患者应提倡混合饮食，以广泛吸收维生素及微量元素。维生素C、维生素 B_6、维生素 B_{12}、硫酸锌对预防和防治冠心病有辅助作用。在全谷类和豆类及坚果中，含有铬、锰，能预防动脉硬化。碘能防止脂质在动脉壁上的沉着，多吃海带对预防冠心病有好处。大蒜、洋葱也有良好的降血脂作用。因此，切忌挑食及单吃加工精细的食品。

（5）忌大量饮酒：酒精能刺激脂肪组织的降脂作用，降低脂蛋白酶活力，加速动脉粥样硬化的形成和发展，诱发冠心病。

（6）忌喝鸡汤：因患者血液中胆固醇含量较高，鸡汤中的脂肪易被吸收，多喝鸡汤会促使胆固醇进一步升高，导致动脉硬化等疾患。

（7）忌晚餐过晚过量：有研究表明，晚餐时间过晚，多食膏粱厚味和难以消化的食物，会促进胆固醇在动脉壁上的沉积，促进动脉硬化的发生。

（8）忌盲目节食：长期限制饮食，可使体内缺乏碳水化合物，葡萄糖转变成 α - 磷酸甘油不足，使肝脏和脂肪中的 α - 磷酸甘油下降，导致三酰甘油合成减少，因而血中含量也降低，而胆固醇并不受糖代谢的影响，仍然升高。故患者盲目节食或限制饮食，反而造成严重的营养不良，从而使病情加重或损害身体。

（9）忌多饮咖啡和浓茶：过多饮用咖啡会使血清中胆固醇含量增高，从而加重病情，对已患有高血压、冠心病和动脉硬化的人危险性更大。据研究，一天喝 1～4 杯咖啡的人，血中胆固醇的浓度比不喝咖啡的人高 5%，喝上 9 杯，则高 11%。喝茶虽有好处，但常饮浓茶有害处，这会加重病情，使心脏受到刺激。故高脂血症患者只宜饮用淡茶，切忌饮用过浓的茶。

（三）药物治疗宜忌

1. 西医治疗

（1）控制体重：在饮食和运动治疗减肥不理想的情况下，可考虑加用奥利司他或西布曲明。奥利司他是非中枢性肠道脂肪酶抑制剂，能抑制摄入的脂肪，使吸收减少30%。用药 1 年后可有效降低体重，第 2 年体重可维持不变，并减轻 IR，降低高血脂和高血糖等肥胖相关危险因素。常用剂量为 120mg，每日 3 次，餐中服用。长期服用，要注意脂溶性维生素的补充。西布曲明是中枢食欲抑制剂，对食欲亢进、血压控制正常的肥胖者可选用，1 次 10mg，1 天 1 次。用药后要注意监测血压和心率。

利莫那班为选择性大麻 I 型受体拮抗剂，可使大麻 I 型受体处于"安静"状态，因此它在缩小腰围、减轻体重和改善代谢方面有明显的作用，有望成为一种新的降低心血管疾病高危人群心脏代谢危险因素的方法。每天服用利莫那班片剂 20mg，可以显著减轻体重、缩小腰围、降低糖化血红蛋白（HbAlc）和三酰甘油、升高高密度脂蛋白胆固醇（HDL - C）水平。但接受利莫那班治疗的患者有 15.7% 因不良反应而停药，最常见的不良反应为恶心、伴随抑郁症状的情绪改变、焦虑和眩晕。但大多轻微而短暂。

（2）控制饮食总热量，增加运动量，极度肥胖者可行手术治疗。

（3）降低血压：降血压药物宜选用不影响糖和脂肪代谢的品种。首选血管紧张素转换酶抑制剂和血管紧张素 II 受体拮抗剂，因为它们可增加胰岛素的敏感性。

（4）纠正 IR：除减肥和运动外，药物选择首选噻唑烷二酮类。它直击 IR，并有降糖以外的 β 细胞功能保护作用，同时还有调节脂代谢、抗炎和抗动脉硬化的作用。噻唑烷二酮类和二甲双胍合用为理想的治疗方案。

（5）控制血糖：口服降糖药物中，双胍类、α - 葡萄糖苷酶抑制剂和噻唑烷二酮类有改善胰岛素敏感性的作用，较为适用；磺脲类及胰岛素有增加体重的不良反应，选用时，应予以考虑。有 MS 或伴有其他心血管疾病危险因素者，应优先选用双胍类及噻唑烷二酮类；α - 葡萄糖苷酶抑制剂适合于同时有餐后血糖高者。

（6）纠正血脂紊乱

1）降总胆固醇药

①考来烯胺（消胆胺）：每次 4~5g，每日 1~6 次，每日总量不超过 24g。服药从小剂量开始，1~3 个月达最大剂量。

②考来替泊（降胆宁）：每次 10~20g，每日 1~2 次。本类药物味差，可引起便秘，还可影响多种药物和脂溶性维生素的吸收等。此外，本类药物还包括普罗布考（丙丁酚）、弹性酶、目前临床使用较少，故不再详细介绍。

2）主要降总胆固醇兼降三酰甘油药

①洛伐他汀（乐瓦停、美降之）：常规剂量每日 20mg，口服，最大剂量可用每日 80mg。

②辛伐他汀（舒降之）：常规剂量每日 10~20mg，口服，最大剂量每日 80mg。

③普伐他汀（普拉固、美百乐镇）：常规每日 20mg，口服，最大每日 40mg。

④氯伐他汀（来适可）：每日 20mg，口服，最大剂量 80mg。

⑤阿托伐他汀（立普妥）：常用量每日 10mg，口服，最大量每日 80mg。

⑥立伐他汀（拜斯停）常用量每日 0.3mg，口服，最大量每日 0.8mg。

⑦血脂康：其主要成分为 HMG-CoA 还原酶抑制剂洛伐他汀。常规剂量为 0.6g，口服，每日 2 次。其调脂功能与他汀类药物相似，但不良反应轻且少见。

3）主要降总三酰甘油兼降总胆固醇药

①烟酸：口服，每次 1~2g，每日 3 次。为减少服药反应，可小剂量开始，逐渐加量。

②阿昔莫司（乐脂平）：每次 0.25g，口服，每日 3 次。

③非诺贝特（力平之）：通过基因来调控血脂，新型微粒化力平之 200mg，每晚 1 次服药。

④苯扎特（必降脂）：每次 0.2g，口服，每日 3 次。

⑤吉非贝齐（诺衡）：每次 0.6g，口服，每日 2 次。

4）降总三酰甘油药

①多烯康胶丸：每次 0.8g，口服，每日 3 次。

②脉乐康：每次 0.45~0.9g，口服，每日 3 次。

代谢综合征的治疗是一项长期的过程，降压、降糖等治疗均需终生服药，饮食控制及运动也需长期坚持方能见效。因此，加强对患者的教育，提高患者对疾病的认识，从而提高其依从性尤其重要。中医中药单纯降压降糖等作用不及西药明显，但中药成分复杂，多靶点作用，适于多系统损害的疾病，且中药不良反应少，只要辨证准确，即可达到综合调理的作用。

2. 药物禁忌

（1）药食禁忌：服降血脂药忌食动物油。因动物油可增加体内脂肪，降低降血脂药（如非诺贝特、吉非贝齐、考来烯胺、烟酸等）的疗效，所以本病患者应以食芝麻油、豆油等植物油为主。

（2）用药禁忌

1）忌泛用补药：补药如人参、黄芪、白术、大枣等，能促进脾胃运化功能，增进食欲，从而加重病情。

2）忌用养阴滋腻之品：中医学认为，本病主要是由于气血津液运行失常，痰湿瘀血互结形成。中药熟地黄、阿胶、黄精、玉竹等滋腻助湿，大剂量应用可影响脾胃的运化功能，脾胃不能运化水湿，痰湿内聚，则可加重高血脂血症。

3）慎用氯贝丁酯：氯贝丁酯是使用较早的降血脂药，从长期治疗观察到，本品并无预防冠心病和降低心肌梗死的作用，且副作用较大，肝肾功能不全者应慎用。由于本品能通过胎盘，故孕妇禁用。目前临床治疗中，氯贝丁酯有被淘汰的趋势，逐渐被一系列氯贝丁酯衍生物如诺衡、非诺贝特等代替。

4）吉非贝齐：慎与抗凝血药合用。与抗凝血药（如双香豆素、新抗凝等）合用，可增强后者的作用，易引起出血。故合用时应减少抗凝血药的剂量。

5）考来烯胺

①不宜与考来替泊同服：因二药都可影响双氢克尿噻的吸收。故二者需合用时，应尽可能拉开口服时间距离。

②忌与易和其相络合的药物同服：易和考来烯胺相络合的药物有苯巴比妥、双氢克尿噻、甲状腺素、保泰松、四环素、双香豆素、华法林、铁剂、洋地黄等，这些药物均能与考来烯胺结合，妨碍其吸收，故不宜同服。如需并用，应在服本品前 1 小时或服药后 4 小时服用。

6）他汀类：他汀类（包括中药血脂康），严禁与贝特类（贝丁酸类）或烟酸类，以及环孢素、雷公藤及环磷酸酰胺联合应用，以免引起严重的肌肉及肝肾功能损害。

（四）预防

代谢综合征既然有共同的致病因素，也就有着共同的防治策略，预防一个，也就能预防一系列疾病。肥胖是引起胰岛素抵抗的重要危险因素，因此预防肥胖也就意味着预防了代谢综合征，减肥也就成为预防和治疗糖尿病、高血压、冠心病等现代疾病极为重要的环节。而预防代谢综合征的核心主要是形成并保持科学的生活方式，药物治疗只能起到辅助作用。

预防代谢综合征的原则是坚持一、二、三、四、五六、七八。即一个信念：与肥胖决裂；二个要素：不多吃一口，不少走一步；三个不沾：不吸烟，不酗酒，不熬夜；四个检查：定期检测血压、血糖、血脂、血黏度；五六个月：减肥不求速成，每月减 1~2kg 即可，五六个月后就很见成效；七八分饱：饮食上要"总量控制、结构调整、吃序颠倒"，即每餐只吃七八分饱，以素食为主，营养均衡，进餐时先吃青菜，快饱时再吃些主食、肉类。控制饮食之外还要补充一些不饱和脂肪酸、卵磷脂以及维生素 E、维生素 C 等多种营养素，以弥补日常膳食中的摄入不足。

六、糖尿病神经病变

糖尿病神经病变为糖尿病最常见的慢性并发症之一，是糖尿病在神经系统发生的多种病变的总称，多累及周围神经系统和自主神经系统，中枢神经系统亦可受损害。当累及运动神经、颅神经、脊髓、自主神经时，可出现知觉障碍、深反射异常等临床表现。一般由糖尿病引起的周围神经病变、自主神经病变和脑部病变较为常见。由于诊断标准和检测方法的不同，糖尿病神经病变的发生率文献报道变异很大（0～93%），一般估计，糖尿病神经病变的总患病率约为50%，在 Rochester 糖尿病研究中，59%的2型糖尿病和66%的1型糖尿病伴有神经病变。Vinik 报道糖尿病人群中近25%有症状性神经病变，但经神经电生理检测，其患病率可高达90%以上，且以40～60岁患者多见，儿童则在2%左右。Palm 在他的糖尿病临床工作中完成了一项多于4400例门诊患者的前瞻性研究，发现约10%的患者在其糖尿病被诊断时已存在神经病变，患病25年后约50%的患者存在神经病变。

（一）诊断要点

1. 临床表现

糖尿病神经病变有周围神经病变和中枢神经系统病变两大类，其中以前者更为多见。

（1）周围神经病变：下肢多见，病情隐匿，进展缓慢，多与糖尿病病程及血糖控制不良有关。

1）单发性或多发性神经炎：单发性神经炎一般不对称，上肢可累及正中神经、尺神经、桡神经；下肢可累及股神经、坐骨神经、股外侧皮神经根炎（常见颈胸段或腰骶段）。主要临床表现如下：

①感觉障碍：单发性神经炎，呈片状感觉障碍。多发性末梢神经炎，呈套式感觉障碍。神经根炎则按神经根颁布的节段性感觉障碍，常有神经病变颁布范围内的自发性疼痛及感觉异常，如麻木、蚁行感、烧灼感。早期感觉过敏，后期感觉减退，甚至消失。

②运动障碍：常有腱反射减弱、消失，其中以跟腱反射消失多见。少数可有肌萎缩，以一侧近端为主。

③自主神经功能障碍：皮肤干燥、少汗，指（趾）甲营养障碍等改变。

2）脑神经病变：约占5%，常急性起病，有动眼、外展、面、三叉神经麻痹以及听力障碍，表现为神经性耳聋或突聋。上述脑神经病变中以动眼、外展神经麻痹多见。动眼神经麻痹的特点为只影响眼外肌，表现为眼睑下垂，眼球向内、向上、向下活动障碍，可为完全性或不全性麻痹，但不影响眼内肌，即瞳孔大小正常。因糖尿病时动眼神经中心部位脱髓鞘及轴索变性，而周边部分不受影响。这与动眼神经的纤维排列有关（缩瞳纤维最靠外）。糖尿病性眼肌麻痹预后良好，一般2～3个月症状可逐渐减轻或缓解。

3）自主神经病变：糖尿病性自主神经病变是糖尿病常见的慢性并发症之一，患病率约为60%，有的文献报道为62%～88%。约1/5的糖尿病患者有自主神经功能异常。自主神经病变的主要临床表现如下：

①胃肠道症状：在糖尿病自主神经病变中最常见，表现为食欲减退、胃部不适、恶心呕吐。也有表现为肠道症状，又称糖尿病性肠病，其特征为顽固性夜间或餐后腹泻，大便呈水样。有时腹泻、便秘交替。X线可见小肠功能紊乱。

②泌尿生殖系统症状：表现为性功能障碍，男性性欲减退、勃起功能障碍，女性月经紊乱。排尿障碍，出现无张力性膀胱、尿潴留、残余尿多，有时尿失禁，容易并发尿道感染。

③心血管自主神经症状：表现为安静时心动过速。少数有固定心率，即心率的变化不容易受刺激的影响，也不易被受体阻滞剂纠正。偶可出现无痛性心肌梗死，严重者心搏骤停可猝死。也可发生体位性低血压，甚至可发生晕厥。

④体温调节和泌汗异常：表现为肢体过冷，下肢及足部明显，可伴有少汗，甚至无汗，而上半身常出汗过多。

⑤神经源性骨关节病：常合并下肢营养不良性关节病，又称夏科关节（Charcot 关节）。常累及跗骨及膝、踝关节，逐渐肿胀，但无明显疼痛及感染征象。也常伴有穿通性溃疡（无痛性溃疡）。

⑥糖尿病性神经痛：其特征为自发性、顽固性剧痛，弥散而持续，可长达数周至数月，也可发作性加剧。疼痛可发生在躯体任何神经，最常见于富含交感神经纤维的神经，如正中、尺、坐骨、腓神经等。并伴有明显的血管自主神经症状和皮肤营养障碍。也可累及神经根，如胸段神经根受累时，表现为胸痛；腰骶神经根受累时，表现为下肢痛。一般为单侧病损，也可双侧不对称。上述所见，临床上又称糖尿病躯体神经病，是糖尿病自主神经病变中的一种特殊类型，以疼痛为突出表现，临床容易误诊。因此，提高对糖尿病性疼痛的认识在临床实践中十分重要。对难以理解的顽固性疼痛，在除外其他器质性疾病的基础上，应想到有无糖尿病。

关于糖尿病神经病变疼痛的病因学尚不清楚，可能与血糖升高有关，因高血糖可使疼痛耐受力下降，痛觉阈值降低。也有文献报道认为与血糖控制不稳定有关，因血糖水平的突然变化会诱发或伤害感受器纤维产生冲动，甚至诱发相对的缺氧及轴索变性。

（2）中枢神经系统病变

1）脑神经病变：可单发或多发动眼神经、滑车神经、外展神经和面神经等神经麻痹，以单侧动眼神经损害最为多见，其次为外展神经、面神经和滑车神经等。脑神经病变多见于老年人，一些患者可以此为首发的临床表现，常急性起病，大部分可在数周内恢复。

2）癫痫发作：在糖尿病神经病变中发生率较低，一般以大发作局限性发作为主。糖尿病患者癫痫发作的病因及发病机制尚不清楚，有作者报道半数以上是由于胰岛素治疗引起低血糖所致。因急性低血糖时脑部葡萄糖供应不足，导致脑组织缺血、缺氧性损害。部分由于高血糖引起。因高血糖能加重脑缺血、缺氧。葡萄糖无氧酵解使细胞内乳酸水平增高，pH值下降，导致细胞内酸中毒而损害神经元、胶质细胞及脑血管，引起癫痫发作。除上述缺血、缺氧因素外，也有报道高渗昏迷引起癫痫发作。另外，癫痫发作也可与脑血管病合并存在。

3）精神障碍及认知功能低下

①焦虑状态：较多见，表现为焦虑、烦躁不安、苦闷、紧张、恐惧及多汗、心悸、脉快等自主神经症状。

②情感不稳：表现为情感易变、波动、易激惹、脆弱、伤感等。

③神经衰弱症状群：表现为睡眠障碍、记忆力减退、注意力不集中等。

④抑郁状态：少见。

糖尿病患者发生精神障碍的原因，可能与糖尿病病程中产生对疾病的忧虑、恐惧、悲观、焦虑等心理因素有关。糖尿病患者认知功能低下的主要表现为语言学习、记忆能力、抽象推理及复杂精细运动的能力均降低。因此，智商、记忆商测试常有异常改变，临床并非少见，特别在病程长的老年糖尿病患者中较多见。认知功能低下的机制尚不清楚，可能与糖尿病控制不良、长期高血糖、高糖基化血红蛋白以及反复发生的低血糖有关。因上述代谢控制不良，常可导致脑缺氧，加速脑动脉硬化、脑萎缩的发生。

4）脊髓病变：表现为横贯性感觉障碍，腱反射活跃，病理反射阳性。如后索受累明显，可出现感觉性共济失调，可能为脊髓变性所致。临床报道较少。

2. 辅助检查

行针电极肌电图（EMG）、神经传导速度（NCV）测定，诱发电位（EP）检查、腓肠神经活检、腰椎穿刺、颅脑 CT、颅脑磁共振成像（MRI）及血管成像（MRA）检查可明确诊断。

总之，糖尿病神经病变的诊断必须有糖尿病的证据或至少有糖耐量减低，根据临床表现及有关实验室检查有糖尿病神经病变的证据，除外其他原因引起的神经病变后才可确诊。

（二）饮食宜忌

1. 饮食宜进

（1）饮食原则

1）宜多食含高纤维的、碳水化合物少的蔬菜，如芹菜等。

2）少食含糖高的水果，宜食含糖低的（如草莓等）水果。

3）宜食高维生素的副食品或具有清热作用的中药。

4）根据体重合理调配主食，使气味和合，补精益气。

5）忌用高糖类食品，保持良好的心情。

（2）食疗方

1）伴肢体麻木：羊肉 250g，酒 100g，北黄芪、鸡血藤各 50g，当归 25g，独活 15g，生姜 3 片，味精、精盐少许。将羊肉洗净用酒搅拌，能加些姜汁同拌更好。连同药材、羊肉加水 8 碗，慢火焖之，得汁 2 碗左右，下入调味料，即可饮用。一日内分 2 次服完。

2）伴头痛头晕：猪蹄 1 只，竹笋 100g，香菇 3 个，牛膝、当归、黄芪各 10g，杜仲 15g，生姜 3 片，葱段 2 节，大蒜 3 枚，油、盐酌量。将猪蹄用热水洗净，放入锅后加适量清水，放入捣碎的姜、葱和蒜以慢火炖。药材放在一起，用 2 碗水煎至 1 碗。香菇用水浸软去蒂切片；熟竹笋切成块状。猪脚煮烂后放入香菇浸汁，再加入药材汁，约煮至 4 碗水调味便可。

3）伴脾胃不和：木瓜 500g，鲩鱼尾 1 个，南北杏各 10g 洗净。姜丝、葱段、盐、味精各适量。木瓜去皮和籽、洗净切块，南、北杏洗净。木瓜、鱼尾、南北杏一起放入煲内，加水适量，大火煮沸后，改用小火煲 3 小时，调味供用。此汤具有祛湿舒筋、止咳化痰之功。适用于湿热不化而致糖尿病并发神经病变，症见肢体麻木，感觉异常。

4）伴肢体麻木、疼痛：胡桃枝梢 60g，南瓜蒂 2 个，益母草 9g，黄酒适量。前 3 味煎汤去渣，黄酒冲服。每日 1 次。此汤具有活血祛瘀、消痰散结之功。适用于糖尿病性神经病变而致肌肤不仁、肢体麻木、疼痛等病症。

2. 饮食禁忌

（1）忌饮酒：酒中的乙醇等进入人体后，通过血液循环至神经系统，刺激神经细胞，导致运动神经受损，不能很好地支配肌肉的活动，使本病加重。

（2）忌营养缺乏：由于患者运动障碍，活动减少，易引起食欲不振，久则营养摄入不足，会进一步加重本病病情。

（3）忌低钾饮食：皮质激素能促使排钾，故在应用激素期间要经常查电解质，以免导致低钾，加重病情。饮食方面应多食含钾食物。

（三）药物治疗宜忌

1. 西医治疗

（1）药物治疗

1）钙拮抗剂：尼莫地平能增加神经内毛细管密度，促进微血管生长，阻滞钙内流，故可促进神经血流量的增加，提高神经传导速度，改善神经缺血、缺氧。常用剂量每日 30~60mg，分 2~3 次服。

2）弥可保：又称甲基胺或甲钴胺，是一种活性维生素 B_{12} 制剂，更易进入神经细胞内。它在甲基转移过程中起辅酶作用，参与卵磷脂和乙酰胆碱的生物合成，前者是髓鞘的重要组成部分，后者则是一种重要的神经递质。临床研究证实，弥可保口服和肌内注射皆对糖尿病神经病变有明显治疗作用，对改善神经症状尤为明显。常用剂量，一般先肌注弥可保 500μg，每日或隔日 1 次，1~2 个月后改为口服弥可保 500μg，3 次/日。弥可保不良反应较少，个别患者有皮疹及胃肠道症状，停药后即可消失。

3）神经生长因子（NGF）：是神经营养因子，一种多肽物质。在减少糖尿病性神经病变的发生中起一定作用，对改善神经症、缓解肢体疼痛有一定疗效。孕妇及癫痫患者应慎用。国内使用较多的是鼠 NGF（商品名：金路捷），20μg/d，肌内注射，4 周为 1 个疗程。

4）补充肌醇：根据肌醇耗竭学说，给严重糖尿病神经病变者口服肌醇可提高神经传导速度，有报道给伴外周神经病变的糖尿病患者补充肌醇，可提高感觉神经传导速度和诱发神经电位。肌醇的用量一般为每日 50～200mg，分 3 次，口服。

5）醛糖还原酶抑制剂（ARI）：可纠正代谢紊乱，使神经组织中山梨醇含量降低，神经传导速度加快，如托瑞司他 200mg/d，早餐前服用，一般应用 4～8 周后有效，不良反应有头痛、腹痛、腹泻等，少数可致转氨酶升高。新型制剂如菲达瑞司（fidares-tat，1mg/d）经临床试验证明具有促进神经再生的作用，对减轻疼痛和行走时皮肤的感觉异常以及改善电生理指标也有明显效果，且耐受性好。

6）抗氧化剂：普罗布考、维生素 E、N－乙酰－L－半胱氨酸等在实验动物中有一定疗效，但临床效果却不尽如人意。国内市场供应的产品有奥力宝，推荐剂量：静脉 600mg，1 次／日；口服每次 600mg，3 次／日，可长期使用。

7）神经节苷脂（GA）：商品名康络素，能改善轴索形态，提高 Na^+-k^+-ATP 酶的活性，促进损伤后的神经再生，改善神经功能，常用剂量 20～40mg/d，肌内注射，1 次／日，20～30 次为 1 个疗程。凯洛欣为多种神经节苷脂的复方制剂，常用剂量 2～4mL，肌注，2 次／日。

8）前列腺素 E_1（PGE_1）：可扩张血管，抑制血小板聚集，减轻血液黏滞度。常用剂量：100～200μg/d，10 天为 1 个疗程，该药在体内代谢快，产生的副作用特别是血管疼痛常使患者难以忍受。凯时为 PGE_1 脂微球载体注射液，对病变血管有特殊亲和力，具有分解慢、用量小、作用持续时间长、副作用少等特点。临床应用总有效率为 90% 左右。用法为 10μg/d，静脉滴注，1 次／日，可重复使用。

9）丁咯地尔：为 α 受体抑制剂，并具有较弱的非特异性钙离子拮抗作用。通过抑制毛细血管前括约肌痉挛而改善大脑及四肢微循环血流，还具有抑制血小板聚集和改善红细胞变形性的功能。弗斯兰（活脑灵）常用剂量 200mg 加入 250mL 液体，静脉滴注，2 周为 1 个疗程，以后可改为口服。

10）免疫冲击疗法：针对抗神经元自身抗体免疫反应性阳性的患者可静脉用人丙种球蛋白，必要时与皮质激素、硫唑嘌呤等合用，有一定的疗效。

（2）自主神经病变的治疗

1）胃轻瘫

①多潘立酮（吗丁啉）：多巴胺受体阻滞剂，10mg，3 次／日，餐前 30 分钟服用。可引起泌乳等不良反应。

②西沙必利：为全消化道促胃肠动力学药物，通过刺激肠肌层神经丛，增加乙酰胆碱释放而起作用。5～15mg，3～4 次／日。

③甲氧氯普胺（胃复安）：5～10mg，3 次／日，此药兼有胆碱能和抗多巴胺能作用，易透过血脑脊液屏障而出现锥体外系反应，不宜长期应用。

④红霉素：通过刺激胃动素释放和直接兴奋胃动素受体，促进胃排空，剂量 200～250mg，3～4 次／日。

2）腹泻：可用洛哌丁胺（易蒙停），首剂 4mg，以后每次 2mg，同时加用维生素制剂或微生态调节剂，如培菲康、米雅、丽珠肠乐、肠泰口服液等。

（3）体位性低血压：可应用的方法有：特殊衣着如紧身衣和紧身弹力长裤，但应注意卧位高血压，起床或站立时动作应缓慢进行。糖皮质激素：氢化可的松，0.5mg，每日 1 次；麦角碱，2.5~40mg，每日 4 次；双氢麦角碱，2.5~40mg，每日 4 次；对易发生体位性低血压的患者在选择抗高血压药物时应慎用利尿剂和 α 受体阻滞剂如哌唑嗪等。

（4）尿潴留（DC）：应尽量排空残余尿，可下腹热敷按摩，肌内或皮下注射新斯的明 0.25~0.5mg，也可肌内注射甲氧氯普胺（胃复安）或口服西沙必利，重症者可采用间歇性导尿。目前有采用神经营养因子或其他因子与靶向基因相结合治疗 DC，有望成为一种新的治疗手段。

（5）糖尿病疼痛的治疗：约有 10% 的糖尿病患者存在与糖尿病神经病变有关的疼痛，糖尿病神经变所致疼痛的治疗常比较棘手，且效果常不理想。可试用的药物有抗抑郁药阿米替林，小剂量开始（每晚 10~20mg），逐渐增加剂量直至疼痛缓解或控制，有时可能需 150mg/d，持续治疗达 3~6 周。有心脏传导阻滞、近期心梗、心衰、体位性低血压和闭角型青光眼者忌用；对阿米替林治疗无效的患者可试用抗惊厥药苯妥英钠 100mg，每日 3 次，但可能抑制胰岛素分泌而干扰血糖控制。卡马西平 400~1200mg/d，一般小剂量开始（100mg，每日 2 次），一些患者可能对小剂量反映较好。对剧烈疼痛上述药物治疗无效者，可静脉滴注利多卡因（5mg/kg，30 分钟内滴完），可能使疼痛明显缓解，一些患者疼痛缓解可达 2 周之久，疼痛缓解后必要时以美西律维持。最近，国外推出一种新的治疗糖尿病神经病变疼痛的新药——辣椒素，临床应用显示含 0.75% 辣椒素的镇痛乳剂局部应用，对糖尿病神经病变所致的各种疼痛均有明显的缓解作用，不良反应少。对疼痛伴焦虑者可给予镇静剂如多塞平或阿普唑仑定等。

（6）泌汗异常：尚无特殊治疗，有报道使用水电离子透入疗法和脉冲直流电水离子导入法治疗局部性多汗症。

（7）血管扩张剂：已知微血管病变和神经内膜缺血在糖尿病神经病变的发生发展中起重要作用。临床可联合应用抗血小板药物（如双嘧达莫、阿司匹林和西洛他唑等）。中药丹参、川芎嗪等具有活血化瘀和扩张血管作用，值得临床应用和进一步研究。

（8）无反应性低血糖或未察觉的低血糖：患者对低血糖的症状反应和肾上腺素分泌反应的能力降低或消失，不出现典型的提示低血糖的肾上腺素能症状，故低血糖不被察觉，称之为未察觉的低血糖，多发生在糖尿病伴严重自主神经病变者。对这些患者应加强血糖监测和看护，改用胰岛素皮下注射或胰岛素泵治疗，从而尽可能避免低血糖的发生。

2. 中医治疗

辨证治疗：糖尿病神经病变如单发性或多发性周围神经病变归属"痹证"或"痿证"的范畴。脑神经病变及自主神经病变则依据其证候随证治之。

（1）气虚血瘀

主症：肢体麻木不仁，发冷刺痛，以下肢为著，入夜疼痛加剧，得温痛减，遇寒加重，面色㿠白，自汗气短，神疲倦怠。舌淡苔白，脉细无力。

治法：益气养血，荣筋通络。

方药：黄芪桂枝五物汤加减。生黄芪 30g，桂枝 10g，赤芍、白芍各 12g，当归 12g，丹参 15g，甘草 6g，大枣 7 枚，生姜 3 片。

加减：气虚较重者，加党参、白术；血虚明显者，加熟地黄、阿胶；病位偏于上肢者，加桑枝、威灵仙、姜黄；偏于下肢，加木瓜、牛膝、地龙；瘀血明显者，加鸡血藤、红花、桃仁。

用法：水煎服，每日 1 剂。

（2）肝肾两虚

主症：手足麻木伴四肢挛急、疼痛、痛剧时状如针刺。头晕目眩，腰酸耳鸣，五心烦热，舌质红无苔，脉弦细数。

治法：补益肝肾，缓急止痛。

方药：虎潜丸合芍药甘草汤加减。熟地黄 12g，龟甲 15g，黄柏 10g，知母 9g，牛膝 12g，当归 12g，白芍 15g，枸杞子 15g，甘草 6g。

加减：筋脉挛急、疼痛剧烈者，加丹参、木瓜；头晕目眩者，加天麻、钩藤、夏枯草以平肝息风；腰酸、腿软、目涩者，加女贞子、旱莲草。

用法：水煎服，每日 1 剂。

（3）脾虚痰阻

主症：胸闷纳呆、肢重乏力，肢体麻木胀痛，便溏，舌淡，苔白腻，脉濡无力。

治法：健脾益气，化痰通痹。

方药：茯苓 20g，半夏 10g，枳实 6g，陈皮 10g，党参 12g，白术 10g，大腹皮 10g，当归 12g。

加减：痰湿盛、恶心呕吐，加厚朴、苍术、砂仁；肢体麻木较重者，加独活、防风、僵蚕；畏寒肢冷，加桂枝、白芍，以温阳通络和营。

用法：水煎服，每日 1 剂。

（4）肺肾阴虚

主症：肢体痿弱，肌肉消瘦，心烦口渴，五心烦热，咽干呛咳，小便短赤热痛，舌质红，苔薄黄，脉细数。

治法：滋肾润肺。

方药：六味地黄汤合沙参麦冬汤加减。生地黄 15g，山茱萸 6g，山药 15g，牡丹皮 10g，泽泻 10g，沙参 12g，麦冬 10g，玉竹 10g，花粉 15g。

加减：心烦尿赤者，加莲子心、淡竹叶；肾阴亏虚甚者，加龟甲、枸杞子；阴虚火旺，加知母、黄柏。

用法：水煎服，每日 1 剂。

（5）脾虚肌痿

主症：倦怠乏力，肢体痿软或局部肌肉萎缩，气短懒言，语言低怯，食少便溏，舌淡红苔薄白，脉细弱。

治法：健脾益气。

方药：补中益气汤加减。党参12g，黄芪15g，陈皮6g，白术12g，山药15g，当归12g，大枣6枚，甘草6g。

用法：水煎服，每日1剂。

（6）瘀阻脉络

主症：周身关节疼痛剧烈，痛如针刺感，痛有定处，肿胀拒按，面色黧黑，肌肤干燥，渴不欲饮，舌暗有瘀斑，脉细涩不利。

治法：活血化瘀，通痹止痛。

方药：桃红四物汤加减。当归10g，赤芍10g，白芍10g，川芎10g，红花10g，桃仁10g，丹参15g，乳香6g，没药6g，地龙12g，牛膝12g，生地黄15g。

用法：水煎服，每日1剂。

加减：瘀血凝滞较重者，加用全蝎等虫类药，以通络止痛；瘀滞日久，瘀血不去，新血不生，气血不足，加桂枝、黄芪，以益气助阳、通达血脉。

用法：水煎服，每日1剂。

3. 药物禁忌

（1）药食禁忌

1）服维生素B_{12}忌饮酒及含酒精的饮料：因酒精能损害胃黏膜，干扰肠黏膜转运功能，减少维生素B_{12}的吸收。

2）服地塞米松忌过食含钙食物：因服用地塞米松期间过食含钙食物（如牛奶、奶制品、精白面粉、巧克力、坚果等）会降低疗效。

3）服地塞米松忌高盐饮食：因为地塞米松具有保钠排钾作用，故高盐饮食易引起水肿。

4）服地塞米松忌大量食糖：由于地塞米松能促进糖原异生，并能减慢葡萄糖的分解，有利于中间代谢产物如丙酮酸和乳酸在肝脏和肾脏再合成葡萄糖，增加血糖的来源，亦减少机体组织对葡萄糖的利用，故致血糖升高。因此服用地塞米松要限制糖的摄取。

（2）用药禁忌

1）禁用麻醉类止痛药：患者往往有肢体或全身性肌肉酸痛、压痛或牵拉痛，但如服用麻醉类止痛药，可阻断各种神经冲动的传导，抑制触觉、压觉和痛觉，浓度大时还可抑制运动神经的功能，加重病情。

2）维生素B_{12}

①忌与考来烯胺合用：因二者合用，使维生素B_{12}的吸收减少。

②不宜与氯霉素、阿司匹林同用：因氯霉素、阿司匹林都有可能减少维生素B_{12}的利用，合用可使维生素B_{12}的疗效降低。

③不宜与苯乙双胍合用：由于苯乙双胍能抑制酶系统，与维生素 B_{12} 合用可使其吸收减少，故应避免合用。

④不宜与维生素 C 合用：维生素 C 可破坏维生素 B_{12}，降低维生素 B_{12} 的生物利用度。

3）维生素 B_6

①不宜与青霉胺、左旋多巴合用：因维生素 B_6 可与青霉胺、左旋多巴形成络合物而使排泄增加，且以维生素 $B_6$10～25mg 与左旋多巴合用时尚可逆转左旋多巴的抗震颤麻痹作用。

②忌与雌激素合用：雌激素的转化产物可与维生素 B_6 竞争酶蛋白，从而促进维生素 B_6 的排泄，降低其疗效。雌激素还可使色氨酸氧化酶活性增加，使色氨代谢中维生素 B_6 的需要量增大，因而导致体内维生素 B_6 的相对不足。

（四）预防

糖尿病神经病变在糖尿病患者中的发病率高达 90%，后期时难以缓解的疼痛、肢端麻木、感觉迟钝、易于发生外伤、伤口经久不愈甚至感染、坏疽等，给患者带来极大的痛苦。而且目前治疗糖尿病神经病变还没有特效药，因此预防糖尿病神经病变尤为重要。和所有糖尿病慢性并发症一样，糖尿病神经病变最重要的预防及治疗措施是严格控制饮食，适当运动，合理应用降糖药物，纠正高血糖、高血压和高血脂。戒烟对糖尿病神经病变的预防也十分重要。

如果有感觉神经受损伤时，特别是感觉功能减退甚至丧失时，应特别注意。当要洗澡、洗脚时，最好让家人先试一下水温，确定水温适宜再用水，以免水温过高而烫伤。若生活在严寒地区，冬天要注意保暖，尤其是双手双脚，因对冷和痛的感觉减退会导致四肢冻伤而无察觉。每天睡觉前仔细检查身体的每一个部位，尤其是四肢，若有损伤或感染，应及时处理，不要延误。清晨起床时，检查鞋子，确认鞋内没有异物后再穿，不要穿拖鞋、高跟鞋，而要穿鞋底松软的鞋子。若是从事较易受到伤害的工作，如炼钢、翻砂或焊接等工种时，更要注意自我保护，以免受到伤害而无知觉。对疼痛敏感的患者可穿紧身衣、紧身裤袜，以减轻摩擦的疼痛，而且对体位性低血压的防治有一定作用。

对有自主神经病变的患者来说，平时应注意以下方面：对胃张力下降者，应少量多次进餐，并配合应用胃动力药物治疗，如甲氧氯普胺、多潘立酮或西沙必利等；对顽固性腹泻者，可用次碳酸铋、复方苯乙哌啶、洛哌丁胺等止泻药；对膀胱尿潴留者，可采用耻骨上按摩，每天 3～4 次，较重患者可用卡巴胆碱 0.25mg，皮下注射，必要时留置导尿（保留导尿管）；对体位性低血压者，应注意在起床或站立时要动作缓慢，避免猛起身、猛站立。

七、糖尿病视网膜病变

糖尿病性视网膜病变（DR），是糖尿病引起眼部损害最常见、最严重的病变，因视网膜血管改变所致，发生率随糖尿病病程延长而增加，也与糖尿病患者血糖控制和好坏直接有关。糖尿病视网膜病变的患病率，随糖尿病病程进展而有所不同。糖尿病患者视网膜病变的发生率为21%～36%。据统计，病程小于5年的患者，伴有糖尿病视网膜病变的不超过10%，病程超过20年，几乎超过90%的患者可发生糖尿病视网膜病变，引起双眼失明的危险性大大增加。国外有人统计，15%～20%的失明是因糖尿病引起的。在一些糖尿病性视网膜病变患者，视网膜血管肿胀并出现渗漏；另一些人则在视网膜表面出现异常的新生血管；这些改变可导致视力丧失。糖尿病性视网膜病变可分为两种类型：增殖性和非增殖性视网膜病变。

（一）诊断要点

1. 临床表现

糖尿病视网膜病变早期患者除糖尿病症状外，可能全无症状，但随着病情的发展，可出现视力减退、视野缩小、对比敏感度降低等。眼底检查仅发现视网膜静脉饱满或扩张，后极部散在微血管瘤和小圆点状出血；随病程进展，眼底检查还会发现境界鲜明的白色或黄白色点状渗出物，成堆聚积或分散在后极部，一旦波及黄斑区，则影响视力。

病变侵犯到黄斑区，对视力的影响随病变程度不同也不一样。这时候在视力下降的同时还可以在视野中发现有中心暗点，视物变形。如果视网膜小血管破裂有少量出血进入玻璃体，患者会发觉眼前有黑影飘动；如果有大量出血到玻璃腔里，视力会明显下降，严重的可以丧失视力；如果黄斑区以外视网膜血管闭塞或者有增殖性视网膜病变，可以造成视网膜脱离，出现相应部位的视网膜缺损。

2. 眼科检查

为了更好地防治 DR，一般要求 T1DM 者发病 5 年或者在青春期需要首次检查，以后每 1～2 年检查 1 次；糖尿病妇女在妊娠之前需做全面的眼科检查 1 次，在受孕早期，再行检查，以后每 3 个月随访检查 1 次，产后 3～6 个月再检查 1 次。上述情况如伴有 DR 的危险性因素，随访间隔时间需缩短。如果发现有 DR，则按 DR 的要求进行眼科检查。

（1）一般眼科检查：DR 的诊断主要靠临床症状结合眼科检查的结果。眼科的一般检查包括视力检查、扩瞳后裂隙灯下三面镜或前置镜检查、直接或间接检眼镜检查等。糖尿病做眼底检查扩瞳前应注意询问患者有无青光眼病史及症状，必要时先测眼压，再扩瞳查眼底，否则有诱发青光眼的危险。

（2）眼底荧光血管造影和眼底照相。

（3）激光扫描检眼镜检查。

（4）其他检查：如彩色多普勒超声、视网膜震荡电位（Ops）、多焦视网膜电图（MERG）、视网膜电生理图检查等，可协助诊断。

（二）分期、分级与分型

1. 按眼底表现分期

为了便于观察、记录及随访时对比，有必要按眼底表现作出分期。1984 年 6 月第一届全国眼底病学术会议提出"糖尿病视网膜分期标准（试行）草案"，经第三届全国眼科学术会议讨论通过并公布实施（表 2 - 3）。DR 概括地分为 NPDR 期和 PDR 期，每期又能分成若干级。

表 2-3 糖尿病视网膜病变的分期标准

		视网膜病变
单纯型	Ⅰ	有微动脉瘤或并有小出血点，（+）较少，易数，（++）较多，不易数
	Ⅱ	有黄白色"硬性渗出"或并有出血斑，（+）较少，易数，（++）较多，不易数
	Ⅲ	有白色"软性渗出"或并有出血斑，（+）较少，易数，（++）较多，不易数
增殖型	Ⅰ	眼底有新生血管或并有玻璃体积血
	Ⅱ	眼底有新生血管和纤维增殖
	Ⅲ	眼底有新生血管和纤维增殖，并发视网膜剥脱

以上 DR 分型、分期只是形态分析，如加上视力性质分析，既可了解分型，又可了解黄斑功能，对病情了解比只利用分型、分期法更为全面。"中心视力眼"大致意味着单纯型；"偏心视力眼"意味着增殖型。PDR 的病变特点为：①NVD 或 NVE；②视网膜前出血或玻璃体积血；③纤维组织增殖。

2. 改良 Airlie House 分级法

ETDRS 小组改良的 Airlie House 分级法（NPDR 和 PDR 的分级）如下：A 级即轻度 NPDR：至少一个微血管瘤，而且无下述 B 级、C 级、D 级、E 级、F 级的情况。B 级即中度 NPDR：出血和（或）微血管瘤，轻度软性渗出，静脉呈串珠状，视网膜内微血管异常者，无 C 级、D 级、E 级、F 级的情况。C 级即重度 NPDR：在 4 个象限中有出血和（或）微血管瘤；或者静脉串珠样变占 2 个或 2 个以上象限；或者至少在 1 个象限中出现视网膜内微血管异常。D 级即重重度 NPDR：有 C 级中任何两者或两者以上级的表现，而无 E 级、F 级的状况。E 级即早期 PDR（即 PDR，无高危 PDR 的特征）：新生血管，无 F 级情况。F 级即高危 PDR：NVD > 1/3 ~ 1/2 视盘区；或者 NVD 和玻璃体或视网膜前出血；或者 NVE > 1/2 视盘区和视网膜前或玻璃体积血。G 级即静止期 PDR。

3. ETDRS 分型法

ETDRS 分型法是目前公认的 DR 分型的金标准，被广泛地应用于临床研究与流行病学研究。2002 年悉尼国际眼科会议综合眼科医师、内分泌科医师及流行病学专家的意见制订了 DR 分型和糖尿病黄斑水肿分型的新标准（表 2-4，表 2-5）。

表 2-4 糖尿病性视网膜病变国际临床分型

	扩瞳眼底检查所见
无明显视网膜病变	无异常
轻度非增殖性糖尿病性视网膜病变	仅有微动脉瘤
中度非增殖性糖尿病性视网膜病变	除微动脉瘤外，还存在轻于重度非增殖性糖尿病性视网膜病变的改变

续表

	扩瞳眼底检查所见
重度非增殖性糖尿病性视网膜病变	出现以下任一改变，但无增殖性视网膜病变的体征：①4 个象限中每一象限出现 >20 处视网膜内出血；②在 >2 个象限出现静脉串珠样改变；③至少有 1 个象限出现明显的视网膜内微血管异常
增殖性糖尿病性视网膜病变	出现下列 1 种或 1 种以上改变：①新生血管；②玻璃体积血或视网膜出血

表 2 - 5　糖尿病黄斑水肿国际临床分型

	扩瞳眼底检查所见
无明显黄斑水肿	在后极部无明显视网膜增厚或硬性渗出
存在明显黄斑水肿	在后极部存在视网膜增厚或硬性渗出
轻度糖尿病性黄斑水肿	后极部存在部分视网膜增厚或硬性渗出，但远离黄斑中心
中度糖尿病性黄斑水肿	视网膜增厚或硬性渗出接近但未累及黄斑中央凹

（三）糖尿病视网膜病变的筛查与治疗建议

1. 筛查

Fiona Harney 是爱尔兰戈尔韦大学学院医院眼科医师和糖尿病眼部筛查和治疗服务部主任。她建议，所有大于 12 岁和（或）进入青春期的糖尿病患者，应该做糖尿病视网膜病变的筛查。有致盲危险因素的患者应该到眼科就诊。筛查项目包括测量远近视力、直接裂隙灯检查视网膜或照相。表 2 - 6 列出了筛查的具体注意事项。

表 2 - 6　糖尿病视网膜病变筛查的建议

年度检查，不转诊
　·正常眼底
　·轻度背景期糖尿病视网膜病变伴小出血和（或）小硬性渗出，离中心凹大于 1 个视盘直径
常规转诊到眼科
　·背景期糖尿病视网膜病变伴位于黄斑区内的大的、环形硬性渗出，但没有威胁到中心凹
　·背景期糖尿病视网膜病变，没有黄斑病变，但是有视力下降，明确视力下降的原因
及早转诊到眼科
　·背景期糖尿病视网膜病变，伴硬性渗出和（或）出血在中心凹的上个视盘直径之内
　·黄斑病变
　·增殖前期糖尿病视网膜病变
紧急转诊到眼科
　·增殖期糖尿病视网膜病变
　·视网膜前或玻璃体积血
　·虹膜红变
　·视网膜脱离。

本表摘自《国际内科双语杂志》，2007，7（1）：41

2. 治疗建议

根据以上分期及分级，以及糖尿病性视网膜病变流行病学研究，可为以上每一分型提供相应的治疗建议（表2-7），从而为糖尿病性视网膜病变的治疗提供依据。

表2-7　糖尿病性视网膜病变的治疗建议

	治疗建议
无明显视网膜病变	优化内科治疗，控制高血糖、高血压和高血脂
轻度非增殖性糖尿病性视网膜病变	优化内科治疗，控制高血糖、高血压和高血脂
中度非增殖性糖尿病性视网膜病变	通报眼科医师，优化内科治疗，控制高血糖、高血压和高血脂
重度非增殖性糖尿病性视网膜病变	考虑进行散在或全视网膜光凝，优化内科治疗，控制高血糖、高血压和高血脂
增殖性糖尿病性视网膜病变	强烈考虑在出现玻璃体积血和视盘新生血管出现之前进行播散或广泛视网膜光凝，优化内科治疗，控制高血糖、高血压和高血脂

（四）饮食宜忌

1. 饮食宜进

（1）饮食原则

1）根据主症不同，辨证施食。

2）多食富含维生素C的新鲜蔬菜及动物肝脏。

3）糖尿病并发青光眼的患者，每次的饮水量要适当限止，可少量多饮用。

4）宜服滋阴降火、补益肝肾的食品，如枸杞子、山茱萸肉、木耳等。

5）少食动物脂肪及过分油腻之品。

（2）食疗方

1）伴腰膝酸软：猪肝、面粉各200g，枸杞子20g，鸡蛋120g，酱油、料酒各10g，胡椒面2g，盐5g，菜油、花椒各适量。将猪肝洗净，切片，放入盐、酱油、料酒、胡椒面，腌渍5分钟。将枸杞子洗净，剁碎，倒入猪肝中搅匀。将鸡蛋打入碗中，倒入面粉调成糊，拌入少许菜油，锅烧热，下入菜油。将猪肝片沾满面糊，一片一片放入油锅中炸熟，第一遍全部炸完后，油锅再烧热，将全部猪肝下锅炸第二遍，稍炸后捞出。将花椒炒熟擀碎，加入少许盐，制成花椒盐，撒在猪肝上，即可食用。

2）伴神疲乏力：干品百合30g，胡萝卜、鲜山药各300g，姜5g，盐3g，素油35g，料酒、葱各10g，鸡精2g。将山药去皮，切成4cm长的丝，百合浸泡1夜，洗净；胡萝卜去皮，洗净，切4cm长的丝；姜切丝，葱切段。将炒锅置武火上烧热，加入素油，烧六成热时，下入姜、葱爆香，再下入山药、百合、胡萝卜、料酒，炒熟，加入盐、鸡精即成。

3）伴口渴乏力：南沙参20g，芥菜、鲜山药各300g，葱、料酒各10g，姜5g，盐

3g，素油35g，鸡精2g。山药去皮，切成4cm长的丝；南沙参浸泡1夜，切丝；芥菜去黄叶，洗净；姜切丝，葱切段。将炒锅置于武火上烧热，加入素油，烧至六成热时，下入姜、葱爆香，再下入山药、南沙参、芥菜、料酒，炒熟，加入盐、鸡精即成。

4）伴口苦尿赤：玉竹20g，枸杞子、黄精、鸡油各25g，老南瓜300g，料酒、葱各10g，姜5g，盐3g，鸡精2g。将枸杞子去杂质、果柄，洗净；玉竹洗净，切成3cm长的段；黄精洗净，切薄片；南瓜去皮、瓤，切成4cm见方的块；姜拍松，葱切段。将枸杞子、黄精、玉竹、老南瓜、料酒、姜、葱一同放入炖锅内，加水1800mL，置武火烧沸，再用文火炖煮45分钟，加入盐、鸡精、鸡油即成。

5）伴心烦易怒：玉竹、黄精、枸杞子、水豆粉各20g，苦瓜150g，猪瘦肉150g，姜5g，盐3g，鸡蛋清1个，素油35g，料酒10g，鸡精2g。将枸杞子去杂质，洗净；玉竹润透，切片；黄精洗净，切薄片；苦瓜去瓤，切成薄片；猪瘦肉洗净，切成3cm见方的片；姜切片，葱切段。猪瘦肉片放入碗中，加入水豆粉、鸡蛋清，抓匀备用。将炒锅置于武火上烧热，加入苦瓜片、玉竹、枸杞子、黄精，炒熟，加入盐、鸡精即成。

6）伴头晕耳鸣：猪腰1只，黑木耳15g。先将黑木耳用水发好备用，再将猪腰去髓质切块。将两者一起放入沙锅中加水煮熟即可。吃猪腰和木耳，喝汤，每日佐餐服用，1日内饮完。

7）白内障：猪肝30g，酱油或麻油适量。将新鲜猪肝切片，用水先煮熟，然后准备酱油味碟或麻油味碟即可。用猪肝片蘸酱油或麻油佐餐食用。每日1剂，1次食完。

2. 饮食禁忌

（1）忌辛辣刺激性食物：辛辣刺激性食物（如酒、辣椒、姜、葱蒜、花椒、胡椒等）均属温热之品，易耗津伤液，致肝阴不足，而肝开窍于目，目失所养，则视物不清。长期食辛饮酒，易使血管紧张度增高，血管失去弹性，引起循环障碍，毛细血管通透性增加，从而加重本病病情。

（2）禁饮水过量：本病患者每次饮水量不宜超过500mL，否则会使血容量增加，血液渗透压降低，液体不断流入眼球而使眼压升高。

（3）忌大量饮酒：大量饮酒，既能使血压升高，又能使眼压升高，从而导致本病者头痛、恶心、呕吐等症状加重。

（4）忌浓茶和咖啡：浓茶和咖啡可升高眼压，因而加重病情。

（5）忌食热性食物：羊肉、狗肉、鹿肉、公鸡肉、麻雀、海马、香菜、荔枝等性热，食用后能使人体内热加重，对青光眼不利。

（6）忌食甜腻食物：油腻食物如猪油、肥猪肉、奶油、牛油、羊油等，高糖食物如巧克力、糖果、甜点心、奶油蛋糕等，这些食物有助湿增热的作用，可使湿热蕴于脾胃，熏蒸肝胆，痰火上扰清窍而加重本病，并降低治疗效果。

（7）忌用铜炊具烧水煮汤：老年性白内障患者需补充维生素C，而铜壶烧水、铜锅煮汤会溶解一些微量元素铜，铜在体内可破坏维生素C，对病情不利。

（8）忌高胆固醇饮食：研究表明，高脂血症患者的白内障发生率显著增高。这是因为高脂血症患者的血液呈黏滞状态，血液流动较正常人缓慢，因而引起营养障碍；

同时，高脂血症患者多有动脉硬化，动脉硬化可造成房水屏障的功能障碍，进而使晶状体营养失调、代谢失常。因此，白内障患者应忌食动物内脏、蛋黄、蚶肉、螃蟹、松花蛋、鲫鱼等高胆固醇食品。

（五）药物治疗宜忌

1. 西医治疗

临床上对糖尿病视网膜病变的治疗用药有很多，这些药物主要针对视网膜微血管血流障碍和阻塞治疗，疗效也都不令人满意。

（1）改善视网膜微循环

1）2，5-二羟基苯磺酸钙：导升明是其中的代表，羟苯磺酸钙有抗氧化、拮抗活性氧簇和增强内皮依赖性动脉舒张的作用，从而保护血管。每日1500mg，分3次，口服，连续3个月。早期应用（非增殖期和增殖前期）在阻止病变进一步发展方面有一定效果。研究表明，DR患者用导升明治疗2个月后，血浆内皮素（ET）水平较治疗前显著下降，视物模糊症状明显改善。导升明只是对早期DR有一定的延缓作用，对于增殖期或增殖前期的DR，应及时行光凝或手术治疗。目前国产药物多贝斯的主要成分和疗效与导升明一致。其剂量和用法同导升明。

2）递法明：国外报道，递法明能够改善微循环，具有抗炎、抗渗出和抗出血的作用，用于临床治疗DR已多年，效果较好。可作为DR预防和治疗的药物。其用法为每日300mg，分3次，口服，每月连用20天，疗程3个月。

3）改善血流黏滞度，减少毛细血管通透性的药物：这类药物有助于改善微循环，缓解视网膜缺氧。可用小剂量阿司匹林75～100mg/d，口服，或维生素C等。常用小剂量肠溶剂，每晚1次，100mg，睡前服用。

4）胰激肽原酶（TPK）：DR患者每次口服TPK 240U，每日3次，治疗2个月，治疗前后行眼底荧光素造影和检眼镜检查评价，总有效率为82%；还有学者观察了糖尿病单纯型视网膜微血管瘤和促使渗血吸收的总有效率为63.3%，优于双嘧达莫治疗组。TPK可改善视网膜血流状态，纠正视网膜缺氧，减少微血管痉挛，阻止类脂质在视网膜上沉着而形成棉絮状白斑及边缘清楚的软性渗出斑，可改善视网膜上出现的大片毛细血管闭塞区，有利于视网膜微血管和出血灶的吸收。但在急性出血期应禁用。

5）格列齐特：除降糖作用外，也能改善血流、血管以及血小板功能，对糖尿病微血管病变的发生有一定的预防作用。

6）DT-TX30：DT-TX30为一种将血栓素合酶抑制剂和血栓素受体拮抗剂混合的一种新药。能够抑制毛细血管血小板的聚集和减少血栓素 B_2 的合成，增加前列腺素合成，改善微循环的血流量，纠正糖尿病视网膜病变患者的视网膜缺血状态。引起或加重玻璃体出血是其副作用，限制了临床应用。

7）其他：其他改善微循环的治疗包括：①抗氧化剂，如维生素E、烟酸等；②抗血小板聚集药，如抵克立得（ticlid）、波立维（硫酸氢氯吡格雷，plavix）等；③改善红细胞变形能力的药，如己酮可可碱。④加快出血硬性白斑分解吸收的药，如链激酶、蛋白酶等。

（2）病因治疗

1）醛糖还原酶抑制剂（adose reductase inhibitor，ARI）：目前已报道一百余种有体外活性的 ARI，按结构分主要有羧酸类和海因类。羧酸类 ARI 主要有托瑞司他（tolrestat）和依帕司他（epalrestat）等；海因类主要有索比尼尔（sorbinil）和甲索比尼尔（methosorbinil）等，醛糖还原酶抑制剂通过抑制多元醇代谢途中的醛糖还原酶来改善多元醇代谢途径的平衡，恢复神经传导速度，防止视网膜组织中蛋白异常渗漏。

2）蛋白质非酶糖基化终末产物抑制剂：氨基胍（AG）是一种具有类核作用的肼化合物，目前正在进行临床试验。能够抑制蛋白交联，抑制蛋白质非酶糖基化终末产物（AGEs）形成，减少视网膜微血管瘤的发生、无细胞毛细血管的形成和外周细胞变形变性，阻止高血压加速的糖尿病视网膜病变发展。

3）β 型 PKC 抑制剂：目前许多学者对二脂酰甘油蛋白激酶 C（DAG – PKC）非常关注，认为 β 型 PKC 抑制剂可能是防治 DR 最具前景的药物之一。能改善视网膜血流异常。

4）生长激素抑制素：约 40 年以前，就有人发现垂体切除术可导致增殖性糖尿病视网膜病变的消退。一些小型的临床试验也显示垂体切除可以改善糖尿病视网膜病变。然而，垂体切除存在严重的不良反应是可想而知的，所以这种治疗方法不可能被广泛接受。但是，很显然这也提示糖尿病视网膜病变的发展与生长激素相关。一些学者在临床试验中发现生长抑素类似物奥曲肽能够阻止糖尿病视网膜病变的进展，减少玻璃体积血机会，并可延迟合用广泛视网膜光凝术治疗的需要，此外，还发现接受治疗的患者的代谢控制有明显的改善。但由于试验的样本量太小，还没达到统计学意义的差别。

5）抗氧化剂：抗氧化剂如维生素 E 和 SOD 等可清除体内自由基，抑制或减少脂质过氧化物的形成，保护血管内皮细胞和外周细胞。尽管抗氧化剂可清除自由基，但它对 AGEs、无细胞性毛细血管、微动脉瘤的形成却无明显抑制作用。因此，单纯的抗氧化剂对治疗糖尿病视网膜病变的作用是有限的。

6）肾素 – 血管紧张素抑制剂：许多研究证实血管紧张素转化酶抑制剂（ACEI）对糖尿病视网膜病变有效。血管紧张素转换酶抑制剂，如卡托普利、赖诺普利等，除通过抑制肾素 – 血管紧张素醛固酮系统（RAS）来降血压外，还能增加骨骼肌对胰岛素的敏感性和对葡萄糖的摄取，降低血糖，减少糖化血红蛋白，抑制蛋白非酶糖基化终末产物（AGEs）形成，抗氧自由基和抗脂质过氧化作用。血管紧张素 II 受体拮抗剂近年来也开始用于糖尿病视网膜病变的药物治疗研究中，实验显示替米沙坦可在受体水平阻断 RAS 系统，减少视网膜新生血管形成、白细胞黏附。

7）促进视神经功能恢复的药物：弥可保在神经组织中迅速达到和维持较高浓度，通过增加神经细胞 DNA、蛋白质及卵磷脂的合成，改善轴浆运输，从而促进轴突的再生，修复损伤的神经纤维，可明显改善视网膜电图 α 波振幅。用法：1000μg，静脉注射或静脉滴注，1 次/日，连续 2 ~ 4 周，以后改用每次 500μg，口服，3 次/日，维持 2

个月左右。可同维生素 B₁ 联用，以增强其疗效。

8）碘制剂：具有促进玻璃体混浊和积血吸收的作用，在眼科领域长期被用作抗炎和抗变性药，尤其在视网膜疾病中显示出较好的临床效果。出血早期（1 个月以内）应用沃丽汀效果较好。在应用沃丽汀（每片 1.5mg，含碘 100μg）治疗玻璃体积血的同时，如果血糖得到很好的控制，那么效果将更加明显。常规用法为每日 300～600μg（以含碘量计算），分 3 次，口服。

9）降压调脂治疗：降压调脂治疗有助于改变视网膜状态。

（3）手术治疗：有条件可行激光光凝治疗、冷凝治疗或玻璃体切割术等。

2. 中医治疗

（1）辨论治疗：本病以益气养阴、滋养肝肾、阴阳双补治其本，通络明目、活血化瘀、化痰散结治其标。

1）肝郁气滞

主症：视物昏蒙，模糊不清，头晕目眩，心胸满闷，善叹息，口苦咽干，舌红苔薄黄，脉弦细。

治法：疏肝理气，养血明目，清热滋阴。

方药：丹栀逍遥散（《薛氏医案》）加减。柴胡、当归、赤芍、茯神、黄芩、焦栀子、玄参、茺蔚子各 10g，炒枳壳 5g，牡丹皮、生地黄各 15g。

加减：脘闷腹胀、纳呆、系肝病及脾，加佛手、香橼、炒鸡内金理气健脾；头晕明显者，加生牡蛎、菊花平肝明目；口燥干渴，加麦冬、天花粉生津止渴。

若暴怒后出现暴盲伴面红、头晕、心烦易怒者，系肝阳暴亢，气血逆乱上壅目窍，致眼内脉络骤然阻塞，或血溢目络，治当清肝息风，凉血祛瘀，方用羚羊角汤（《医醇賸义》）、犀角地黄汤（《千金要方》）加减：羚羊角粉（冲服）3g，生地黄、生石决明、水牛角各 30g，钩藤 20g，谷精草、龟甲、牡丹皮、赤芍、牛膝各 15g，桑叶、酒大黄 10g。

若暴盲伴胸闷不舒、叹息，舌紫暗脉弦或涩者，为气滞血瘀，目络被阻，治当活血化瘀，通窍活络，方药通窍活血汤（《医林改错》）加减：赤芍 15g，川芎、炒桃仁、红花、当归、川牛膝、郁金、茺蔚子、谷精草各 10g，柴胡、炒枳壳各 6g。

用法：水煎服，每日 1 剂。

2）气阴两虚

主症：视物模糊，目睛干涩，或视物变形，或眼前黑花飘舞，伴神疲乏力，气短懒言，口干咽燥，自汗，便干或稀溏，舌胖嫩、紫暗或有瘀斑，脉沉细无力。

治法：益气养阴，活血通络。

方药：生脉散（《内外伤辨惑论》）、杞菊地黄丸（《医级》）加减。太子参、麦冬各 30g，枸杞子、熟地黄、炙山茱萸、山药各 15g，茯苓、醋五味子、泽泻、牡丹皮、菊花、茺蔚子各 10g。

加减：舌嫩红口干渴明显者可加生地黄、玄参滋阴清热；阴虚阳亢、头痛头晕胀者，加生石决明、牛膝、生牡蛎、醋鳖甲滋阴潜阳；心烦悸失眠者，加生龙骨、生牡蛎、琥珀、珍珠母镇心安神；气虚便溏，加炒白术、薏苡仁健脾利湿；疲倦乏力明显者，加黄芪益气；舌暗红或有瘀点者，加丹参、郁金活血祛瘀。

若阴虚燥热，虚火上炎，灼伤目中脉络而致血瘀或血溢于目络而致暴盲，伴头晕耳鸣、心烦口干、五心烦热、舌红脉细数，宜滋阴降火凉血祛瘀，方用二至丸（《证治准绳》）、大补阴丸（《丹溪心法》）加减：炙女贞子、墨旱莲、盐知母各15g，黄柏、生地黄、熟地黄、赤芍、白芍、茺蔚子、醋龟甲各10g，砂仁6g。

药用二至、生熟地、龟甲滋补肝肾，凉血清肝；知柏清泻相火；二芍和血祛瘀；茺蔚子活血明目；少佐砂仁理气醒脾，防诸药滋腻碍胃。

用法：水煎服，每日1剂。

3）脾虚痰湿内蕴

主症：自觉视力下降，视物模糊，伴有食后腹胀，大便稀溏或排便不爽，精神倦怠，四肢乏力，苔腻，脉细弱而无力。

治法：健脾益气，渗湿化痰，升清明目。

方药：升阳益胃汤（《内外伤辨惑论》）加减。黄芪、太子参各15g，法半夏、防风、陈皮、泽泻、柴胡各6g，白芍、茯苓、白术各10g，黄连3g。

加减：便稀溏重用茯苓、白术，加薏苡仁健脾化湿；腹胀加砂仁，纳少加鸡内金，疲倦明显重用太子参、黄芪。若痰湿肥胖体质的糖尿病患者突然失明，伴呕恶痰涎，多为痰浊上蒙清窍，目络不通而暴盲。可用半夏白术天麻汤、涤痰汤加减，化痰息风开目窍。

用法：水煎服，每日1剂。

4）肝肾亏虚

主症：视物模糊，目睛干涩，头晕耳鸣，腰膝酸软，五心烦热，失眠口干，舌红苔薄少津，脉弦细、沉取无力。

治法：滋补肝肾，养精明目。

方药：杞菊地黄丸（《医级》）加味。枸杞子、熟地黄、炙山茱萸、菟丝子、山药各15g，茯苓、泽泻、牡丹皮、菊花、茺蔚子、金莲花各10g，醋五味子6g。

加减：目眩耳鸣加磁石、菖蒲、龟甲纳精气，开上窍；五心烦热，加地骨皮、柴胡、牡丹皮滋阴清热；疲倦加黄精、太子参益气养阴；纳少或胀腹，加少许砂仁、鸡内金理气醒脾。若下肢畏寒，系阴病及阳，可加肉苁蓉、小量肉桂阴中补阳。若消渴日久，气虚及阴，阴病及阳，引起肾阴不足、肾阳虚亏，阴阳两虚。阳虚则内寒，寒凝血滞，痰饮内生，痰瘀交阻，目络不通致暴盲，伴神萎、畏寒肢冷、水肿者，可用（《伤寒论》）之真武汤加减，温阳利水，通络开窍。

用法：水煎服，每日1剂。

（2）局部（微观）辨证治疗：糖尿病视网膜病变的辨证，不仅要整体辨证，还要重视局部（微观）辨证，要采用整体与局部相结合的辨证方法，因人而异，随症加减，对症用药。

1）出血：小的出血点，无须加用血分药，整体辨证中的滋阴降火、益气扶正、理气解郁等，使火降、气摄、血行、不止血而血自止。较大量出血时，可辨证加用血分药。

①早期出血，急则治其标，以凉血止血为主，选加生蒲黄、槐花、侧柏叶、茜草、墨旱莲、三七、仙鹤草、炭类药物如大黄炭等 2~3 味。因眼底出血为离经之血，未能排出体外和及时消散，终属瘀血，宜选用止血而不留瘀的药物。其中仙鹤草、墨旱莲、阿胶更适用于反复出血者。

②出血停止 2 周后或出血呈暗红色为瘀血，选加丹参、郁金、赤芍、茺蔚子等活血化瘀，活血药物不宜大剂量使用，更要慎用逐血破瘀之品。

③后期出血机化，系瘀阻津溢化痰，选加牡蛎、鳖甲、鸡内金、浙贝母、海藻、昆布等化痰软坚散结之剂 2~3 味。

④眼底色素较多者为血虚不荣，加当归、白芍、阿胶等养血活血。

2）微血管瘤：为血液回流不畅、气滞血瘀者，选加丹参、桃仁、郁金、牛膝、青皮等理气活血；阴虚阳亢，选用鳖甲、牡蛎扶阴抑阳、牛膝引血下行；气虚不行者，加党参、黄芪、桃仁、红花益气行血；血不化津、水湿内阻，加茺蔚子、车前子活血利水。

3）渗出、水肿：为湿邪痰饮，选加薏苡仁、车前子、泽泻、茺蔚子、茯苓、半夏利水湿化痰饮。

4）视网膜上硬性渗出、棉絮斑：为痰湿壅结，选加半夏、浙贝母、夏枯草、昆布、海螵蛸等化痰散结。

5）新生血管生成：为血瘀，选加丹参、桃仁、郁金、夏枯草、玄参、牡丹皮、鳖甲等，凉血，活血祛瘀，软坚散结。

6）纤维组织增生及牵拉视网膜：为气血凝滞、痰浊聚结，加用浙贝母、海藻、昆布、半夏、炮穿山甲（代）、牡蛎等软坚散结化痰之剂。

应用中医药辨证治疗可以：①改善全身症状，提高患者的生活质量；②对于轻中度的非增生性糖尿病视网膜病变，可稳定视功能，延缓病情向增生性糖尿病视网膜病变过渡；③可以减少手术并发症，改善手术患者的生活质量，维持手术的治疗效果。在糖尿病视网膜病变的早期，根据眼底微循环障碍的特点选用活血化瘀或祛瘀通络等畅通气血。此时疗效较好。一旦进入糖尿病视网膜病变的增殖前期或增殖期，提示眼底出现大片毛细血管非灌注区和新生血管生长，需要尽早进行全视网膜激光光凝。如果新生血管不断生长形成纤维增殖，必须及时进行手术治疗。如果患者错过了治疗时机，眼底大量新生血管生长形成纤维膜，反复手术也无法奏效时，患者将面临晚期失明的危险。此时治疗必须配合西医的治疗，可采用中西医结合治疗，减少手术并发症，提高疗效；减轻病痛，提高患者生活质量。

糖尿病视网膜病变系糖尿病科、眼科交叉的疾病。糖尿病科控制糖尿病是预防、减少、延缓糖尿病视网膜病变的基础；早期诊断、采取手术等治疗，信赖眼科医生。医患配合、糖尿病科医师与眼科医师等之间要注意经常沟通和交流，既避免重复用药，又可为不同阶段的合理治疗提供帮助。

3. 药物禁忌

（1）药食禁忌

1）维生素 B_1

①忌饮茶：因饮茶可影响维生素 B_1 的吸收而使其疗效降低。

②忌食生鱼、蛤蜊：因为生鱼、蛤蜊肉中含有破坏硫胺素的硫胺酶（维生素 B_1 分解酶），长期吃生鱼和蛤蜊肉，会造成维生素 B_1 缺乏。故服用维生素 B_1 时，应禁食这些食物，否则会降低药效。

③忌饮酒：因酒中所含乙醇损害胃肠黏膜，可影响维生素 B_1 的吸收，故含乙醇的饮食物（如酒、啤酒等）忌与维生素 B_1 同服。

2）维生素 C

①忌食动物肝脏：因维生素 C 是一种烯醇结构的物质，易被氧化破坏，如遇到微量金属离子，如铜、铁、离子，会迅速氧化，特别是铜离子能使维生素 C 氧化加速 1000 倍以上。而动物肝脏含铜丰富，能催化维生素 C 氧化，使其失去生物功能，降低药效。故服用维 C 时忌食动物肝脏。

②忌过食碱性食物：因维生素 C 属于酸性药物，若在服用维生素 C 期间过食碱性食物（如菠菜、胡萝卜、黄瓜、苏打饼干、茶叶等），可因酸碱中和而降低疗效。

（2）用药禁忌

1）慎用解热镇痛类药物：这类药物包括阿司匹林、对乙酰氨基酚、吲哚美辛、安乃近、吡罗昔康、布洛芬等。该类药物服后易出现眼部不适，视力下降，引起视网膜病变，其原因可能是该药用量过大或服用时间长，易造成过敏、肝脏损害、血象改变等所致。

2）慎用氯喹：据报道，该药在治疗类风湿关节炎、红斑狼疮时，因用量过大，时间较长，很易使药物沉积在角膜而产生视网膜病变，严重者可致失明。另据报道，本药用药量在 100g 以下者，很少发生视网膜病变，如果用量超过 300g，则多数患者发生氯喹视网膜病变。

3）忌用糖皮质激素类药物：此类药物（如泼尼松、地塞米松、氢化可的松等）易加重本病病情，故不宜使用。

4）服维生素 C 剂量不宜过大：每日口服维生素 C 4g，1 周后尿中排出草酸盐的量可由每日 58mg 增加至 622mg。因此，服用大剂量维生素 C，可能发生尿道草酸盐结石。

5）忌服铁剂：据研究发现，老年人多饮茶可预防白内障，每日饮茶 5 杯以上者，患白内障的危险性明显降低。一般认为，白内障的发病机制是由于氧化反应产生的自由基作用于眼球的晶状体所致。茶中含有鞣酸分解现时产生的具有抗氧化作用的代谢产物，可阻滞自由基的氧化反应的发生。但若服用硫酸亚铁、富乌酸亚铁、枸橼酸铁等铁剂时，易与茶中的鞣酸发生沉淀反应，不利于本病的防治。

6）禁用 M 受体阻断药：因阿托品等 M 受体阻断药能阻断眼内平滑肌（如瞳孔括约肌和睫状肌）的神经兴奋，使这些平滑肌松弛，因而压迫前房角，妨碍房水回流，致使眼内压升高和麻痹。因此阿托品及其类似的 M 胆碱受体阻断药（如颠茄、溴丙胺太林、贝那替秦、东莨菪碱）均禁用于青光眼患者。

7）忌滥用止痛药：本病虽有眼睛疼痛，但治疗应减低眼压，而不宜使用止痛药来减轻眼部疼痛。因用去痛片、复方阿司匹林等止痛药会掩盖青光眼急性发作的症状，随便服用不利于疾病的治疗。

8）忌用 H_1 受体阻断剂：H_1 受体阻断剂（如异丙嗪、苯海拉明、氯苯那敏、异丙嗪、去氢羟嗪等）兼有抗胆碱作用，故可使瞳孔散大，进一步妨碍房水回流，使青光眼症状恶化。

9）忌用左旋多巴：左旋多巴可转变为多巴胺，多巴胺对瞳孔辐射肌的 α 受体有兴奋作用，可使瞳孔散大，妨碍房水回流致眼压升高。故本药可加重或促发青光眼。

10）慎用哌替啶（度冷丁）：因该药偶有阿托品样反应，可致使瞳孔散大，妨碍房水回流，加重青光眼。

11）忌用补气药物：青光眼患者属肝气滞及真阴不足者为多，故不可滥用补气类药物，如人参、黄芪、太子参、白术等。

（六）眼的保护措施

1. 提高对本病的认识

在糖尿病患者中，眼部并发症是常见的，它可严重影响视力，且在视力正常时有可能已经发生了并发症。对眼部并发症的早期发现及合理治疗可以大大减少因糖尿病眼部并发症所引起的失明。

2. 进行全面的眼部检查

糖尿病患者有下列情况时必须进行全面的眼部检查：①若年龄在 10～30 岁，应在确诊为糖尿病后第 5 年进行检查；②若年龄大于 30 岁，则应该在确诊糖尿病时就开始检查。初次的眼部检查及病史询问应包括：视力改变的病史，测视力及眼压，虹膜检查，散瞳孔后的眼底检查。

3. 定期进行眼部复查

糖尿病患者在初次眼部检查以后应每年复查 1 次，若已有视网膜病变者，应每年数次，无视网膜病变者可以隔稍长一些时间复查。

4. 妇女计划受孕前先查眼底

任何糖尿病妇女，特别是 1 型糖尿病患者，计划怀孕以前的 12 个月内应到医院检查眼底。另外，已确诊糖尿病者，最好在确定怀孕时立即进行眼底检查，以后按医嘱定期复查。

5. 如有下列情况应立即请眼科医生会诊

①不能解释的眼部症状；②戴眼镜后视力减退；③眼压增高；④发现有虹膜或视网膜病变；⑤其他眼科病变可能危及视力时。

八、糖尿病足

糖尿病足是由多种因素综合引发的糖尿病慢性并发症。糖尿病足是糖尿病患者特有的临床表现，既有下肢大血管病变引起的供血不足，累及神经、皮肤、骨骼、肌肉组织，因缺血、缺氧和营养而发生病变，又有神经病变使足部感觉缺失，容易发生外伤、溃疡。若继发感染，就形成了糖尿病足。

糖尿病足的发生率比非糖尿病患者高 17 倍，国内糖尿病并发足坏疽的占 0.9% ~ 1.7%。60 岁以上老年糖尿病患者并发足坏疽的占 2.8% ~ 14.5%，我国糖尿病患者并发足坏疽的发病率明显低于西方国家，但我国老年糖尿病患者并发足坏疽的发病率明显高于一般糖尿病患者，而且一旦坏疽发生感染则病情严重。对于本病，国外传统的治疗方法经常采取高位截肢手术，1988 年 Lecni 报道，美国传统糖尿病患者每年约有 4 万人被截肢，过去国内糖尿病合并肢端坏疽的截肢率占 21% ~ 66.6%，给糖尿病患者造成终生残疾和极大痛苦。

（一）病因

一般认为几乎所有糖尿病足的发生均由缺血、神经病变、感染 3 个因素协同作用而引起。大血管病变在糖尿病足发展中起决定性作用。

1. 缺血

下肢动脉硬化后，引起血流不畅而发生大小血管栓塞，栓塞后导致局部缺血性坏死的发生。

2. 神经病变

下肢发生血管改变的同时，伴有血管的自主神经病变，影响血液流动，使足部抵抗力减低。如皮肤外伤、不合脚的鞋挤压、鸡眼处理不当、袜子缝线的摩擦等，均可造成足部感染致神经病变的发生。

3. 感染

虽然感染不是糖尿病足的唯一发生原因，却使神经病变和血管病变继续演变，使糖尿病足的损害进一步加重。

（二）诊断要点

1. 根据病变性质分类

糖尿病足溃疡可按照病变性质分为神经性溃疡、缺血性溃疡和混合性溃疡。

（1）神经性溃疡：神经病变在病因上起主要作用，血液循环良好。这种足通常是温暖的，但有麻木感，皮肤干燥，痛觉不明显，足部动脉搏动良好。神经病变性糖尿病足可有 2 种后果：神经病变型溃疡（主要发生于足底）和神经性关节病（Charcot 关节病）。

1）神经病变溃疡：神经病变型足溃疡好发的典型位置为跖骨头、趾头，其他足部位置亦可发生，周围多环绕胼胝，不伴疼痛，足底溃疡多为环形，溃疡可深达深部组织甚至于骨骼。由于痛觉消失患者不能感受到机械、温度和化学伤害，缺乏自我保护机制，因此，易诱发神经病变型溃疡。感觉缺失特别是痛觉缺失非常重要，自主神经病变、运动神经病变、小肌肉的麻痹对于爪形足之类结构损害亦为重要参与因素。钉子等尖状物体可造成直接损害，不过溃疡中最多见的仍是胼胝，胼胝会对足趾造成过多机械磨损，跛行时重复的机械力又会造成胼胝形成、炎性自溶。由于胼胝不痛，常被忽视，一旦胼胝有出血则为溃疡的早期信号，其发生溃疡的概率为50%。组织坏死多发生于胼胝的下面，起初为一填充浆液的小洞，最终破溃形成溃疡。

感染在足溃疡中占有重要地位，多为皮肤周围的微生物如金黄色葡萄球菌感染。倘若引流不畅会进展为蜂窝织炎，播散至肌腱、骨和关节。有时葡萄球菌和链球菌可同时感染，发生严重的蜂窝织炎，并迅速波及全足，可于几小时之内形成坏死，原因是链球菌分泌的透明质酸酶可以使葡萄球菌产生的坏死性毒素加速扩散。这些细菌产生的酶具有血管毒性，可致原位的血管栓塞，如果足趾的血管都被栓塞，就会发生坏疽，也就是所说的糖尿病性坏疽。需氧的革兰阴性菌和厌氧菌多引起深层组织感染，并可迅速沿血循环播散，甚至会进展为威胁生命的败血症。糖尿病足时出现严重的脓毒血症多伴有软组织的气性坏疽，皮下积气通过触诊即可发现，影像学检查可以明确。以前认为梭状芽孢杆菌是气性坏疽的主要致病微生物，目前则认为非梭状芽孢杆菌更常见，包括类杆菌、埃希杆菌和厌氧性链球菌。有相关研究，以 Wagner 分类法来衡量糖尿病足部溃疡病情的严重程度，Ⅰ级溃疡患者细菌感染以革兰阳性球菌和肠球菌为主，且以1种细菌单独感染为多，多药耐药性也较低；Ⅱ级溃疡患者其伤口感染的细菌较繁杂，其多药耐药性较Ⅰ级溃疡感染的细菌显著增高；Ⅲ~Ⅳ级溃疡患者以革兰阴性菌为多，主要为肠球菌、铜绿假单胞菌和肠杆菌，白色念珠菌占12%，多药耐药菌株所占比例均较Ⅰ级和Ⅱ级显著增高，而且2种以上细菌混合感染占43.9%；Ⅳ级溃疡患者干性坏疽足部多无明显细菌感染，细菌培养多为阴性，而湿性坏疽则多为2种以上细菌感染，多药耐药菌株所占比例高达50%，且合并白色念珠菌感染较多。提示细菌的数量、种类及多药耐药菌株的增加促进了足部溃疡病变恶化，反之溃疡局部炎性渗出、分泌物及组织坏死物的增多也反过来促进了细菌的生长与繁殖。

真菌感染有时也会发生，足趾甲和趾间感染毛癣菌和白色念珠菌，会成为细菌入侵的门户。除了机械损伤，溃疡也可继发于热灼伤或化学性损伤。热灼伤多见于泡脚时水过热、不恰当地使用热水袋或者脚离火太近，以及在热烫沙地上赤脚行走等。化学伤则多见于褪皮剂的应用，这些物质通常含有水杨酸，而水杨酸则可使糖尿病足发生溃疡。

2）神经性关节病：1868 年法国医生 Charcot（1825—1893 年）首次详细描述了发生在脊髓结核患者中的一种关节病变。以关节破坏严重但活动无明显受限，且无明显疼痛为特点，被称为夏科特（Charcot）关节病。该病实际是由脊髓结核造成的感觉神经病变引起的，以后有学者将各种感觉神经系统病变所引起的关节病统称为 Charcot 关节病，也称作神经营养障碍性关节病。

①分期：Sella 等对糖尿病引起的足踝部 Charcot 关节病分为 5 期：0 期表现为局部肿胀、发热、足部有疼痛，拍片检查阴性，[99] 锝扫描明显增强；Ⅰ期表现为关节周围有囊肿形成，局部骨质疏松，有时出现淀粉化；Ⅱ期表现为关节的半脱位，通常出现在第二楔状骨和第二跖骨之间，并向外侧扩散；Ⅲ期表现为关节脱位和足弓塌陷；Ⅳ期为病变的最终阶段，病变开始愈合，进入稳定期，X 线表现为骨小梁穿过关节，提示

成熟愈合。

②临床表现：神经病变关节最易累及的部位是跖关节，其次为跖趾关节和踝关节。最初表现为局部发热、肿胀，易误诊为蜂窝织炎和痛风，轻微的损伤事件如跌倒会加速病情进展。发病最初几天内，影像上常无异常的改变，X线最初改变为骨折、骨溶解，逐步发展为关节半脱位、全脱位。除了骨折、新骨形成等病变以外，骨硬化也是夏科特关节病程中的一个突出表现，骨硬化多与跖骨头的透明化相关，最后呈现出与Freiberg梗死相似的表现，并伴有跖骨头骨骺的坏死。随着病情的进展发展为关节破坏，包括跖趾关节的半脱位、跗骨的脱位、关节和软组织的钙化。关节破坏的进程大约需要几个月的时间，最终演变为典型的夏科特关节。如果不穿合适的鞋袜，脆弱的关节很容易进展为溃疡。

（2）单纯缺血性溃疡：单纯缺血性溃疡所指的足溃疡，无神经病变，较少见。

（3）神经-缺血性溃疡：常伴有明显的周围神经病变和周围血管病变，足背动脉搏动消失。单纯缺血性而无神经病变者非常罕见，研究表明，糖尿病足溃疡患者在初次就诊时约50%为神经性溃疡，约50%为神经-缺血性溃疡，国内糖尿病足溃疡以神经-缺血性为主，神经性溃疡较少见。大多存在神经病变且足动脉搏动减弱。主要表现为足部冰凉，动脉搏动不能扪及。是否出现痛性神经病变，取决于神经病变的严重程度。糖尿病患者的血管病变成双侧狭窄伴节段性扩张，尤以远端更为明显。神经-缺血性足病的并发症包括：间歇性跛行、静息痛、边缘锐利的溃疡，严重时可出现坏疽。严重的神经病变患者可以出现间歇性跛行和静息痛消失。

2. 临床分型

临床可分3型。

（1）湿性坏疽：多发生于肢端动静脉同时受阻，表现为循环或微循环障碍、皮损、感染、化脓。病灶轻重不一（表皮溃疡或严重坏疽），局部常有红、肿、热痛，严重时伴有全身不适或毒血症、菌血症。

（2）干性坏疽：多发生于肢端及小动脉粥样硬化、血管腔狭窄或动脉血栓形成，血流逐渐或突然中断，但静脉回流仍通畅，组织液减少，导致局部不同程度的缺血性坏死。

（3）混合坏疽：多见于肢端某部位动脉或静脉阻塞，血流不畅，合并感染，湿、干性坏疽，同时发生在同一肢端的不同部位。病情较重，坏疽面积较大，可见足大部或全足坏疽。

3. 分级（分期）

（1）临床分期

1）0级：皮肤完整，无开放性病变。常表现为肢端供血不足，皮肤凉，呈紫褐色，伴有麻木、刺痛、灼痛，可有感觉迟钝或丧失，并有足趾或足畸形等高危表现。

2）Ⅰ级：皮肤有开放性病灶，但未累及深部组织，可见水疱、血疱、鸡眼或胼胝、冻伤或烫伤，以及其他皮肤损伤所致的皮肤浅表性溃疡。

3）Ⅱ级：感染病灶已侵犯深部肌肉组织，脓性分泌物较多，但无肌腱韧带破坏。

可见蜂窝织炎、多发性脓灶或排脓窦道形成，感染可沿肌肉间隙扩大造成足底、足背贯通性溃疡。

4）Ⅲ级：肌腱韧带受损，蜂窝织炎融合形成大脓腔，脓性分泌物及坏死组织增多，但无明显骨质破坏。

5）Ⅳ级：严重感染导致骨质缺损、骨髓炎、骨关节破坏或假关节形成，部分肢端可出现湿性或干性坏疽。

6）Ⅴ级：是大部分或全部感染或缺血，导致严重湿性或干性坏死。肢端变黑、尸干，常波及踝关节和小腿，一般施行截肢治疗。

（2）Texas 分级系统：Texas 分级系统（表2-8）过于复杂而且耗时，不适于在繁忙的门诊使用，但其准确性高，适用于科研。

表2-8　TEXAS 分级（分期）方法

分级	分期
1 足部溃疡病史	A 无感染无缺血
2 表浅溃疡	B 合并感染
3 溃疡深达肌腱	C 合并缺血
4 溃疡累及关节	D 合并感染和缺血

4. 检查

可行血管多普勒超声、神经电生理检查、微循环检测及多功能血管病变诊断仪检查，以明确诊断。

（三）饮食宜忌

1. 饮食宜进

（1）饮食原则

1）饮食要求严格控制在选定的糖量范围内。

2）保证优质蛋白质的摄入。

3）每日应保证摄入500g 新鲜的蔬菜。

4）必要时（如每日食物摄入总量达不到标准），应补充维生素和无机盐制剂，如每天服1粒金施尔康。

（2）食疗方

1）伴疮口难愈：绿豆、粳米、小米各50g。分别将绿豆、粳米、小米洗净备用。将所有原料放入锅内，加水适量，先以武火烧开后，改用文火熬至豆米烂熟，即可服用。

2）伴耳鸣汗出：黑豆30g，黑芝麻、黑枣各10g。将以上3味洗净，放入锅内加水适量，煮至豆烂熟时即可食用。

3）伴瘙痒脱发：猪大肠 50g，净绿豆 30g，苦菜干（即败酱草干）20g，盐适量。猪大肠洗净，绿豆洗净备用。将干净绿豆先煮 20 分钟，然后装入洗净的猪大肠内，两端用线扎牢，同苦菜干一起煮熟，盐调味，弃苦菜渣，即可食用。

4）伴红肿热痛：芹菜 20g，豆腐 30g，盐适量。将芹菜去叶、根，洗净切段，备用。将豆腐切块，与芹菜同置锅内共煮，加盐调味即成。

5）伴手足麻木：蚌肉 30g，金针菜 15g，丝瓜络 10g，盐适量。将鲜河蚌用水煮过，去壳取肉；金针菜、丝瓜络洗净备用。将上述 3 种原料一同放入锅内共煮，待肉熟时加盐调味即可食用。

6）伴月经不调：山鸡肉 100g，生姜 15g，调味品适量。将活山鸡杀后去毛除内脏，取 100g 洗净切丝；生姜去皮洗净切丝备用。先用温油煸炒山鸡肉，待半熟时加入调味品及姜丝，翻炒熟即可。

7）伴皮肤瘙燥：团鱼 1 只，黑豆 300g，调味品适量。先将团鱼宰杀去肠杂备用。黑豆洗净，与团鱼一同放入锅内，加水适量，同煲至烂熟，加调味品调好味即可食用。

8）伴头晕耳鸣：海带 50g，猪排骨 200g，盐适量。将海带水发，洗净，打结备用。猪排骨洗净切块，同海带一同放入锅内，加水适量煮至烂熟，用调味品调好味即可。

9）素体虚弱：泥鳅 50g，大枣 25g，盐少许。剖开泥鳅，去内脏，用开水焯去血水及黏液等。将大枣去核与泥鳅一同放入锅内煎汤，汤成加盐适量调味即成。

10）伴皮肤瘙痒、肢凉：当归 30g，生地黄 30g，羊肉 200g。将当归、生地黄洗净切好；羊肉洗净后切成小块。将上述 3 味一起加适量水，烧沸后去浮沫，置文火上炖熟，至羊肉熟烂，加适量食盐调味，拣去当归、生地黄。饮汤食肉，本品具有温阳益气、调畅气血之功效。

11）伴肢端刺痛、麻木：枸杞子 15g，三七 10g，肥母鸡 1 只，瘦猪肉 100g，小白菜 250g，面粉 150g，绍酒 30g，葱白 30g，生姜 20g，胡椒粉、食盐、味精各适量。将鸡宰杀后处理干净；枸杞子洗净；三七 4g 碾末，6g 润软；切猪肉剁末；小白菜用开水烫后剁碎；葱洗净后少许切末，其余切段；生姜洗净后部分切片，其余部分捣成姜汁；面粉和水揉成面团，擀饺子皮。将鸡先下沸水锅焯一下，捞出用凉水冲洗，沥干，把枸杞子、三七、姜片、葱段塞入鸡腹内。将鸡放入蒸钵内加入清汤、胡椒粉、绍酒，再把三七粉撒在鸡脯上用温棉纸封口，沸水旺火上笼蒸 2 小时。将肉泥加食盐、胡椒粉、绍酒、姜汁、小白菜和少许清水，搅匀成馅包成饺子，鸡熟后取出，加味精调味。烧开水煮水饺，熟后捞出。饺子与鸡同食，具有调畅气血、强健四肢之功效。

2. 饮食禁忌

（1）忌食生冷之品：本病的发生与寒冷密切相关，故应忌食生冷食品或清凉饮料，以免加重病情。

（2）忌饮酒：酒为辛辣之品，可引起热毒壅盛于肌肤，从而加重局部炎症反应。

（3）忌食高脂、高胆固醇膳食：高脂、高胆固醇食物以及含饱和脂肪酸的植物油

（如肥肉、猪油、骨髓、奶油等），都可诱发动脉硬化，加重本病。本病患者饮食应清淡，多食富含维生素 C、维生素 B_1 的食物，以软化血管，改善循环，促进疾病的恢复。

（4）忌长期食用精制米和精粉：米麦类维生素 B_1 多储存在外胚层（如糠、麸）中。精制的米和精粉中丢失了糠、麸，丧失了大量的维生素 B_1，长期食用，则易发生维生素 B_1 缺乏，诱发或加重本病。

（5）忌蔬菜、水果摄入不足：蔬果中含有大量的维生素 C，长期蔬菜、水果摄入不足，易导致维生素 C 缺乏，诱发或加重本病。另外，烹调方法不当也易破坏食物中的维生素 C，如炒菜时加热过久、煮米时放碱等，均应注意。

（6）忌食辛辣刺激性食物：辣椒、生葱、蒜、姜、胡椒、芥末、酒等辛辣刺激性食物可刺激血管，使血管充血和扩张，病灶难以愈合。

（7）忌食海腥河鲜：海腥河鲜具有很强的催发作用，本病患者应慎食之。

（8）忌多食糖：蔗糖、果糖经过人体的生化作用，即转化为葡萄糖，从而使人体血糖升高。吃糖越多，血糖就越高。医学研究证明，葡萄糖能促使细菌生长繁殖。当人体血糖增高时，便为细菌的生长繁殖提供了良好的环境，从而使人易患葡萄球菌感染性皮肤病或促使原有的疖恶化。因此，糖尿病足感染患者应该少吃或不吃糖及含糖高的食物。

（四）药物治疗宜忌

1. 西医治疗

（1）控制代谢紊乱：包括控制血糖、血脂和血压。血糖控制不佳不利于溃疡的愈合和感染的控制，而糖尿病足溃疡的发生，尤其是合并感染等所致的应激可进一步升高血糖，溃疡面大、感染严重者最好用胰岛素控制血糖，饮食中可适当增加蛋白质含量，注意血脂及血压的控制。血糖应控制在 11.1mmol/L 以下或尽可能接近正常。低蛋白血症、营养不良的患者应加强支持治疗。必要时，可输注血浆、清蛋白或复方氨基酸液。

（2）改善循环功能：用扩张血管、活血化瘀、抗凝等药物改善微循环功能：①前列腺素 E_1（PGE_1）100~200μg 加入生理盐水 250~500mL，静脉滴注，1 次/日，2~4 周 1 个疗程，可扩张血管，改善循环功能。②低分子右旋糖酐 250~500mL 静脉滴注，1 次/日。③山莨菪碱制剂（654-2）可使小静脉舒张，减少毛细血管阻力，增强微血管自律运动，加快血流速度；减轻红细胞聚集，降低血液黏滞度，减少微小血栓的形成，同时还降低微血管的通透性，减少渗出。此外，本药有一定的舒张微动脉的作用，可降低血管张力。但该药可诱发尿潴留及青光眼，应用时应注意观察。④必要时，可试用蝮蛇抗栓酶或速避凝等。

（3）改善神经功能：维生素 B_{12} 的衍生物甲基谷酰胺可刺激神经施万细胞的蛋白合成，改变糖尿病动物神经传导速度，部分神经生长因子对改善神经病变也可起作用。

（4）抗感染：在致糖尿病足感染的病原菌中，以金黄色葡萄球菌最常见，其次是链球菌、肠球菌、肠杆菌、表皮葡萄球菌和厌氧菌。随着抗生素的广泛应用，一些耐药菌株如抗甲氧苯青霉素的金黄色葡萄球菌（MRSA）、耐药铜绿假单胞菌越来越多。Tentolouris 等报道，糖尿病足部溃疡的分泌物中 MRSA 占革兰染色阳性细菌的 40%，在以前用过抗生素者更多见，而且伤口愈合时间延长。

使用抗生素的基本原则为：治疗开始阶段，在未知病原菌的情况下可根据经验选择，多使用广谱抗生素。对于轻、中度感染，既往未曾用过抗生素的门诊患者可使用口服阿莫西林，但需住院治疗的患者可静脉滴注氧氟沙星或氨苄西林治疗；对于威胁肢体的感染（如骨髓炎或深部脓肿），可用氨苄西林或舒巴坦（或亚胺培南－西司他丁），并可加用抗厌氧菌的药物。在病原菌明确之后，抗生素的使用应该选用敏感抗生素。治疗时间可根据临床征象、血沉、外周血白细胞、放射学及微生物的检查结果来决定，对于未累及骨的感染，治疗时间约需 2 周，有骨髓炎者则需几个月。Krikava 等报道，糖尿病足厌氧菌感染率达 58%，因此应强调厌氧菌培养和应用抗厌氧菌抗生素。O'Meara 等综述文献报道和电子资料库可用的 30 个研究结果，强调了局部用药的重要性。有些药物如二甲基硫氧化物（dimethyl sulphoxide）、磺胺嘧啶银（silver sulphadiazine）、过氧苯甲酰（benzoyl peroxide）、羟喹啉（oxyquinoline）和庆大霉素等的效果较好。仅在急性感染和深部瘘道术前者可考虑口服或静脉应用抗生素抗炎治疗。深部感染可能需要外科引流，包括切除感染的骨组织和截肢。

（5）局部处理

1）清创术：主要方法有手术清创、机械清创、敷料清创等。对感染灶进行切开引流，清创范围应扩展至有出血的健康组织，包括清除所有失活组织和胼胝以全面暴露伤口，充分引流脓液，去除感染严重的组织以降低细菌蛋白酶阻止伤口愈合的作用，移除慢性肉芽组织内衰老的结缔组织等。

2）局部外用药：抗生素、生长因子、中药等可提高溃疡愈合率，如局部可用胰岛素敷料。

①神经性糖尿病足溃疡的治疗：处理分为三部分，即去除胼胝和局部治疗、根治感染、减轻局部压力。90% 的神经性溃疡可以通过药物和支持治疗而愈合。矫形鞋或足的矫形器可改变足的压力。

A. 去除胼胝：溃疡周围的胼胝必须由专门的足科医生去除，过多的角化组织应使用锋利的刀片小心削去，以暴露出溃疡的底部使引流通畅、溃疡边缘上皮再生。溃疡清洁后用生理盐水冲洗并用黏附性敷料简易包扎，另外局部使用促上皮生长因子可加速溃疡愈合。

B. 根治感染：胼胝取出后应从溃疡底部取材行细菌拭子检查，并选取敏感抗生素治疗，局部每天换药。一旦出现蜂窝织炎或皮肤颜色改变，均应立即住院，患肢应制动，并用 2% 次氯酸钠冲洗溃疡，静脉使用抗生素之前先做血培养。可能的细菌有葡萄球菌、链球菌、革兰阴性菌和厌氧菌，可选用氟氯西林口服，500mg，每日 4 次；阿莫西林口服，500mg，每日 2 次；甲硝唑口服 1.0g，每日 2 次等，待血培养结果出来后根据结果重新评估抗生素的使用。对于神经病变足而言，去除坏死组织和脓腔的外科引流十分重要，用胰岛素控制好血糖必不可少。

C. 减轻局部压力：溃疡急性期卧床休息可以减少体重压力，促进溃疡愈合。特制的模具鞋可使溃疡局部压力减轻，效果良好。

②缺血性病变的处理：这些病变主要是由于动脉闭塞和组织缺血所致，如果患者病变严重，应该行重建手术，如血管置换、血管成形或血管旁路术。血管阻塞不严重或没有手术指征者，可采取内科保守治疗，包括静脉滴注扩血管和改善血液循环的药物，如丹参、川芎嗪、肝素、654 - 2 等；口服双嘧达莫、阿司匹林等。静脉滴注前列地尔（凯时）有较好的改善周围循环作用。小的趾端坏疽偶尔在控制感染后，会自行脱落。截肢手术后的患者，要给予康复治疗。要帮助患者尽快利用义肢恢复行走。

3）Charcot 关节病的治疗：主要是长期制动。患者可以用矫形器使足底上的异常压力减轻，鞋内放特殊的垫子。制动 2 ~ 3 个月的时间，直到骨完全修复。可采取如下措施：

①减少关节面承重，如上肢避免用力工作，下肢尽量减轻负重。

②早期利用支架保护病变关节，能很大程度防止畸形发生，Chacot 关节病支具可减轻局部压力，同时又可在支具上开窗，使溃疡面暴露。支具不但可以使病变的关节制动，纠正神经病变所致的足部压力异常，而且能较好地应用于 Charcot 关节病的保护与治疗。

③药物治疗：双磷酸盐已应用于临床，它可抑制破骨细胞的细胞活性，降低足部温度，减轻症状。

④其他：可在严格无菌条件下行关节液抽吸术。

（6）手术治疗：应及时换药及切除坏死组织，分阶段行清创术及溃疡下骨性突出物切除术，以及受损关节的复位及融合术、血管重建术及皮肤移植术等。

2. 中医治疗

（1）辨证治疗

①瘀血阻络

主症：下肢肢体麻木、疼痛，可见间歇性跛行，或静息痛，夜间尤重，刺痛或灼痛；皮色紫暗或有瘀斑，下肢感觉迟钝或丧失，畏寒足冷，足底可有异样感觉，如踩踏棉絮感，皮肤干燥、脱屑，或有汗毛稀疏、脱落，舌淡暗或有瘀斑，脉沉弦或细涩。

治法：化瘀通脉。

方药：活络效灵丹（《医学衷中参西录》）加减。乳香、没药、青皮各 6g，当归、赤芍各 10g，醋延胡索 15g。

加减：畏寒肢冷，加黄芪、桂枝、牛膝益气温经，冷甚者加附子；疲倦乏力，间歇性跛行，或下垂时下肢暗红明显，加人参、黄芪、木瓜、炒地龙，以益气行血，舒筋止痛；口干渴，潮热，灼痛，加麦冬、生地黄、鳖甲、炒地龙，以滋阴活血；形胖苔腻，加枳实、瓜蒌、苍术、薏苡仁，以祛痰湿活血；肢末发黑，为肾精亏虚，加牛膝、补骨脂、黄精补肾；下肢肿胀加车前子、泽泻利水湿。

用法：水煎服，每日 1 剂。

②湿热毒蕴，筋腐肉烂

主症：足局部漫肿、灼热、皮色潮红或紫红，触之患足皮温高或有皮下积液，有波动感，切开可溢出大量污秽臭味液，周边呈实性漫肿，病变迅速，严重时可累及全足，甚至小腿，舌质红绛，苔黄腻，脉滑数，阳脉可触及或减弱。

治法：清热利湿，解毒化瘀。

方药：四妙勇安汤（《验方新编》）、五神汤（《洞天奥旨》）加减送服犀黄丸（《外科证治全集》）。金银花 60g，玄参、茵陈、紫花地丁各 30g，川牛膝 10g，连翘、当归、车前子各 15g，苍术、黄柏各 6g，煎汤送服犀黄丸 1 丸，每日 2 次。

加减：热甚加蒲公英、水牛角、赤芍；烦热口渴，加生石膏、知母、天花粉清热解毒，消肿排脓；高热神昏，加羚羊角、水牛角、黄连、生地黄、赤芍清热凉血，送服安宫牛黄丸清热解毒开窍；若脓成，加生黄芪 12g，益气排脓生肌。

③气血两虚，伤口迁延难愈

主症：足创面腐肉已清，肉芽生长缓慢，久不收口，周围组织红肿已消或见疮口脓汁清稀较多，经久不愈，下肢麻木、疼痛，状如针刺，夜间尤甚，痛有定处，足部皮肤感觉迟钝或消失，皮色暗红或见紫斑，舌质淡红或紫暗或有瘀斑，苔薄白，脉细涩，阳脉弱或消失。

治法：补气养血。

方药：人参养营汤（《和剂局方》）加减。人参、肉桂、陈皮、炙远志、炙五味子各 6g，黄芪 15g，当归、茯苓、白术、白芍各 10g，金银花、熟地黄各 12g。

加减：足部皮肤暗红，发凉，加制附片、川续断；疼痛剧烈，加乳香、没药。

用法：水煎服，每日 1 剂。

④肝肾阴虚，伤口迁延难愈

主症：足局部、骨和筋脉溃口色暗，肉色暗红，久不收口，腰膝酸软，双目干涩，耳鸣耳聋，手足心热或五心烦热，肌肤甲错，口唇舌暗，或紫暗有瘀斑，舌瘦苔腻，脉沉弦。

治法：滋阴肝肾，兼活血祛瘀。

方药：六味地黄丸（《小儿药证直诀》）加减。熟地黄 20g，山茱萸、山药各 15g，牡丹皮、茯苓、泽泻、枳壳、醋鳖甲、黄芪、金银花各 10g，炒地龙、穿山甲（代）各 6g。

加减：口干、胁肋隐痛不适，加白芍、沙参；腰膝酸软，加女贞子、墨旱莲。

用法：水煎服，每日 1 剂。

（2）中药外治法

1）下肢肿痛尚未破溃：可辨证选用解毒通络、活血散寒外用方。

①洋金花10g，花椒6g，红花10g，乳香6g，没药6g。加水煎汁200～300mL，行离子透入治疗；每日1次，每次30分钟。适用于肢体麻木，发凉，疼痛较剧者。

②生姜120g，甘草60g，葱根7个。加水煎汁500～800mL，趁热熏洗；每日1～3次，每次30分钟。适用于肢体麻木，发凉者。

③黄柏10g，金银花12g，紫花地丁12g，蒲公英12g，红花10g。加水煎汁500～800mL，趁热熏洗；每日1～3次，每次30分钟。适用于患肢局部红、肿、热、痛者。

上方熏洗后可局部外敷如意金黄散，用麻油调和。

④白芷10g，甘草10g。两药研细末用麻油或茶水调和外敷，适于周围红肿不明显、脓肿未破溃、病灶局限于趾端。

2）下肢肿痛溃破后：用清热解毒方外用。

①黄连6g，黄柏10g，黄芩10g，大黄10g。适应证：疮口溃破，大量脓性分泌物，气味恶臭者。宜用大剂量苦寒清热解毒之品。

②黄连6g，马钱子6g。适应证：脓液较多，疼痛剧烈者。

方法：上两药浸泡于75%乙醇500mL中，1周后湿敷患处。可加用蛋黄油纱条，适用于新鲜创面，有助于疮面收口；或用生肌玉红膏。

③疮面脓腐难脱，脓汁稀薄，肉芽不鲜，疼痛明显者，可用全蝎膏敷于疮面。

④疮面水肿者，可用蛤蚧粉撒于疮面促其收口。

3）中药浸泡熏洗：活血通脉法适用于糖尿病足瘀血阻络，症见患足肢体疼痛和皮肤瘀斑、瘀点，患肢发凉、怕冷，夜间或遇寒冷则疼痛。应用熏洗疗法，可以促进侧支循环建立，扩张血管，解除动脉痉挛，改善肢体的血液循环和微循环。选用拂痛外洗方，药物组成：生川乌12g，吴茱萸、艾叶、海桐皮各15g，续断、独活、羌活、防风各10g，川红花、当归尾、荆芥各6g，细辛5g，生葱（全株洗净）4条切碎，米酒、米醋各30mL。用法：将药液煎成2000mL。分2次，每次用1000mL，药液不重复使用。

3. 药物禁忌

（1）药食禁忌

1）服血管舒缓素忌饮酒或酒精性饮料：因血管舒缓素遇酒精则失效。

2）吲哚美辛

①饮酒前后不可服用吲哚美辛：因酒精能增加胃酸分泌，并且两者都能使胃黏膜血流加快，如果合用可加重胃黏膜的损害，导致胃出血。

②忌饭前服用吲哚美辛：吲哚美辛对胃黏膜有刺激作用，如饭前空腹服用，药物直接与胃黏膜接触，可加重胃肠反应。因此，应在饭后服用。

③忌果汁冲服吲哚美辛：因果汁中的果酸易导致吲哚美辛提前分解或溶化，不利

于药物在小肠内的吸收，而大大降低药效；并且吲哚美辛对胃有刺激性，而果酸则可加剧吲哚美辛对胃壁的刺激，甚至可造成胃黏膜出血。

④忌用茶水服用吲哚美辛：因茶叶中含有鞣酸、咖啡因及茶碱等成分，而咖啡因有促进胃酸分泌的作用，可加重吲哚美辛对胃的损害。

⑤服吲哚美辛忌过食酸性食物：因为吲哚美辛对胃黏膜有直接刺激作用，与酸性食物（醋、酸菜、咸肉、鱼、山楂、杨梅等）同服可增加对胃的刺激。

3）甲基红霉素

①服甲基红霉素忌过食酸性食物：因甲基红霉素为碱性药物，故在用药期间，不可过食酸菜、醋、咸肉、山楂、杨梅、果汁等酸性食物，否则会发生酸碱中和而影响吸收，降低药效。

②服甲基红霉素期间忌饮酒：甲基红霉素与酒精发生不良反应，故在服用甲基红霉素期间应避免饮酒或酒精性饮料。

③忌以果汁服用甲基红霉素：果汁或清凉饮料的果酸容易导致碱性药物甲基红霉素提前分解或溶化，不利于药物在肠内的吸收，而大大降低药效。并且甲基红霉素有时还会与酸性液体反应生成有害物质。

④服甲基红霉素忌过食海味食物：在应用甲基红霉素期间，不宜过食螺、蚌、蟹、甲鱼、海带等海味食品，因为这些食品中富含的钙、镁、铁、锌、磷等金属离子会和甲基红霉素结合，容易形成一种难溶解又难吸收的物质，降低药物疗效。

4）头孢菌素

①服用头孢菌素期间忌饮酒：因头孢菌素与酒精易发生不良反应，故在服用期间应避免饮酒或含酒精性饮料。

②忌以果汁或清凉饮料服头孢菌素：因果汁或清凉饮料的果酸容易导致药物提前分解或溶化，不利于药物在小肠内的吸收，而大大降低药效。

（2）用药禁忌

1）慎用利尿药物：常用的利尿药物有呋塞米、依他尼酸、双氢克尿噻、甘露醇、高渗糖等，这些药物通过利尿，使血液变黏稠，易促进血液凝集，加重本病的症状，故应慎用。

2）避免使用收缩血管的药物：本病的发生与血管痉挛收缩有关，如用收缩血管的药物，无异于雪上加霜，加重病情，故应慎重。这些药物有去甲肾上腺素、麻黄碱、增压素等。

3）忌长期大量服用激素类药物：因为长期大量服用激素类药物可导致医源性肾上腺皮质功能减退，诱发或加重感染，扩大溃疡面，延缓伤口愈合，抑制生长发育。

4）忌长期大量使用止痛药物：本病患者疼痛较剧，止痛为本病常用的对症疗法之一。止痛药物如哌替啶、吗啡等均有较好的止痛效果，但长期使用易成瘾，故忌长期大量使用。

5）慎用清热解毒药物：本病虽有红肿热痛的症状，但不宜大量使用清热解毒之品，以免造成血液瘀滞而不利疾病的治疗。

6）慎用补益药物：本病的病机为寒湿外侵，气血瘀滞，故不宜使用补益药物。

7）慎用止血类药物：常用的止血药物有氨己酸、氨甲苯酸、氨甲环酸、酚磺乙胺等。因此类药物可促使血凝，加重血栓形成和栓塞性血管疾病。

8）忌辛热发散类药物：桂枝、肉桂、附子、干姜、苍术等辛热发散药物本身性温助热，易使热毒壅于肌肤；另一方面本病属热证，发汗易伤津耗阴，使机体抵抗力下降，导致本病迁延难愈，或易复发。故中医学有"疮家忌汗"之说。

9）忌用激素类软膏外涂：本病患者不宜使用氟轻松、醋酸泼尼松等软膏。因为这些软膏会使局部抵抗力降低，长期使用会加重病情，倘已有感染、红肿、化脓，可导致炎症扩散。

10）妥拉唑啉

①忌与肾上腺素合用：本品过量引起血压过低时，忌用肾上腺素升压，否则会导致血压进一步下降而后又剧烈升高。

②慎与胰岛素合用：因本品可增强胰岛素的作用，故合用时应慎重，必要时应减少胰岛素用量。

11）吲哚美辛

①吲哚美辛、布洛芬、保泰松忌与含大量有机酸的中药同服：因为含有大量有机酸的中药（如乌梅、蒲公英、五味子、山楂等）会增加布洛芬、保泰松、吲哚美辛在肾脏中的重吸收而增加毒性，故不宜联用。

②不宜与阿斯匹林合用：因为阿司匹林能使吲哚美辛在胃肠道的吸收下降，血药浓度降低，作用减弱，同时又可增强其对消化道的刺激，可能引起出血，故两药应避免合用或慎用。胃溃疡病患者更应严禁合用。

③不宜与保泰松或泼尼松合用：因为吲哚美辛是非甾体镇痛药，实践证明它可增强保泰松与可的松的致溃疡作用，故一般不宜并用。

（五）预防

只要严格控制糖尿病及其相关的高血压、高血脂等病症，进行有效的足部护理和定期检查，就可以预防糖尿病足的发生发展，避免截肢，具体预防保健措施有：

1. 任何时候不要赤脚行走，以免足部皮肤受损。

2. 每日以温水洗脚、按摩，局部按摩不要用力揉搓，以免损伤皮肤，足部用热水袋保暖时，切忌用毛巾包好热水袋，不能使热水袋与患者皮肤直接接触，以免烫伤；修剪指甲或厚茧、鸡眼时，切记不要剪切太深，不要涂擦腐蚀性强的膏药，以免造成皮肤损伤。

3. 出现皮肤大疱、血疱时，不要用非无菌针头随意刺破，最好找医护人员在无菌条件下处理。足底有胼胝，不要自己处理，应请专业人员修剪。

4. 足部皮肤干燥时，可搽些油脂。

5. 鞋子应宽大一些，透气要好一些。糖尿病患者应穿软底鞋，鞋头部应较宽。一般布鞋优于皮鞋，而皮鞋优于塑料鞋。穿鞋前，应确认鞋子里没有异物。鞋跟不可过高。

糖尿病足部溃疡和截肢的预防开始于糖尿病确诊时，宜应始终坚持。患者每年应检查 1 次，如有并发症，则应每季度检查 1 次。如有足部溃疡，应立即治疗使溃疡愈合。

九、糖尿病与妊娠

随着糖尿病研究的深入，中、西医治疗方法的发展，以及糖尿病患者自身的调养，使糖尿病妇女受孕率由以前的 2% ~ 6%，提高到了与正常人相差无几的水平。胎儿及新生儿的存活率，也有了显著的提高，而孕妇本人的死亡率，也由 50% 降至 4%。孕前患有糖尿病（糖尿病合并妊娠，可以是 T1DM，也可以是 2 型糖尿病）及妊娠糖尿病（gestational diabetes mellitus，GDM），其中 GDM 占 80% ~ 90%。GDM 是指妊娠期间才出现或发现的糖尿病，是糖尿病分类中的一种独立类型。其发病率逐年上升。糖尿病合并妊娠和 GDM 两者对母婴的健康，尤其对胎儿及新生儿都可造成严重的危害。其危害程度与糖尿病病情及妊娠期血糖控制与否有密切关系。因此，采取正确的防治措施，是糖尿病妊娠妇女母子平安的基本保证。

（一）糖尿病患者在怀孕前的准备

1. 血糖控制好方可怀孕

育龄期的女性糖尿病患者，如果希望拥有一个自己的孩子，就必须在怀孕前做好一些必要的准备工作，否则，盲目怀孕不但不能如愿，甚至还会有生命的危险；即使成功受孕，也很可能造成死胎或流产。因此，每一位希望做母亲的糖尿病患者，都应对此予以关注。

糖尿病的理想控制是：没有了明显的糖尿病症状，并且血糖、尿糖的检查，都达到了正常的水准。育龄期女性糖尿病患者只有在糖尿病得到理想的控制之后，才可谈及怀孕与生育的问题，否则，一方面受孕机会很小；另一方面，即使受孕也不能保证能顺利地产下胎儿，严重者，母子都有可能死亡。

在这其中，有一个关键性的问题是，用什么方法来控制糖尿病？是用饮食疗法，还是用药物疗法？是用中药，还是用西药？西药是用降糖药，还是用胰岛素？

2. 孕前如何控制血糖

首先选用饮食疗法，其次才考虑药物疗法。因为饮食疗法是治疗糖尿病的基本方法，属于其他疗法的内容，对人体不会带来任何不良反应，因此也不会造成胎儿将来的畸形或弱智。

如果用饮食疗法，不能使糖尿病控制在理想的水平，下一步就需要用药物来进行控制。药物控制糖尿病，首选中药，因为中药对人体基本没有什么不良反应，所以也不会对将来的胎儿产生影响。如果中药的效果不理想，那么就应该选用胰岛素，对糖尿病进行控制，因为胰岛素虽属西药，但人体本身也会产生胰岛素，药用的胰岛素，从本质上来说，就相当于人体自身所产生的，因此，不会影响胎儿的正常发育。一般来说，在应用胰岛素之后，糖尿病基本上会得到理想的控制。

特别需要记住的是，千万不要用口服降糖药来控制糖尿病，因为口服降糖药的不良反应较多，尤其严重的是，会引起胎儿的畸形或弱智，甚至死胎。

当糖尿病得到理想的控制，也没有什么并发症时，才可以怀孕。怀孕之后，妊娠和糖尿病之间，会有相互的影响，这也是读者必须了解的，以便将来应付各种各样的情况。要知道，糖尿病妇女的怀孕、分娩是一个艰难而漫长的过程，一定要做好精神和身体上的准备，才可以满足做母亲的愿望。

（二）妊娠对糖尿病的影响

在妊娠的不同阶段，会对糖尿病产生不同的影响，主要有以下三个方面：

1. 孕期

怀孕的早期，糖尿病孕妇常常会出现低血糖，在使用胰岛素治疗的孕妇中，情况更为严重，甚至出现低血糖反应，患者发生昏迷。因此，在怀孕的早期，应适当而又及时地减少胰岛素的用量，以免不测。

在怀孕的后期，孕妇往往会发生对胰岛素敏感性降低的现象，患者会出现高血糖，此时，应适当增加胰岛素的用量。

（1）酮症酸中毒（DKA）：糖尿病孕妇，因胰岛素不足致糖代谢障碍，血糖升高，脂肪分解加速且分解不完全，故酮体产生增多，血浆中碳酸氢盐降低，使血液 pH 值下降，若胰岛素剂量不足或使用不当，或合并感染、呕吐或分娩阵痛均易诱发 DKA。

（2）肾糖阈值降低：胎盘产生的某些激素可减少肾小管对糖的重吸收，加上孕期血容量增加，肾小球滤过率增高，肾小管因重吸收糖减少，肾糖阈降低，可致糖尿。

（3）妊娠对糖尿病血管并发症的影响：GDM 妇女比正常妊娠妇女三酰甘油、FFA 增加，而高密度脂蛋白降低。高密度脂蛋白糖基化后不易与细胞受体结合，不利于胆固醇从细胞内正常流出，导致细胞内胆固醇含量增加，甚至聚积，可能是 GDM 患者小动脉痉挛产生妊娠高血压疾病的原因之一。

总之，孕期糖尿病的病情稳定性比较差，在调整用药药量时，要小心慎重，一般都是由医师来决定如何调整药量的，患者不要自己进行此项工作。

2. 分娩期

分娩期由于子宫的收缩、生产过程中屏气，要消耗大量的能量，兼之以前常进食减少，所以容易导致低血糖。再加上临产前的精神紧张、情绪起伏不定，会使患者的血糖发生波动。在这一阶段，胰岛素用量比较难以掌握，最好的解决办法是采用"人工胰岛"来控制患者的血糖。人工胰岛是一个体积较大的仪器，具有人工智能的特点，它可以根据患者血糖的变化，自动地调整胰岛素的剂量，因此，对于分娩期的糖尿病患者十分适用。

3. 产褥期

孕妇在分娩后，由于胎盘分泌的各种抵抗胰岛素的物质，迅速从血中消失，所以胰岛素的用量也必须迅速减少，否则会发生低血糖。一般在分娩2天之内，胰岛素的用量要减少到孕期用量的1/3～1/2。举例来说，某位孕妇在分娩前的胰岛素用量是20U，那么在分娩的2天之内，胰岛素必须减少到10U以下，否则就会发生低血糖。

总之，妊娠会对糖尿病患者的身体，产生较大的影响，至于妊娠是否会促进糖尿病病情的恶化，目前尚无定论。有些患者在妊娠分娩后，糖尿病病情会加重，但这并不一定就是由于妊娠引起的，因为糖尿病本身就是一个逐渐发展的疾病。从目前掌握的研究资料来看，只要严密观察妊娠糖尿病患者的情况，并作出相应的处理对策，一般来说，是不会引起糖尿病病情恶化的。所以，凡是女性糖尿病患者，一旦怀孕之后，就应该住进医院，进行严格的观察和治疗，以确保母婴平安。

（三）糖尿病对妊娠的影响

糖尿病对孕妇有影响，影响程度的大小取决于糖尿病病情的严重程度，以及糖尿病患者是否伴有并发症的情况。不过，如果糖尿病病情严重或兼有严重的并发症，一般都是不易怀孕的，因此，怀孕的糖尿病患者，大多数病情较为稳定。

1. 羊水过多

在糖尿病孕妇，羊水过多的情况比非糖尿病孕妇要高出20倍。

2. 自然流产及早产

糖尿病孕妇自然流产的发生率增加，可达15%～30%，多发生于早孕期，主要见于漏诊的病例或血糖控制欠佳者。

3. 妊娠高血压疾病

GDM孕妇妊娠高血压疾病的发病率为正常孕妇的3～5倍。糖尿病合并血管病变时易并发妊娠高血压疾病，尤其伴发肾血管病变时妊娠高血压疾病发生率高达50%以上。

4. 酮症酸中毒

糖尿病孕妇由于妊娠期代谢变化特点，易于并发DKA。DKA发生于早孕期具有致畸作用，中、晚孕期将加重胎儿慢性缺氧及酸中毒，并且还可导致胎儿水电解质平衡紊乱，严重时引起胎儿死亡。因此，应积极防治DKA，减少对母儿的危害。

5. 产道损伤和产后出血

糖尿病孕妇羊水过多和巨大儿发生率增加，两者均使产程延长、宫缩乏力，使剖宫产率和产钳使用率增加，尤其是巨大儿，手术产率高达24%～39%，肩难产率超过5%。

以上这些情况，处理的对策主要是要控制好糖尿病，出现相关症状时，要住院由医师处理。

（四）糖尿病对胎儿和婴儿的影响

1. 围生期胎儿死亡率

GDM 对胎儿的最大影响是提高了胎儿宫内死亡率和新生儿病死率。

2. 胎儿畸形

妊娠并糖尿病时，胎儿畸形明显升高（4% ~ 12.9%），为正常妊娠的 7 ~ 10 倍。

3. 巨大胎儿

发生率明显升高（25% ~ 40%），为一般孕妇的 10 倍左右。常见于糖尿病无血管病变以及 GDM 者，糖尿病合并肥胖时巨大儿发生率明显升高。

4. 智力

胎儿代谢率增加，耗氧量增大，可致胎儿宫内慢性缺氧。严重糖尿病伴血管病诱发妊娠高血压疾病或 DKA 时，常加重胎儿宫内缺氧，胎儿宫内发育迟缓及低体重儿增多，同时可影响婴儿智力。

5. 新生儿呼吸窘迫综合征

主要由于母体血糖供应中断而产生反应性低血糖及肺泡表面活性物质（PS）不足所致，增加了新生儿的死亡率。

6. 新生儿低血糖症

糖尿病母亲的新生儿中有 20% ~ 40% 发生低血糖症，通常见于出生后最初 2 小时内。

7. 新生儿低钙血症与低镁血症

低血钙的发生率可高达 50%，于出生后 24 ~ 72 小时最为严重。低血钙的发生率与母亲的糖尿病病情、围生期 ARDS 及早产有关。

（五）诊断标准

CDM 的诊断标准：OGTT 中，2 点或 2 点以上血糖值 ≥ 界值。若空腹血糖 ≥ 5.8mmol/L 2 次，或 50g GCT 血糖 ≥ 10.6mmol/L，且空腹血糖 ≥ 5.8mmol/L，均应诊断为 GDM。

（六）饮食宜忌

1. 饮食宜进

（1）糖尿病孕妇的营养

1）热能：中国营养学会 1988 年公布热能供给量标准规定，自妊娠 4 个月开始，在正常供给量基础上每日增加 836.8kJ（2000kcal）。

2）蛋白质：中国营养学会 1988 年公布蛋白质供给量标准规定，自妊娠中期（4 ~ 6 个月）起，在正常供给量基础上每日增加 15g，后期（7 ~ 10 个月）每日增加 25g。

蛋白质是机体氮的唯一来源，氮是胎儿主要构成成分之一。胎盘与胎体的蛋白质都是由母体供给的氨基酸组成的，妊娠早期胎儿体内尚无氨基酸合成酶，故胎儿还不能自行用氨基酸合成蛋白质，直到其肝脏发育成熟后方能进行氨基酸的合成，故氨基酸的供给非常重要。

3）脂肪：妊娠过程中，孕妇平均每天增加 2～4g 脂肪。孕后期胎儿需脂肪贮备，贮备的脂肪可为体重的 5%～15%。

4）糖类：葡萄糖是胎儿代谢所必须，多用于胎儿呼吸。孕妇平时血糖低于非孕时期，但略高于脐血，母体血糖与脐血血糖之比为 1.2：1。故应保持母体血糖的正常水平，以免胎儿血糖过低，尤以妊娠后期，糖原合成与分解能力都亢进，易导致糖不足或糖利用下降，而使胎儿发育受到影响，孕妇易患酮血症。故孕妇每日应摄入糖类 200～250g。但应根据具体情况决定。

5）钙：妊娠晚期，母体摄入的钙几乎全部用于胎儿的形成。胎儿在 5～6 个月时牙齿已钙化，一个足月产的新生儿体内含钙应有 25g。如果母体钙摄入不足，会动用母体的钙而形成负平衡，甚至形成不能向胎儿供钙的状态，如此则对胎儿的生长发育会有极大的影响。为了满足骨骼生长发育，胎儿体内不断贮留钙，孕早期每日贮留 7mg，孕中期开始增加至 110mg，孕晚期则增加至 350mg，除满足胎儿需要外，母体内尚需贮存一部分，以备哺乳使用。中国营养学会 1988 年修改了孕妇膳食中钙的供给量，孕中期钙的供给量为每日 1000mg，晚期为 1500mg，膳食供给不足者可补充钙制剂。

6）铁：孕妇血液增加，要负担胎儿新生血液和胎儿肝脏中积蓄铁。足月胎儿肝脏积蓄的铁，可供出生后 6 个月之用，大部分是在母体妊娠最后 2 个月贮存的。母体与胎儿之间存在着复杂的铁的往来关系，母体铁不足会引起胎儿贫血。

孕妇在整个妊娠期间铁的总需要量在 1g 以上，其中 300mg 用以满足胎儿及胎盘需要，500mg 用于孕妇增加血液容量和红细胞数量，分娩时出血约消耗 250mg。故孕妇膳食中如铁供给量不足，可引起缺铁性贫血。中国营养学会 1988 年规定供给量标准为整个妊娠期每日膳食铁含量应为 28mg。

7）锌：妊娠妇女体内原含量由 1.3g 增至 1.7g，足月胎儿体内可有 60mg。从怀孕初期开始，胎儿对锌的需要量迅速增加，胎盘及胎儿平均每日需要 0.75～1mg。锌供应不足时胎儿可发生畸形，锌缺乏还影响维生素 A 的转运。中国营养学会于 1988 年首次提出我国孕妇膳食中锌的供给量标准，规定妊娠中、晚期每日摄入量应为 20mg。

8）碘：孕期甲状腺功能活跃，甲状腺素能促进胎儿生长发育。在饮水和食物中缺碘的孕妇，应补充碘。在妊娠中、晚期每日需补充 175mg。

9）维生素：母体维生素可经胎盘进入胎儿体内。如母体食物中缺少脂溶性维生素时，可由母体肝脏释放供给胎儿。母体中如无水溶性维生素，可加强膳食中维生素的供应。孕妇体内的维生素处于需要量最高而利用率低的状况，故应防止缺乏。

维生素 C 对胎儿骨骼、牙齿的正常发育，造血系统的健全和机体的抵抗力都有促进作用，胎儿脐带血中维生素含量比母血高 2～4 倍。孕妇在妊娠过程中血浆维生素含量逐渐下降，到分娩时其含量相当于妊娠初期的一半。我国对孕妇维生素 C 的供给量标准为每日 80mg。

（2）孕妇膳食特点

1）怀孕初期（怀孕前 3 个月）：胚胎生长缓慢，每天向母体索取的营养还不多，此时在饮食方面除增加一些含无机盐、维生素较多的食物，如蔬菜和水果外，可适当地吃些含蛋白质较高的食物，如瘦肉、牛奶、鸡蛋、鱼类、豆制品等，进食量与怀孕前基本相似。在妊娠 5~6 周开始，多数的孕妇有恶心、呕吐、厌食、偏食的现象出现，这多半是由于血糖低、酮体高而引起的，可吃粗米、粗面或甘薯、玉米面等。粗粮中含有很多的糖，有提高血糖、降低酮体的作用。呕吐较为剧烈频繁，可采用少食多餐。这时应少吃油腻和不易消化的食物，多吃些稀粥、豆浆、蛋类等清淡食物，有条件可常吃些新鲜的鱼，鱼类不但营养丰富，而且容易消化。孕妇在此阶段往往不思饮食，又因怕呕吐不敢进食，食欲就日益减退，还常伴有胸胁胀满、唇红、口干、舌燥之感。这时，可吃具有生津止渴、健胃消食的西红柿、橘子等，对口干渴、食欲缺乏等效果甚佳。另外，早晨起床后，可吃些馒头、饼干、糕点之类，减少呕吐。

2）怀孕中期（怀孕 4~7 个月）：母体中胎儿的生长速度加快，约每天增重 10g，怀孕 4 个月正是胎儿大脑和神经系统发育的高峰，5 个月后骨骼的生长也加快。这个时期对种种营养的需要量也随之增加。此时，在主食上不要单调，以米面和杂粮搭配食用。副食上也应全面多样。可多吃些营养丰富、含蛋白质、维生素和无机盐较多的食物，如菠菜、油菜、苋菜、雪里蕻、胡萝卜、小白菜、花生、核桃、猪肝、瘦肉、蛋类、乳制品、鱼虾、海参、虾皮等。并要多吃些水果和绿叶菜等，以补充足量的钙、铁、锌、碘等微量元素，蛋白质和各种维生素。在这个时期，孕妇的胃口也逐渐好转，饭量也要逐渐增加。孕妇由于肠张力及肠蠕动的减弱，全身活动量减少及胎儿的压迫，容易发生大便秘结，所以还应多喝水，多吃些含粗纤维多的食物，如粗粮、青菜、水果、蜂蜜，少吃肥腻和刺激性的食物。这样可以保持大便畅通，防止便秘。

3）怀孕晚期（怀孕 8~10 个月）：为胎儿生长最快阶段，胎儿体重的增加约为出生时的 70%。这时，除满足胎儿生长发育所需要的营养素外，孕妇和胎儿体内还需储存一些营养素，因而孕妇进食量显著增加。应该多吃些鱼、肉、蛋、肝、核桃、麻酱、虾皮、菠菜、西红柿、胡萝卜、土豆、豆制品等含钙质、蛋白质及维生素较多的食物。其中以肝、蛋、豆类和蔬菜最好，因这些食物含有极为丰富的钙、磷、铁、碘、蛋白质及维生素 A、B 族维生素、维生素 C、维生素 D，是预防贫血和软骨病的良好食物。但应注意，要少吃含热能高的食物，以免孕妇过于肥胖，胎儿过大，造成巨大儿难产。可多吃些含蛋白质丰富的新鲜蔬菜和水果。同时还要避免吃过凉或辛辣食物，过凉易引起胃肠道疾病，辛辣会引起子宫收缩加快，造成流产或早产。

妇女常在怀孕中期和晚期由于神经、内分泌方面的改变或小动脉痉挛，引起组织内水、钠潴留，从而产生水肿现象。食用低盐和碱性食物，有治疗水肿的效果，必要时可采用无盐膳食。如果不习惯淡食，可在食物中少加一点糖或醋，以增进食欲。

膳食组成以热能 9623 ~ 10 460kJ（2300 ~ 2500kcal）为宜，营养素供给量的标准为蛋白质 80 ~ 90g，钙 1 ~ 1.5g，铁 18mg，维生素 B_1 和维生素 B_2 各 1.5mg，维生素 C 80mg，维生素 A 3300U。

为达到营养素供给量标准，孕妇每天的膳食组成：粮食 400g，牛奶 250g，豆浆粉或豆制品 50g，蔬菜 500g（其中绿叶菜 100g），瘦肉或蛋类 50 ~ 100g，土豆 100g，虾皮 10g，水果 100g，油、糖各 40g；每周吃猪肝或海带 1 ~ 2 次，每次猪肝 250g，海带 10g（干品）。

（3）饮食治疗：既要控制血糖，避免因血糖过度升高致胎儿畸形，又要照顾到胎儿的营养需用，使胎儿正常发育，还要避免热卡控制过于严格，造成饥饿酮症，GDM 患者体内的血清酮体升高会使其后代的精神运动性发育及智力发育落后 3 ~ 9 年。在治疗过程中，不应使孕妇的体重下降，不主张低热量治疗 [不少于 7 531KJ/d（1800kcal/d）]。按标准体重计算总热量，每日热卡 30 ~ 35kCal/d 计算，其中碳水化合物占 50%，蛋白质占 20% ~ 25%，脂肪占 25% ~ 30%。门诊患者可估计总热卡 1 800kcal/d 左右。最好分三正餐和三副餐，按体型调整食物结构比例和热量，肥胖者在上述总热量的基础上适当减少热量 [对于体质指数超过 30kg/m^2 的患者，ADA 建议其每天应少摄入 30 ~ 33% 约为 25kcal/（kg·d）的热量，以避免酮血症的发生]，而消瘦者则适当增加热量。治疗时要避免餐后血糖的大幅度升高。

水果最好在两餐之间，每日量最多不超过 200g，选择含糖量低的水果或用蔬菜（如番茄、黄瓜等）代替水果。蔬菜每天不少于 500g，绿色蔬菜不少于 50%。原食量大者，可逐渐适应到食谱规定的热量。

（4）糖尿病孕妇的饮食食谱：应根据患者的血糖、尿糖测定值、临床症状、机体状况、每日活动量、年龄体型、生理特点、是否用药或药物治疗情况等，确定每日所需的总热量。该热量分配类型，既兼顾治疗上的膳食要求，又简化营养食堂或家庭烹饪的工作量，便于根据不同热量需求对患者膳食需求及时调整。下述糖尿病饮食 1 ~ 6 号为每日食谱，供参考。

1）糖尿病饮食 1 号：其总热量约 4812kJ（1150kcal），适用于需要减体重的肥胖患者，见表 2 - 9。

表 2 - 9　总热量 4812kJ 的食品及其营养素互换表

食品（或等值互换食品工业）	食品重量（g）	蛋白质（g）	脂肪（g）	糖类（g）
牛奶（羊奶 250g，奶粉 30g，蒸发淡奶 250g，酸奶 1 瓶约 220mL）	250	7.8	8.8	11.5
鸡蛋（鸭蛋、鹅蛋）	45	6.7	5.2	—
牛瘦肉（猪瘦肉、羊肉、兔肉、鱼肉）	50	9	5	—
豆腐（豆腐干或丝 50g）	100	5.5	0.7	3.6

续表

食品（或等值互换食品工业）	食品重量（g）	蛋白质（g）	脂肪（g）	糖类（g）
新鲜绿色蔬菜	500	10	15	
米或面	175	12	3	134
植物油（或芝麻油、花生油玉米油）	9	0	9	0
合计	1 129	51.0	31.7	164.1

2）糖尿病饮食 2 号：其热量约 5439kJ（1300kcal），适用于应减轻体重和轻体力劳动的患者，见表 2－10。

表 2－10　总热量 5439kJ 的食品及其营养素互换表

食品（或等值互换食品）	食品重量（g）	蛋白质（g）	脂肪（g）	糖类（g）
牛奶（羊奶 250g，奶粉 30g，蒸发淡奶 250g，酸奶 1 瓶 220mL）	250	7.8	8.8	11.5
鸡蛋（鸭蛋、鹅蛋）	45	6.7	5.2	—
牛瘦肉（猪瘦、羊、兔、鱼肉）	50	9	5	—
豆腐（豆腐干或豆腐丝 50g）	100	5.5	0.7	3.6
蔬菜（以新鲜绿色蔬菜为主）	750	15	—	22.5
米或面	220	14	3.4	154
植物油（芝麻油、亚麻子油、玉米油等）	9	0	9	0
合计	1404	58	32.1	191.6

3）糖尿病饮食 3 号：其总热量约 6276kJ（1500kcal），适用于普通糖尿病和一般运动量的患者，见表 2－11。

表 2－11　总热量 6276kJ 的食品及其营养素互换表

食品（或等值互换食品）	食品重量（g）	蛋白质（g）	脂肪（g）	糖类（g）
牛奶（羊奶 250g，奶粉 30g，蒸发淡奶 250g，酸奶 1 瓶约 220mL）	250	7.8	8.8	11.5
鸡蛋（鸭蛋、鹅蛋）	45	6.7	5.2	—
牛瘦肉（猪瘦肉、羊肉、兔肉、禽肉、鱼肉等）	75	13.5	7.5	—
豆腐（豆腐干或豆腐丝 50g）	100	5.5	0.7	3.6
绿色新鲜蔬菜	750	15	–	22.5
米（面）	225	16	3.7	171
植物油	18	0	18	0
合计	1 463	64.5	43.9	208.6

4）糖尿病饮食4号：其总热量约6904kJ（1650kcal），见表2-12。

表2-12　6904kJ热量的食品级其营养素互换表

食品（或等值互换食品）	食品重量（g）	蛋白质（g）	脂肪（g）	糖类（g）
牛奶（羊奶250g，奶粉30g，蒸发淡奶250g，酸奶1瓶约220mL）	250	7.8	8.8	11.5
鸡蛋（鸭蛋、鹅蛋）	45	6.7	5.2	－
各种食用鲜瘦肉、鱼肉类	100	18	10	－
豆腐（豆腐干或豆腐丝50g）	100	3.5	0.7	3.6
绿色新鲜蔬菜	750	15	－	22.5
米或面	250	18	4.1	204
植物油（菜油、花生油、芝麻油）	18	0	18	0
合计	1 513	71	46.8	241.6

5）糖尿病饮食5号：其总热量约7531kJ（1800kcal），见表2-13。

表2-13　7531热量的食品及其营养素互换表

食品（或等值互换食品）	食品重量（g）	蛋白质（g）	脂肪（g）	糖类（g）
牛奶（羊奶250g，奶粉30g，蒸发淡奶250g，酸奶1瓶约220mL）	250	7.8	8.8	11.5
鸡蛋（鸭蛋、鹅蛋）	45	6.7	5.2	－
各种食用鲜瘦肉、鱼肉类	100	18	10	－
豆腐（豆腐干或豆腐丝50g）	100	5.5	0.7	3.6
绿色新鲜蔬菜	750	15	－	22.5
米或面	300	21	5	230
植物油（菜油、芝麻油）18	0	18	0	
合计	1 168	74	47.7	267.6

6）糖尿病饮食6号：其总热量约8368kJ（2000kcal），其食品和营养素见2-14。

表2-14　8368kJ热量的食品及其营养素互换表

食品（或等值互换食品）	食品重量（g）	蛋白质（g）	脂肪（g）	糖类（g）
牛奶（羊奶250g，奶粉30g，蒸发淡奶250g，酸奶1瓶约220mL）	250	7.8	8.8	11.5
鸡蛋（鸭蛋、鹅蛋）	45	6.7	5.2	－
各种食用鲜瘦肉、禽肉				
鱼肉类等	150	27	15	－

续表

食品（或等值互换食品）	食品重量（g）	蛋白质（g）	脂肪（g）	糖类（g）
豆腐（豆腐干或豆腐丝50g）	100	5.5	0.7	3.6
新鲜绿色蔬菜	750	15	–	22.5
米或面	350	24	5.7	270
植物油	18	0	18	0
合计	1 663	86	53.4	307.6

（5）食疗方

1）伴贫血

①枸杞子、龙眼肉各15g。将枸杞子、龙眼肉加水，用小火多次煎熬至枸杞子、龙眼肉无味，去渣，继续煎熬成膏，每次10g，沸水冲服。

②山药150g，鸽子1只，料酒、葱花、食盐、花椒、胡椒粉、料酒少许。将山药洗净，去皮，切小块。将鸽子宰杀，去毛及内脏，洗净，随后用料酒、胡椒粉、花椒粉、食盐腌制鸽肉30分钟。将腌好的鸽子与山药一同置入沙锅中，加足量清水，先以大火烧沸，再改用小火炖至烂熟后，调入少许葱花、味精即可。

③制何首乌30g，粳米60g，红枣5枚，冰糖少量。将制首乌煎取浓汁，去渣，同粳米、红枣同入沙锅内煮粥。粥将成时放入冰糖调味，再煮1~2沸即可。

2）伴便秘

①玄参、生地黄各15g，生大黄、番泻叶各5g。用沸水冲泡后，代茶频饮，每日1剂。

②莱菔子15g，苏子10g，决明子5g。将此三味药分别炒焦、捣碎后，用沸水冲泡，代茶频饮，每日1剂。行气通便。

③当归、何首乌各20g，柏子仁（捣碎）、大麻仁（捣碎）各10g，蜂蜜适量。将上述药物用沸水冲泡，代茶频饮，每日1剂。润肠通便。

④党参、黄芪、肉苁蓉各15g，杏仁（捣碎）、桃仁（捣碎）各10g，蜂蜜适量。将上述药物用沸水冲泡，代茶频饮，每日1剂。润肠通便。

2. 饮食禁忌

一般而言，在服药期间应忌食生冷、黏腻、腥臭等不易消化及有刺激性的食物。忌油腻酸涩之食；疮疖肿毒，忌食鱼虾、牛肉；寒证忌食瓜果生冷；热证忌食烟酒辛辣；地黄、首乌忌葱、蒜、萝卜；人参忌萝卜；薄荷忌鳖肉；茯苓忌醋，鳖甲忌苋菜，蜜忌生葱等。

食物禁忌是历代医家在治病过程中长期积累起来的经验，若不注意，不仅服药无效，有时反而使病情加重。例如，服人参又吃萝卜，就会减低甚至消除人参的作用；

肾炎或水肿患者不能吃咸，否则会使病情加重。

（七）药物治疗宜忌

1. 西医治疗

（1）一般治疗原则

1）限制饮食控制血糖：原则是既要控制血糖在正常范围内，又要保证母儿必需的营养和体重的增加。在饮食治疗期间，应注意监测孕妇体重的变化，要求孕妇的体重每月增加 1.5kg，在整个孕期肥胖者体重应增加 8kg 左右，正常体重者孕期体重增加不超过 12.5kg。孕 20 周前平均增加 3.5 ~ 4.0kg，孕后期每周增加 0.3 ~ 0.5kg。

2）运动治疗：运动治疗的作用：①由于妊娠期的生理特点，各种对抗胰岛素的激素分泌越来越多，机体的胰岛素抵抗现象随孕龄的增加而加重，而运动治疗可控制体重的增长速度，也可通过增加外周组织的血供而明显改善外周组织对葡萄糖的利用，因而能明显改善胰岛素抵抗现象。②运动还可以改善血脂情况，减缓动脉粥样硬化的形成，改善心肺功能，促进全身代谢。因而，运动治疗在 GDM 治疗中起重要的辅助作用，尤其对于单纯饮食治疗血糖控制不良者更是如此。

运动前应到产科进行全面体格检查，排除运动治疗的禁忌证（如有任何流产或早产倾向者），并了解运动过程中的注意事项。运动选择、形式和实施：可根据孕妇的生理特点及个人的喜好选择不同的运动方法。

3）胰岛素治疗：经饮食治疗 2 周仍不能使血糖控制到满意或控制饮食后出现酮症，增加热量摄入后血糖又超标者，需加用胰岛素治疗，而不主张使用口服降糖药。

使用胰岛素治疗的注意事项：

①应用胰岛素治疗应避免血糖忽高忽低及低血糖。

②由于 GDM 孕妇空腹血糖低而餐后血糖高，应避免使用长效胰岛素，以免引起空腹低血糖。

③分娩当天，为避免产程中的能量消耗或饮食改变引起低血糖，可考虑停用皮下胰岛素注射，可每 2 小时监测血糖 1 次，必要时静脉用胰岛素。

④分娩后，由于胎盘排出，抗胰岛素作用减弱，因此胰岛素用量应减少 1/3 ~ 1/2。

⑤GDM 孕妇一般产后可停用胰岛素，而糖尿病合并妊娠者，在饮食恢复正常后，再调整胰岛素用量。

⑥剂型选择：开始治疗均选用胰岛素，注射后 20 ~ 40 分钟血糖开始下降，3 ~ 5 小时作用达高峰，8 ~ 12 小时作用消失。尿糖已控制，胰岛素剂量稳定时，可选用精蛋白锌胰岛素或低精蛋白锌胰岛素。最好选用人胰岛素，避免动物胰岛素结合抗体的产生，从而避免对胎儿的不良影响。

⑦量应高度个体化：绝大多数 GDM 患者所需胰岛素剂量是 0.6U/kg 以上，一般按 0.4U/kg 作为起始用量，其目标是使血糖尽快控制在理想范围内。应注意监测血糖，根据血糖调整胰岛素用量，防止和及时处理低血糖。

胰岛素的使用方法：1 日 2 次注射；1 日多次注射（三餐前及睡前中效胰岛素治疗）；胰岛素泵治疗。

GDM 患者或 2 型糖尿病患者合并妊娠应用胰岛素泵治疗，79% 的患者在 1~4 周改善及控制血糖，体重增加比较明显。通常应用胰岛素，剂量应根据血糖水平试用。若血糖为 8.3~13.8mmol/L，每次可给 4~10U 胰岛素；血糖在 13.8mmol/L 以上，每次可用 10~20U 胰岛素。餐前半小时皮下注射，每日 3~4 次，以后视餐前尿糖反应增减（表 2-15）。调整剂量时，应注意防止低血糖或酮症酸中毒。若出现酮症酸中毒，现主张应用小剂量治疗法，首次胰岛素剂量为每小时 0.1U，静脉滴注，直到酸中毒纠正（血 pH 值 >7.34，尿酮体转阴），然后改为皮下注射。若小剂量治疗 2 小时血糖仍无改变，可增大胰岛素剂量。

表 2-15 以尿糖估计胰岛素的用量

尿糖结果	砖红 + + + +	橘红 + + +	黄 + +	绿 +	蓝 -
胰岛素增减量 （U）	+16	+12	+8	+4 或 0	0 或 -4

4）血糖监测：目前糖尿病患者选择监测血糖的方法中，由于静脉法较为准确、价格适中，仍最为常见。使用尿糖测定影响因素较多，虽简单价廉，但不能很准确直接反映血糖状况，将逐步被直接测血糖所代替；快速血糖测定方法简单易行，逐步受到患者的欢迎，患者及家属应学会使用血糖仪测血糖。可根据血糖的具体波动情况决定监测血糖的频率，开始可采用 7 点法，即三餐前半小时和三餐后 2 小时，再加上晚上睡前 1 次。当血糖趋于正常时，可减少血糖监测次数，如每天 4 次；当血糖达到正常时，可再减少到每周 2 天，每天 4 次，甚至每周 1 天，每天 2 次，只需查早餐前半小时和早餐后 2 小时。出现头晕、眼花等不适时，应考虑低血糖症的可能，及时查血糖，及早处理。并定期做尿液检查，查有无酮体。对于非胰岛素治疗的患者，最近 2 次血糖 ≥16.7mmol/L，或最近 2 次尿液酮体检查阳性，应与医生联系；若血糖监测居高不下或尿酮持续阳性者，应立即就医。

5）心理疗法：很多人认为，糖尿病的治疗主要是饮食、运动以及药物治疗。其实心理治疗对糖尿病的控制非常重要。乐观稳定的情绪有利于维持患者内在环境的稳定，而焦虑的情绪会引起一些应激激素如肾上腺素、去甲肾上腺素、肾上腺皮质激素及胰高血糖素的分泌，从而拮抗胰岛素，引起血糖升高，使病情加重。正确的精神状态和对疾病的态度应该是在医生正确指导下，发挥主观能动性，学习防治糖尿病知识，通过尿糖和血糖的监测，摸索出影响病情的有利和不利因素，掌握自己病情的特点，有坚强的信心和毅力，认真治疗而不紧张，坚持不懈地进行合理的饮食、体力活动，劳逸结合。正确使用药物使体重、尿糖、血糖、血脂维持在合理水平。有感染、手术、重大精神负担时，要及时正确处理。总之，通过心理治疗的配合，达到有效的控制和防治糖尿病的目的。

（2）分娩期处理：糖尿病合并妊娠者，在妊娠36周以前早产儿死亡率较高，36周后新生儿死亡率逐渐下降。但36周以后死胎发生率明显增加，38周后急剧上升，故选择适宜的分娩时间较为重要。一般应在妊娠35周左右住院待产。如果尿雌三醇无下降，催产素应激试验阴性，即使鞘磷脂/卵磷脂已达到2仍可维持妊娠，尽可能延缓到36周后分娩。如果催产素试验阳性，雌三醇下降达50%左右，卵磷脂/鞘磷脂达到2则应立即引产。卵磷脂/鞘磷脂<2，除非催产素应激试验明显阳性，雌三醇迅速下降，否则不考虑中止妊娠。如果无条件监测上述指标，可根据White分级来决定分娩时间：A级不伴其他合并症者于39周开始引产，不宜妊娠过期，有并发症者适当提前引产；B~D级者应于36~37周时引产，B级者不应在38后分娩，D级者应于37周左右分娩，F级及R级者更应根据情况分别处理。分娩方式选择：最好进行阴道分娩，但在发生下列情况时，可考虑剖宫产：①骨盆比例失调，相对性头盆不称、胎位不正；②明显的巨大胎儿；③前置胎盘；④以往有剖宫产史；⑤引产不成功尤其是病情较重者优先考虑剖宫产。产程长、进展不顺利者应及时采取剖宫产。

2. 中医治疗

辨证治疗：

（1）肺胃燥热

主症：烦渴多饮，消谷善饥，形瘦，口干舌燥，舌红少津，脉细数。

治法：养阴润燥。

方药：增液汤加味。党参15g，生石膏30g，知母15g，甘草10g，沙参、麦冬、生地黄各15g，天花粉30g，黄连6g，玄参15g。

用法：水煎服，每日1剂。

（2）肾阴亏耗

主症：尿频清长，腰酸无力，头昏耳鸣，口干欲饮，舌红，脉细数。

治法：滋阴补肾。

方药：熟地黄、山药各15g，茯苓、牡丹皮各10g，天花粉30g，知母5g，五味子10g，女贞子15g，菟丝子10g，黄芪15g。

用法：水煎服，每日1剂。

（3）阴阳俱虚

主症：尿清长，尿上有浮脂，伴水肿，腹泻，畏寒，阳痿，舌淡，脉沉无力。

治法：滋阴壮阳。

方药：山茱萸10g，熟地黄、山药各20g，茯苓15g，牡丹皮10g，附子5g，益智仁20g，淫羊藿15g，泽泻10g。

用法：水煎服，每日1剂。

3. 药物禁忌

（1）慎用药物的掌握

1）慎用药物：某些药物或药物使用不当可能对胎儿产生有害影响，因此孕妇用药必须十分慎重。必需用药时，应根据孕妇病情的需要，先用疗效确切而对胎儿比较安全的药物。一般来说，能单独用药就避免联合用药；应用肯定对胎儿无害的药物，避免应用难以确定对胎儿是否造成不良影响的药物；应用小剂量，避免大剂量。早孕时用药要多考虑致畸影响，中、晚期妊娠用药要多考虑避免对胎儿的毒副作用。

2）恰当掌握用药剂量、时间和给药途径：根据测定的血药浓度进行药物剂量的调整最为理想。不同的给药途径不仅会影响药物吸收量和速度，也会影响药物胎盘运转的速度和程度。

3）妊娠期抗菌药物的选用

①妊娠早期避免应用甲硝唑、甲氧苄啶（TMP）、乙胺嘧啶、利福平、金刚烷胺。

②妊娠后期避免应用磺胺类药、氯霉素。

③妊娠全过程避免应用四环素、红霉素酯化物、喹诺酮类、万古霉素、异烟肼、磺胺类药、呋喃妥因、碘苷、阿糖腺苷。

④权衡利弊后谨慎应用氨基糖苷类抗生素、异烟肼、氟胞嘧啶、喹诺酮类、林可霉素、磷霉素。

⑤妊娠全过程可以应用青霉素类、头孢菌素类、其他 β－内酰胺类、大环内酯类（脂化物除外）抗生素。

4）妊娠期避免应用的其他药物：维生素 A 及其衍生物；解热镇痛药，如水杨酸钠、阿司匹林；激素类，如性激素（包括雌性和雄性激素）、可的松、泼尼松、甲泼尼龙；抗癫痫药，如朴米酮、苯妥英钠、苯琥胺；抗组胺药，如苯海拉明、氯苯那敏、敏克静、茶苯海宁；降糖药，如甲苯磺丁脲、氯磺丙脲、格列本脲；抗抑郁药，如丙咪嗪、苯丙胺；抗疟药，如奎宁、乙胺嘧啶；抗甲状腺药，如碘化钾、甲巯咪唑、丙硫氧嘧啶；抗恶性肿瘤药，如甲氨蝶呤（白血宁）、甲氨蝶呤、环磷酰胺、白消安（马利兰）。

（2）中药禁忌：这是指在妇女妊娠期应该注意尽量避免使用某些可能引起流产或损害母子安全的药物，由于药物对于妊娠危害性的不同，大概可以分为禁用、忌用、慎用三种。

①孕妇禁用：三棱、土鳖虫、川牛膝、马钱子、巴豆霜、水蛭、甘遂、玄明粉、芒硝、芫花、阿魏、附子、京大戟、闹羊花、牵牛子、轻粉、莪术、益母草、猪牙皂、商陆、斑蝥、雄黄、麝香。

②孕妇忌服：千金子霜、千金子、天仙子、蓖麻油、半夏、枳实。

③孕妇慎用：干漆、大黄、制川乌、天南星、王不留行、牛膝、生姜黄、白附子、西红花、肉桂、华山参、冰片、关木通、红花、枳壳、枳实、草乌叶、禹州漏芦、禹

余粮、急性子、穿山甲、桃仁、凌霄花、常山、硫黄、漏芦、代赭石、蟾酥、三七、苏木、郁李仁、虎杖、瞿麦、卷柏、番泻叶。

妊娠禁忌并非绝对不能使用，若经过适当的炮制加工和孕妇病情又必须使用某些药物，才能确保母子安全时，只要注意谨慎用药，掌握好用量用法，一般不会造成损害。例如，生半夏能损胎气，但用半夏治孕妇怀孕初期的恶心、呕吐，就有效而无弊。

（3）用药禁忌：包括使用方法禁忌及在服药期间，对病情或药物有障碍的食物禁忌（俗称"忌口"）。

使用方法禁忌。生品内服宜慎用乌头、白附子、草乌；马钱子不宜生用、多服或久服；白果生食有毒；红粉有毒，只可外用不可内服；苦杏仁内服不宜过量，以免中毒；闹羊花、华山参不宜多服或久服；轻粉不可过量，内服慎用；雄黄不可久用；罂粟壳易成瘾，不宜长服；常山有催吐作用，用量不宜过大；斑蝥内服慎用；蓖麻油忌与脂溶性驱虫药同用。

（八）糖尿病患者妊娠期的自我监控与预防

糖尿病妇女在把病情控制在理想的水准后，一旦得知自己已经开始妊娠，一定要做到以下几方面准备，方可避免在妊娠期病情加重或出现其他意外情况。

1. 到医院内科做全面的检查。根据病情，请医生判断能否承受妊娠这一复杂的生理变化过程，如病情不允许，则应及早中止妊娠，切不可因求子心切而盲目妊娠。

2. 如决定可以妊娠，则需要定期做产前检查。一般在怀孕的 28 周之前，每月检查 1 次；28～36 周期间，每 2 个星期检查 1 次；36 周之后，每个星期要检查 1 次。如果出现任何病症，或病情加重，或是有并发症者，检查次数还应增加。

3. 妊娠期间要一如既往地控制糖尿病。要注意一切糖尿病患者应该注意的事项；尽量不要增加食量，限制盐的摄入量，以防止产生巨大胎儿和妊娠中毒症的发生。

4. 每天在家中检测尿糖或血糖，定期到医院检查血糖。在整个妊娠期，都要与内科医生和妇产科医生配合，以共同监护病情。

5. 严格禁止使用口服降糖药，因为口服降糖药的使用，会导致分娩时母子发生意外，此外，口服降糖药还有导致胎儿畸形、弱智的不良反应。

6. 由于在妊娠期，尿糖比平常要多，但并不一定都预示着病情的发展，所以不宜采用以尿糖水准来调整药物剂量的方法，而应根据空腹血糖和餐后血糖的浓度，对药量进行调整，自己每天所测的尿糖值，可提供给医生参考。

7. 妊娠期糖尿病的胰岛素治疗，与一般患者不同。在妊娠的初期，胰岛素用量应比妊娠前减少 1/3 左右；妊娠中、后期，胰岛素的用量要逐渐增加。到妊娠末期，胰岛素用量要比妊娠前增加 2/3～4/5。胰岛素用量的变化，是由糖尿病孕妇的生理特点所决定的。

8. 妊娠期各个阶段一旦发现病情变化，或有身体不适，则应住院观察治疗。如出现以下情况，则应紧急到医院治疗：

（1）尿道感染，体温达 39℃，尿中有病菌者。

（2）酮症酸中毒、昏迷。

（3）妊娠中毒症。

（4）精神障碍或社会因素使妊娠不能继续者。

9. 妊娠期应严格防止低血糖发生，可以在两餐之间、睡前少量加餐。

以上是糖尿病孕妇在整个妊娠期都要密切注意的问题。而在分娩前后，还有一些问题也是需要加以注意的：

（1）要在预产期前 4～5 周住进医院，既可进一步控制糖尿病，也可防止胎儿在子宫内死亡，并为巨大胎儿分娩困难者提供充分的时间，以决定分娩的时间与方式。

（2）住院后要积极主动地与医生密切配合，听从产科、内科医生的建议与规劝，以便及时果断地采用恰当的分娩方式，以免发生意外。

（3）糖尿病孕妇在家中分娩的危险性很大，如果没有条件住院，也应在有经验的产科医生监督下分娩，但要尽量住院分娩。

（4）产后要防止再孕，由于糖尿病妇女的内分泌比较紊乱，所以不宜采用口服避孕药的方法，而应根据病情，采用器具避孕法或绝育手术。

总之，糖尿病妇女的妊娠、分娩，是一个艰难而又辛苦的过程，家庭成员应给予尽可能多的关怀与体贴，避免孕妇情绪、精神上的波动。凡是病情允许、可以妊娠的患者，只要能在医生的指导下，遵守糖尿病的治疗原则，重视以上所列的各个事项，处理好妊娠和分娩中的问题，则能保证母子平安、家庭幸福。